中国医疗器械临床使用管理发展报告

（2023年版）

国家卫生健康委医院管理研究所　组织编写

马丽平　主　编

人民卫生出版社

·北京·

图书在版编目（CIP）数据

中国医疗器械临床使用管理发展报告：2023年版 / 国家卫生健康委医院管理研究所组织编写；马丽平主编 . — 北京：人民卫生出版社，2023.11

ISBN 978-7-117-35680-0

Ⅰ.①中… Ⅱ.①国… ②马… Ⅲ.①医疗器械 – 临床应用 – 管理 – 研究报告 – 中国 –2023 Ⅳ.①R197.39

中国国家版本馆 CIP 数据核字（2023）第 232564 号

人卫智网	www.ipmph.com	医学教育、学术、考试、健康，购书智慧智能综合服务平台
人卫官网	www.pmph.com	人卫官方资讯发布平台

中国医疗器械临床使用管理发展报告(2023 年版)

Zhongguo Yiliao Qixie Linchuang Shiyong Guanli Fazhan Baogao(2023 Nian Ban)

组织编写：国家卫生健康委医院管理研究所
主　　编：马丽平
出版发行：人民卫生出版社（中继线 010-59780011）
地　　址：北京市朝阳区潘家园南里 19 号
邮　　编：100021
E - mail：pmph @ pmph.com
购书热线：010-59787592　010-59787584　010-65264830
印　　刷：北京顶佳世纪印刷有限公司
经　　销：新华书店
开　　本：710×1000　1/16　印张：24
字　　数：406 千字
版　　次：2023 年 11 月第 1 版
印　　次：2023 年 12 月第 1 次印刷
标准书号：ISBN 978-7-117-35680-0
定　　价：98.00 元

打击盗版举报电话：010-59787491　E-mail：WQ @ pmph.com
质量问题联系电话：010-59787234　E-mail：zhiliang @ pmph.com
数字融合服务电话：4001118166　E-mail：zengzhi @ pmph.com

中国医疗器械临床使用管理发展报告（2023年版）编委会

主　编

　　马丽平　国家卫生健康委医院管理研究所

副主编（按姓氏笔画排序）

　　刘　庆　山东大学齐鲁医院

　　李　斌　上海市第六人民医院

　　陈传亮　河南省人民医院

　　郑　焜　浙江大学医学院附属儿童医院

　　钱　英　江苏省人民医院

　　黄　进　四川大学华西医院

编　委（按姓氏笔画排序）

　　马丽平　国家卫生健康委医院管理研究所

　　王　新　新疆维吾尔自治区医疗器械应用质量控制管理中心

　　王作涪　国家电网公司北京电力医院

　　冯靖祎　浙江大学医学院附属第一医院

　　刘　庆　山东大学齐鲁医院

　　祁建伟　浙江省医疗设备管理质量控制中心　浙江医院

　　孙晓宇　国家卫生健康委医院管理研究所

　　李　斌　上海市第六人民医院

　　吴　航　首都医科大学宣武医院

　　吴　菁　同济大学

　　沈柏用　上海交通大学医学院附属瑞金医院

编　者（按姓氏笔画排序）

王　涛　中国科学技术大学附属第一医院

王　翠　国家电网公司北京电力医院临床研究中心

王　巍　北京市医药卫生科技促进中心

王龙辰　上海市第六人民医院

王佳玉　上海市第六人民医院

王琦瑄　内蒙古自治区人民医院

车绥元　内蒙古自治区人民医院

庄静文　首都医科大学宣武医院

刘　贞　北京中关村水木医疗科技有限公司

刘　琳　浙江大学医学院附属邵逸夫医院

刘　婷　南通大学附属医院

刘丰贺　北京中关村水木医疗科技有限公司

闫亭亭　北京大学第一医院

羊月祺　江苏省妇幼保健院

江　山　南通大学附属医院

李　鑫　江苏省人民医院

李开良　江苏省人民医院

李战国　中日友好医院

李艳春　首都医科大学宣武医院

杨　海　上海市第六人民医院

吴问汉　北京大学第一医院、北京大学滨海医院

余小敏　北京中关村水木医疗科技有限公司

汪方杰　上海市第六人民医院

汪黎君　上海市同济医院

沈云明　浙江大学医学院附属儿童医院

宋　丹　首都医科大学宣武医院

迟琳琳　内蒙古自治区人民医院

张　虹　内蒙古自治区人民医院

陈　颖　上海市第六人民医院

陈学斌　中日友好医院

金　磊　新疆维吾尔自治区医疗器械应用质量控制管理中心

■■ 前　言

　　医疗器械是支撑当前医疗技术水平发展和医疗服务能力提升的关键生产资料，近年来快速发展的诊断技术、微创治疗技术以及生命维持技术，都与医疗器械在临床中的广泛应用密切相关。随着人们对医疗保障需求的日益增加，医疗器械的市场规模呈现持续增长状态。根据《中国医疗器械行业数据报告（2022）》统计，我国医疗器械市场规模由 2016 年的 3 700 亿元增长至 2021 年的 8 908 亿元，年复合增长率为 19.21%，已发展为全球第二大医疗器械市场。然而，医疗器械品规繁杂，不同产品功能特性各异、价格参差不齐，甄别不同产品的临床使用价值、合理选择临床使用品种、监督管理临床使用规范，是摆在我们面前的一道难题。此外，随着使用时间的推移，由于各种原因，医疗器械的安全性能在临床使用过程中会发生变化，导致医疗器械不良事件的增加。根据国家药品不良反应监测中心《国家医疗器械不良事件监测年度报告（2022 年）》的数据显示，近年来我国医疗器械不良事件报告数由 2018 年的 40 万余份增加至 2022 年的近 70 万份。医疗器械技术发展迅速，而医疗器械临床使用管理工作起步相对较晚，目前国内外很多法律、法规、标准、指南都要求对医疗器械的临床使用进行管理监督。

　　2019 年，国家卫生健康委组织制定了《医疗机构医用耗材管理办法（试行）》，加强医疗机构医用耗材管理，促进医用耗材合理使用。2020 年 12 月，国务院第 119 次常务会议修订通过《医疗器械监督管理条例》，自 2021 年 6 月 1 日起施行。根据《医疗器械监督管理条例》有关要求，卫生健康行政部门需依据职责对医疗机构医疗器械的使用行为进行监督管理。国家卫生健康委员会令第 8 号《医疗器械临床使用管理办法》已于 2020 年 12 月 4 日第 2 次委务会议审议通过，自 2021 年 3 月 1 日起施行。《医疗器械临床使用管理办法》是目前医疗机构医疗器械临床使用管理的最高法律文件，对各级卫生健康主管部门和医疗机构医疗器械临床使用提出了具体要求。

　　国家卫生健康行政部门高度重视医疗器械临床使用管理的落地建设工作。

前　言

2021年，国家卫生健康委办公厅发布成立我国首届国家医疗器械临床使用专家委员会。2017—2023年，国家卫生健康委医院管理研究所组织实施了9项医疗器械管理领域的研究工作，先后开展11期医疗器械管理培训项目，举办5期基于真实世界证据的医疗器械临床评价项目和8期医疗器械质量控制研讨会，评审通过医疗器械临床使用管理规范标准项目的30家规范基地和18家培育基地，出版医疗器械临床使用管理领域的书籍2本。并于2022年正式启动编写《中国医疗器械临床使用管理发展报告（2023年版）》，力求促进卫生健康行政部门和医疗机构对医疗器械的临床使用进行规范化监督管理。

本书是国家卫生健康委医院管理研究所在医疗器械临床使用管理领域出版的第3本专业书籍，将从中外医疗器械临床使用管理历史沿革、我国部分医疗器械管理质量控制中心的工作开展、我国医院医疗器械管理现状、医疗设备与医用耗材临床使用管理与评价等方面展开，全面、系统地论证和总结我国在医疗器械临床使用管理领域的发展历程、有效经验和示范案例。一方面，面向卫生健康行政部门有关人员，为卫生健康行政部门制定医疗器械临床使用相关政策提供依据；另一方面，面向广大医学工程、医务、医疗、护理等同仁，提供一个了解医疗器械临床使用管理现状、发展沿革与实践的窗口。为了更好地体现真实性、专业性、实用性，本书由国家卫生健康委医院管理研究所组织各医疗机构长期在一线从事医疗器械管理相关工作的专家共同编写，以期对我国医疗器械临床使用管理现状进行更深入的了解，为医疗器械临床使用管理的良好发展助力。

本书的编写由于时间有限，不足之处在所难免，敬请各位读者批评指正。编写过程中多家单位及公司作为参编单位提供了支持，特此致谢。

主编　马丽平

2023年11月

目　录

第三章　医疗器械管理现状　/123

第四章　医疗设备临床使用管理　/188

第一章

概　　述

第一节　我国医疗器械临床使用管理历史沿革

中国拥有悠久的历史文化。从古至今，随着医学的发展与时代变迁，中国对医疗器械的生产以及管控能力也日益进步与完善。中华人民共和国成立以来，在党的正确领导下，我国致力于打造规范的医疗器械监管体系和有序规范的市场环境，优化提升审批服务效能，全力支持创新医疗器械研发，有力推动了医疗器械产业的集群成长和发展，为推动医疗器械产业的高质量发展做出了巨大贡献。

医疗器械包括医疗设备和医用耗材，其范围涉及医药、机械、电子、塑料等多个行业，是多学科交叉的高技术产业。在现代医疗中，医疗器械扮演着重要的角色。因此，如何做好医学仪器的临床应用管理工作，确保医学仪器的临床应用安全可靠、合理就成为国家与各级各类医疗机构需要共同面对的问题。本节将以时间发展为顺序，细数我国从古至今，医疗器械在临床使用及管理发展政策等相关领域的内容。

一、医疗器械的萌芽时期

中国作为拥有悠久历史文化的文明古国，早在数千年前就已经诞生了医疗器械的雏形。追溯至新石器时代，我国已经有了关于"外科手术"使用医疗器械的记载。最早的医疗器械由锐利的石片制成，此类用于医疗相关的器具被称为"砭"，砭石或是自然形成，或是经人工磨制，多用于取出异物、刮痧、刺血、按摩经络、切开脓肿等，现如今中医常见的针灸等医疗器械就是来源于此。

河南安阳殷墟出土的公元前16世纪甲骨文中曾有"头有疮则沐，身有疡则浴"的记载；成书于公元前11世纪的《山海经》中也记载了"薰草""佩之可以已疠""（黄雚）浴之已疥""（臷羊）其脂可以已腊"等相关描述。由此可见，在中国

1

古代早已存在用于佩戴、沐浴以及用于涂抹覆盖人体表皮等外用药物的简易型医疗器械。

青铜器时代，人们已逐渐使用金属制造成的刀、锯、锉和其他外科手术器械。据马王堆文物中出土的《五十二病方》记载，当时已有用刀割治内痔的手术病例；且在《黄帝内经》中记载的九针之二——"铍针"和"锋针"，铍针针身似剑，两面有刃，常被用作切破脓肿排脓；而锋针针身圆润，针尖呈三棱形，其中有锋刃，多用于镇痛放血治疗。

清末民初时期（公元 19 世纪末到 20 世纪初），西方医疗技术逐渐传入我国，西医的医疗器械随之涌入中国的大门。但直至 20 世纪 50 年代前，我国的医疗器械的生产发展仍处于缓慢状态，普遍存在工艺技术不高、产量少、经营品种少的现象。那时，全国主要产地是北京、上海、山东和辽宁等省（直辖市），全国仅有 70 余家小修造厂，从业人员不足 1 200 人，国内所需的医疗器械，甚至连体温计、注射器、听诊器等都需要依赖进口。

二、中华人民共和国成立前后，医疗器械的探索之路

20 世纪 40 年代，我国医疗器械的生产及管理还处于相对混乱状态。在当时特定的战争条件下，面对着严峻的形势，在我国华东地区的胶东军区卫生部，于山东省内成立制药厂，主要生产部队急需的军用药品和医疗器械。1943 年 11 月，由胶东军区司令员许世友亲自谋划组建，从胶东军区卫生部所属单位抽调 18 名医务人员在牙前县后垂柳村成立了制药小组，进行药品的研制和生产，同时也生产一些简单的手术器械。

1949 年，由中央人民政府卫生部管理医疗器械的生产、供应和质量。1951 年 2 月，针对城镇国有企业和部分集体企业的工人，保护"工人职员的健康"的《中华人民共和国劳动保险条例》颁布；1952 年 6 月，针对国家机关、人民团体和事业单位的工作人员的《关于全国各级人民政府、党派、团体及所属事业单位的国家工作人员实行公费医疗预防的指示》颁布。

1952 年 9 月，在上海医学院放射学教研室主任兼附属中山医院放射科主任荣独山的协助下，国内第一台 200 毫安医用诊断 X 线机由上海精密医疗器械厂（现西南医用设备有限公司）的工程师严家莹、张熙明和副厂长闻尧、车间主任朱德鑫等一起研制成功，安装于中山医院内进行试用，当时定名为"国庆号"。

1953 年 7 月，中央人民政府卫生部将医疗器械管理移交给轻工业部，总体

负责国营与公私合营的药厂、中药厂、医疗器械厂的管理。1954年，上海心康工业社研制一台心电图机，但因性能不稳定，操作复杂等问题未能推广。但在1958年，宇宙医用电子仪器厂研制成功409型心电图机，为生物电诊疗技术的发展迈出了重要一步。在此探索期间，1956年医疗器械管理划交一机部仪表局。同年，中国的第一台纤维胃镜诞生。

1960年9月，医疗器械划归卫生部管理，成立医疗器械局；1964年，卫生部对500张床位以上的医院提出设立"医疗器械管理科"的要求。科室隶属于后勤，岗位多由医护人员兼任，承担医疗设备维修等工作。1967年，《关于加强卫生组织的领导指示》认可农村合作社举办的保健站，是农村生产合作社的卫生福利事业机构，为医疗人力、设备从城市延伸至农村提供了发展土壤。

1974年，南京军区南京总医院率先成立医学工程部门。医学工程部门的成立，预示着医疗机构器械管理从此由混乱状态逐渐转到专属部门负责组织全院医疗设备的管理、维修工作，从而保证了医疗、教学、科研、预防工作的顺利开展。

三、正规管理，蓬勃发展

1978年以前，我国对医疗器械的管理通常按照一般性工业产品的通用原则进行，普遍缺乏对医疗器械风险和潜在危害的足够认识。同时，我国对医疗器械的管理基本没有涉及上市前行政审批这一概念。在党的十一届三中全会上，国家作出实行改革开放的新决策，决定把全党的工作重点转移到社会主义现代化建设上来，此决定为医学发展奠定基础。1978年6月7日，国务院在总结我国医药管理经验教训的基础上，批转了卫生部《关于建议成立国家医药管理总局的报告》，正式成立了国家医药管理总局，由卫生部代管。将原属化工、商业、卫生系统的（化工部中国医药工业公司、商业部中国医疗器械公司、卫生部中国医药公司）中西药品，医疗器械的生产、供应等的管理职能及机构人员划归了国家医药管理总局。国家医药管理总局是全国医药行业的主管部门，负责中、西药品的生产经营管理。

1986年，全民所有制企业改革，从计划经济时代向市场经济下的现代企业制度迈进，为医疗相关企业的发展创造条件。同年，由国家计委和国家科委出资、立项，中国科学院牵头，与美国磁共振成像仪电子部件生产厂家合作，在改革开放经济特区——深圳蛇口工业区，成立了中国医疗仪器行业首家中美合资公司。至此，国家下达的自主研发磁共振成像（magnetic resonance imaging，MRI）系统的任务就具体落在了刚刚成立的安科公司身上，这在当时的国人看来丝毫不亚于当年军事领域的"两弹一星"。成立初始的安科可谓举国之力，从中国科学院和北京大学、清华大学抽调十几位知名专家教授，并吸纳了一批重点院校的研究生和本科生。在陶笃纯、赖景明、朱维衡、冯蕴深、聂彤、张超骥、孔令圻、董佩刚、周细统、董承玉、周荣琮、董增仁、曾晓庄等人的共同努力下，将MRI项目分成磁体、物理、射频、软件、硬件等子系统，成立了一个个攻关小组，最终像蚂蚁啃骨头一样攻克了一个又一个难关，使得中国的第一台磁共振成像仪顺利诞生。

1987年2月11日，由卫生部、财政部发布《卫生事业单位固定资产管理办法（试行）》，制订该办法目的是对卫生事业单位的固定资产进行有效管理，维护国家财产安全，保持设备完好，充分发挥其使用效益，保证各项卫生工作任务的完成。同年12月，《卫生事业单位仪器设备管理办法（暂行）》颁布，该办法为加强医疗仪器设备的科学管理、卫生事业各医学科学现代化发展提供了指导。该办法直至1996年9月20日《医疗卫生机构仪器设备管理办法》发布后才同时废止。

1989年开始，我国在借鉴欧美等发达国家医疗器械监管经验的基础上，引入了医疗器械市场准入的概念，正式开始建立医疗器械新产品须经安全有效性行政审批才可以上市的管理办法。在这一发展阶段，我国借鉴欧洲的监管模式在1992年启动医疗器械产品安全认证。

1994年，中国医疗器械产品认证委员会及中国医疗器械质量认证中心成立。也是在这一年发布的《医疗机构管理条例》使我国医疗市场得到规范，并明确医疗机构的职责。同年，国产CT原型机研制成功并通过国家检测。

1995年7月7日，卫生部发布了《大型医用设备配置与应用管理暂行办法》。

1996年9月6日，国家医药管理局发布了《医疗器械产品注册管理办法》，首次规定医疗器械应申请注册，自1997年开始，没有注册证的产品不再允许上市。本办法完善了医疗器械的定义、分类管理、分级管理、试产注册、准产注册。同时，该办法也是我国第一次规定未经注册的医疗器械不得进入市场，第一次将医疗器械按照风险程度分为三类，分级、分类的注册监管原则在此后的监管实践中一直保留并沿用至今。1996年9月20日，卫生部发布《医疗卫生机构仪器设备管理办法》。各项管理办法的出台为加强医疗卫生机构仪器设备的科学管理，保障人民健康，更好地为卫生事业发展和医学科学现代化服务提供了支持与指导。

四、新世纪的腾飞

21 世纪，随着经济与医疗技术的快速发展，医疗体制日趋完善，国内外加强交流合作，多项相关监管措施的发布与更新，促进了中国器械行业的发展。

2000 年 1 月 4 日，国务院发布了国内首部《医疗器械监督管理条例》，作为中国的专项行政法规，也是我国医疗器械监管的最高法规，明确规定实施医疗器械注册管理制度，对医疗器械产品的研制、生产、经营和使用以及医疗器械的监管作了详细规定，中国医疗器械监管进入新的发展阶段。中国的医疗器械监管模式借鉴了美国和欧盟的监管经验，与大多数国家一样对医疗器械实行分类管理，既有上市前审批，又有上市后监管。本条例为我国医疗器械监督管理奠定法律基础，此后国家在医疗器械生产、流通、使用领域制定了一系列的法律法规，加强了对医疗器械的规范化管理。自此，我国医疗器械监管由单一许可管理（产品注册管理）向双许可管理（产品注册许可和企业生产经营许可）转变，标志着医疗器械从市场准入管理阶段进入依法监管阶段。在这一时期，国家先后出台和修订了《医疗器械注册管理办法》《医疗器械生产企业监督管理办法》《医疗器械广告审查办法》等 11 个与《医疗器械监督管理条例》相配套的规章。

国家药品监督管理局还于 2000 年 4 月 5 日发布第 16 号令《医疗器械注册管理办法》。这是中国第一部有法规依据的医疗器械注册管理部门规章。它完善了医疗器械注册程序，增加了重新注册、变更和补办等要求，明确了审查时限，细化申报资料要求。

2001 年，医疗设备行政审批制度改革正式启动，实施三证管理的大型设备配置审批被列为拟取消项目，大型医用设备配置审批暂停，医用采购设备数量迅猛增加，市场大量扩张。中国加入世界贸易组织后，成为促进世界经济发展的强大生力军。

2002 年，国家药品监督管理局颁布《医疗器械分类管理目录》，即"68 码"，将医疗器械分为 43 个子目录，分类的实施促进了医疗器械的规范管理。

2003 年，我国进行了抗击严重急性呼吸综合征（曾称：传染性非典型肺炎）的艰苦"战役"，此时人们意识到了在中国建立一个完整、高效的公共卫生体系的重要性和紧迫性；同年 4 月 16 日，国务院又在国家药品监督管理局的基础上组建了国家食品药品监督管理局，管辖范围新增了食品、保健品、化妆品。同年12月22日，《医疗器械临床试验规定》（国家食品药品监督管理局令第5号）经国家食品药品监督管理局局务会审议通过，并于2004年1月17日发布，2004年4月1日起正式施行。本规定根据《医疗器械监督管理条例》制定，加强了对医疗器械临床试验的管理，维护受试者权益，保证临床试验结果真实、可靠。

2004年，国家食品药品监督管理局为保证医疗器械注册管理符合《中华人民共和国行政许可法》的要求，对2000年发布的《医疗器械注册管理办法》进一步规范化、法治化，正式发布了《医疗器械注册管理办法》（国家食品药品监督管理局令第16号）。本办法为规范医疗器械的注册管理提供指导性文件，直至2014年再次进行更新。2004年，卫生部、国家发展改革委和财政部的《大型医用设备配置与使用管理办法》（卫规财发〔2004〕474号），规定大型医用设备对临床工程技术人员上岗提出能力和水平要求。同样在2004年，国家食品药品监督管理局发布《医疗器械临床试验规定》，并沿用12年，直至2016年新的《医疗器械临床试验质量管理规范》出台。

2005年3月17日，卫生部发布《医院管理评价指南（试行）》（卫医发〔2005〕104号）。历经数十年的发展，中国在这一年已成为仅次于美国和日本的世界第三大医疗器械市场。

2006年，《医疗器械监督管理条例》修订工作正式启动。

2007年，国家食品药品监督管理局为规范体外诊断试剂的注册管理，根据《医疗器械监督管理条例》《医疗器械注册管理办法》，正式发布了《体外诊断试剂注册管理办法（试行）》并于2007年6月1日正式实施。该办法的发布，激发了医疗器械行业最具活力的体外诊断领域的发展。

2008年3月15日，国家食品药品监督管理局被划归卫生部管理；5月23日，《卫生部关于印发〈医院管理评价指南（2008版）〉的通知》（卫医发〔2008〕27号）印发。在总结《医院管理评价指南（试行）》实施3年来经验的基础上，卫生部组织对《医院管理评价指南（试行）》进行了修订，旨在贯彻落实党的十七大精神，科学、准确、客观评价医院，指导医院加强内涵建设，不断提高医院管理水平，为人民群众提供安全、有效、方便、价廉的医疗服务。《医院管理评价指南（2008版）》是建立我国医院管理评价指标体系的重要基础，适用于三级综合医院，各省（自治区、直辖市）可以根据本辖区实际情况，建立不同级别、不同类别医院管理评价指标体系，逐步建立和完善我国医院管理评价指标体系，全面提高我国医疗质量和医院管理水平。

2008年12月29日，为加强医疗器械不良事件监测和再评价工作，根据《医疗器械监督管理条例》，卫生部和国家食品药品监督管理局制定了《医疗器械不良事件监测和再评价管理办法（试行）》（国食药监械〔2008〕766号）。该办法分为总则、管理职责、不良事件报、再评价、控制、附则6章43条。

2009年，中国"新医改"元年，《中共中央、国务院关于深化医药卫生体制改革的意见》，提出了建立健全覆盖城乡居民的基本医疗卫生制度的长远目标，为群众提供安全、有效、方便、廉价的医疗卫生服务。7月9日，卫生部就医疗器械临床使用安全管理规范征求意见，发布《医疗器械临床使用安全管理规范（试行）（征求意见稿）》，旨在加强医疗器械临床使用安全管理工作，降低医疗器械临床使用风险，提高医疗质量，保障医患双方合法权益，并根据《中华人民共和国执业医师法》《医疗机构管理条例》《医疗事故处理条例》《医院感染管理办法》等有关法律法规制定本规范；11月9日，国家发展改革委、卫生部及人力资源社会保障部发布《关于印发改革药品和医疗服务价格形成机制的意见的通知》，该通知是为贯彻落实《中共中央、国务院关于深化医药卫生体制改革的意见》和《国务院关于印发医药卫生体制改革近期重点实施方案（2009—2011年）的通知》（国发〔2009〕12号）的精神，将改革药品和医疗服务价格形成机制，研究制定而成。并且，卫生部在11月19日召开了加强医疗质量安全管理视频会议，就当时发生的医疗质量安全事件进行通报，要求全国医疗机构从中吸取教训，引以为戒，切实树立"以病人为中心"的医疗服务理念，落实医疗核心安全制度，做好医疗质量安全管理工作。

2010年，医疗器械行业销售收入达到1 100亿元左右。自这一年开始关于医疗器械精细化管理的文献逐渐增多，如北京大学人民医院基于企业资源计划（enterprise resource planning，ERP）的医疗器械精细化管理模式、中日友好医院基于物联网的医疗设备管理模式都是较为典型的医疗设备精细化管理模式。

2010年1月，《卫生部印发〈医疗器械临床使用安全管理规范（试行）〉的通知》（卫医管发〔2010〕4号），本规范是为加强医疗器械临床使用安全管理工作，降低医疗器械临床使用风险，提高医疗质量，保障医患双方合法权益，根据《中华人民共和国执业医师法》《医疗机构管理条例》《护士条例》《医疗事故处理条例》《医疗器械监督管理条例》《医院感染管理办法》《消毒管理办法》等规定制定，明确了医学工程部的主要任务。2010年6月28日，《医疗器械召回管理办法(试行)》(卫生部令第 82 号)经卫生部部务会议审议通过,并在 2011 年 5 月 20 日予以发布,自 2011 年 7 月 1 日起施行。该管理办法中提到:医疗器械生产企业应当按本办法的规定建立和完善医疗器械召回制度,收集医疗器械安全的相关信息,对可能存在缺陷的医疗器械进行调查、评估,及时召回存在缺陷的医疗器械。医疗器械经营企业、使用单位应当协助医疗器械生产企业履行召回义务,按照召回计划的要求及时传达、反馈医疗器械召回信息,控制和收回存在缺陷的医疗器械。

2010 年 7 月 6 日,为配合《医疗器械临床使用安全管理规范(试行)》实施,开展医疗器械临床使用安全管理专项检查、试点监测和相关培训工作,卫生部医疗服务监管司在全国范围内组织遴选专家,成立医疗器械临床使用安全管理委员会,并制订了《卫生部医疗器械临床使用安全管理专家委员会委员遴选方案》。2010 年 8 月起,为加强医疗机构医疗器械临床合理使用与安全管理,保障医疗质量和患者安全,根据《医疗器械临床使用安全管理规范(试行)》和相关法律法规要求,开展 2010 年医疗器械临床合理使用与安全管理专项检查活动,通过开展的《医疗器械临床使用安全管理规范(试行)》宣传培训和专项检查活动,促进医疗机构认识医疗器械使用风险,规范医疗器械临床使用安全管理,安全、合理、有效地使用医疗器械,促进医疗质量持续改进,努力为人民群众提供安全、有效、方便、价廉的医疗服务。

2011 年,为全面推进医疗器械不良事件监测工作,规范、指导医疗器械不良事件监测相关各方的工作,根据《医疗器械不良事件监测和再评价管理办法(试行)》和相关规定,国家食品药品监督管理局制定了《医疗器械不良事件监测工作指南(试行)》;并且在 2010 年 3 月 29 日,为规范和加强医疗卫生机构医学装备管理,促进医学装备合理配置、安全与有效利用,充分发挥使用效益,保障医疗卫生事业健康发展,卫生部研究制定了《医疗卫生机构医学装备管理办法》。

2012 年,中国医疗器械市场规模已超过 1 500 亿元,已成为亚洲医疗器械生产大国和全球医疗器械十大新兴市场之一;作为最重要的全球目标市场之一,大型跨国医疗器械企业不断加大在中国的投资,相继开创工厂和研发中心,并展开多层级的合作关系,从一定程度上推动了中国医疗器械行业的发展。也是从这一年开始,国家食品药品监督管理部门开始对我国的《医疗器械分类目录》进行修订,至 2017 年修订完成并颁布,子目录由 43 个调整为 22 个,1 157 个二级目录,6 609 个品名。2022 年 3 月 30 日,为进一步深化医疗器械审评审批制度改革，依据医疗器械产业发展和监管工作实际，按照《医疗器械监督管理条例》《医疗器械分类目录动态调整工作程序》有关要求，国家药品监督管理局决定对《医疗器械分类目录》部分内容进行调整，发布《国家药监局关于调整〈医疗器械分类目录〉部分内容的公告》（2022 年第 30 号）。

2013 年，党的十八届三中全会出台《中共中央关于全面深化改革若干重大问题的决定》，涉及经济、政治、社会、医药、卫生等 17 个方面。同年，《卫生部关于〈新型大型医用设备配置管理规定〉的通知》（卫规财发〔2013〕13 号）向国内各省（自治区、直辖市）卫生厅（局）下达指示：为规范和加强新型大型医用设备管理，根据《中共中央、国务院关于深化医药卫生体制改革的意见》以及卫生部、国家发展改革委和财政部《大型医用设备配置与使用管理办法》（卫规财发〔2004〕474 号），研究制定了《新型大型医用设备配置管理规定》。规定中的第八条指出卫生部成立大型医用设备管理专家委员会，负责对新型大型医用设备进行技术追踪、收集和分析相关信息、提供技术咨询和开展配置评估。2013年，《食品药品监管总局关于进一步加强医疗器械不良事件监测体系建设的指导意见》《国家卫生计生委办公厅关于加强植入性医疗器械临床使用监管工作的通知》发布，都为进一步加强医疗器械包括植入性医疗器械监测与管理，建立健全各级监测体系工作机制，全面推动监测制度建设，切实提高监测、评价和风险预警能力，有效保障公众用械安全，有效防范假冒伪劣医疗器械流入医疗机构提供了有效指导。

五、进步与变革

2014 年是变革之年，随着时代的进步与发展，许多原有的医疗器械管理政策在这一年后迎来了更新。在这一年，国家食品药品监督管理总局开展了为期 5 个月的"五整治"专项行动，重点整治了医疗器械虚假注册申报、违规生产、非法经营、夸大宣传、使用无证产品等五种行为，有效地规范了市场，有利于医疗器械产业的健康发展。

2014 年 2 月 12 日，国务院第 39 次常务会议修订通过新版《医疗器械监督管理条例》（国务院令第 650 号），自 2014 年 6 月 1 日起施行。新版条例首次确立了医疗器械临床试验机构的法律地位，从行政法规的层面明确规定临床试验只能在有资质的临床试验机构进行。体现了国务院关于建立最严格的覆盖全过程的监管制度、深化行政审批制度改革和推进政府职能转变的精神。与旧版条例相比，新条例在完善分类管理、适当减少事前许可、加大企业责任、强化日常监督等方面作出了较大修改。

2014年6月27日，为规范医疗器械的注册与备案管理，保证医疗器械的安全、有效，根据《医疗器械监督管理条例》，经国家食品药品监督管理总局局务会议审议通过，制定《医疗器械注册管理办法》，本办法是2004年版本的更新，于2014年7月30日公布，自2014年10月1日起施行。《体外诊断试剂注册管理办法》（国家食品药品监督管理总局令第5号）也在这期间正式实施。上述办法中增加了风险管理的理念、临床评价、技术要求、鼓励创新、许可变更和登记变更。

2014年7月30日，国家食品药品监督管理总局令第8号公布《医疗器械经营监督管理办法》，办法中提到：医疗器械经营企业应当按照医疗器械质量管理规范要求，建立覆盖质量管理全过程的经营管理制度，并做好相关记录，保证经营条件和经营行为持续符合要求。本办法直至2022年2月18日市场监管总局第4次局务会议通过并公布《医疗器械经营监督管理办法》时废止。

2015年，科技部印发《数字诊疗装备重点专项实施方案（征求意见稿）》，2015—2020年，医疗器械行业发展的主要任务为重大装备研发、前沿和共性技术创新、应用解决方案研究、应用示范和评价研究；同时，为加强药品、医疗器械产品注册收费管理，规范注册收费行为，保障注册申请人的合法权益，促进注册工作健康发展，依据《中华人民共和国药品管理法》《中华人民共和国药品管理法实施条例》《医疗器械监督管理条例》等法律法规，制定《药品、医疗器械产品注册收费标准管理办法》。2015年9月29日，国家食品药品监督管理总局局务会议审议通过了《医疗器械使用质量监督管理办法》，于2015年10月21日公布，2016年2月1日起施行。本办法不但加强了医疗器械使用质量监督管理，保障医疗器械安全、有效，还标志着我国医疗器械全生命周期全过程管理的法规体系初步形成。

2016年，《医疗器械使用质量监督管理办法》的颁布实施标志着我国医疗器械全生命周期全过程管理的法规体系初步形成。同年6月，为加强对医疗器械临床试验的管理，维护受试者权益和安全，保证医疗器械临床试验过程规范，结果真实、准确、完整和可追溯，《医疗器械临床试验质量管理规范》正式实施，直至2022年5月1日，本规范迎来更新，新版内容除了简化优化相关要求，在正文及术语上也体现了最新国际监管制度要求。

随着科技进步和人民对医疗服务需求的不断提高，以及医疗设备安全性、准确性、可靠性和智能化程度越来越高,医学工程部门的工作内容从维修维护和质量检测发展到涵盖医疗器械采购、安装验收、预防性维护、维修、计量、质量控制和报废的全过程管理,信息技术的应用也使得医疗设备管理更加精细化,医疗质量得以保障。2017 年 5 月 19 日,《国务院关于修改〈医疗器械监督管理条例〉的决定》公布,设立大型医用设备配置行政许可,本次更新对原版《医疗器械监督管理条例》中十项内容进行相应修改调整,主要规定了大型医用设备配置许可的法定条件、实施部门等内容,并规定大型医用设备目录由国务院部门提出、报国务院批准后执行。同时,强化了许可后的监督管理,规定由卫生计生主管部门对大型医用设备的使用状况进行监督和评估;发现违规使用以及与大型医用设备相关的过度检查、过度治疗等情形,要立即纠正、依法处理,并增设相应法律责任。此外,还将医疗器械临床试验机构的资质管理由许可改为备案,并增加医疗器械经营企业、使用单位的免责情形。

2018 年 3 月 13 日,我国单独组建国家药品监督管理局,由国家市场监督管理总局管理。其主要职责是:负责药品、化妆品、医疗器械的注册并实施监督管理。2018 年 8 月 1 日,新版《医疗器械分类目录》正式生效,将医用软件按二类、三类医疗器械设置审批通道,推动人工智能技术在医疗器械领域的广泛应用。

2019 年 3 月 15 日,为加强医疗机构医疗器械管理工作,提高医疗质量,保障医患双方合法权益,在总结《医疗器械临床使用安全管理规范(试行)》实施经验的基础上,国家卫生健康委起草了《医疗器械临床使用管理办法(征求意见稿)》,并根据《规章制定程序条例》及立法工作要求,向社会公开征求意见。同年 6 月 6 日,国家卫生健康委、国家中医药局《关于印发〈医疗机构医用耗材管理办法(试行)〉的通知》,其发布意义在于规范医疗机构医用耗材管理,促进医用耗材合理规范使用。

近年来,从三级医院到基层医疗机构,越来越多的医疗机构已实现医疗器械全生命周期信息化管理。医疗器械的安全有效使用直接关系医疗质量安全和人民群众身体健康。根据《医疗器械监督管理条例》的有关规定,卫生健康主管部门依据职责,对医疗器械使用行为进行监督管理。自 2010 年《医疗器械临床使用安全管理规范(试行)》实施以来,国家不断加强医疗器械临床使用的规范管理,并且在完善医疗机构医疗器械使用管理制度以及明确医疗器械临床使用不同环节管理要求等方面积累了很多有效经验。

在此背景下,为进一步贯彻落实有关规定,将医疗器械临床使用管理中的有效经验上升为部门规章，加强医疗机构医疗器械临床使用管理工作，保障医疗器械临床使用安全、有效，结合卫生健康主管部门职责，2020 年 12 月 4 日第 2 次国家卫生健康委委务会议审议通过《医疗器械临床使用管理办法》，并于 2021 年 3 月 1 日起施行。并且，为落实《医疗器械临床使用管理办法》的有关工作要求，进一步加强医疗器械临床使用管理，保障医疗器械临床使用安全、有效，2021 年 5 月 10 日，国家卫生健康委办公厅发布《国家卫生健康委办公厅关于成立国家医疗器械临床使用专家委员会的通知》（国卫办医函〔2021〕254 号），决定成立国家医疗器械临床使用专家委员会。

2021 年《国家卫生健康委办公厅关于印发医院智慧管理分级评估标准体系（试行）的通知》中第一次明确规定了智慧医院建设中医疗器械智慧管理的评价标准。医疗设备采购、质量控制维修、效率效益等全生命周期数据的统一展示是目前医疗器械智慧化最高等级的基本要求，系统对医疗器械个性化、自动化的反馈与提示是智慧化管理的更高要求。

随着医疗器械产业快速发展，我国对药品医疗器械审评审批制度改革作出一系列重大决策部署，在这样的背景下，对《医疗器械监督管理条例》进行相应修订，以法规形式巩固改革成果，可以从制度层面进一步促进行业创新，更好地满足人民群众对高质量医疗器械的期待。

新版《医疗器械监督管理条例》（国务院令第 739 号）自 2021 年 6 月 1 日起正式施行。本次修订是自其 2000 年 4 月 1 日生效并实施 20 多年后的第二次重大修订，充分体现了国家鼓励医疗器械创新发展高质量发展的要求，顺应了改革创新的需要，顺应了产业发展的期盼，顺应了人民群众的期待。

新版《医疗器械监督管理条例》的特点可以概括为四个字：一是"新"，增加了许多新制度、新机制、新方式，着力提升治理水平；二是"优"，简化优化了审评审批程序，着力提高监管效能；三是"全"，细化完善了医疗器械质量安全全生命周期的责任；四是"严"，进一步加大对违法违规行为的惩戒力度。

为进一步深化医疗器械审评审批制度改革，2022 年 3 月 30 日依据医疗器械产业发展和监管工作实际，按照《医疗器械监督管理条例》《医疗器械分类目录动态调整工作程序》有关要求，国家药品监督管理局决定对《医疗器械分类目录》部分内容进行调整，并在官网发布有关公告（2022 年第 30 号），公告中对 27 类医疗器械涉及《医疗器械分类目录》内容进行了调整。

为深化医疗器械审评审批制度改革，加强医疗器械临床试验管理，根据《医疗器械监督管理条例》《医疗器械注册与备案管理办法》及《体外诊断试剂注册与备案管理办法》，国家药品监督管理局会同国家卫生健康委组织修订了《医疗器械临床试验质量管理规范》，并于 2022 年 5 月 1 日起施行。新版内容除了对 2016 年版《医疗器械临床试验质量管理规范》整体框架作出调整外，还将体外诊断试剂临床试验质量管理要求纳入规范管理，明确了医疗器械临床试验相关方责任。

2023 年 8 月 17 日，国家药品监督管理局发布《关于调整〈医疗器械分类目录〉部分内容的公告》（2023 年第 101 号），对 58 类医疗器械涉及《医疗器械分类目录》的内容进行调整。

六、总结

我国医疗器械自中华人民共和国成立以来，历经混乱计划时期、探索发展时期、蓬勃飞跃时期直至如今的正规先进时期，在极其困难的条件下，不断突破技术壁垒，为医疗器械产业发展打下了坚实基础，以发展为首的政策驱动，不断发展壮大，历经数十年的发展，医疗器械监管体系趋于完善、整体监管水平提升，与国际接轨。

在当下有更多科学监管研究计划正逐渐启动，更多国产化前沿新技术、新材料等涌现。临床医学工程学科唯有不断探索新的研究和管理模式，才能适应信息科学时代的发展要求。

近年来，我国医疗器械领域多次改革创新，在最新条例和政策助推之下，我国医疗器械将迎来再一次飞跃，创新水平、中国制造将有望占据国际领先地位。

（蔡　葵　刘　贞　余小敏　刘丰贺）

第二节　英国医疗器械临床使用管理体系

英国，全称大不列颠及北爱尔兰联合王国（United Kingdom of Great Britain and Northern Ireland），是高度发达的资本主义国家，欧洲四大经济体之一，其药品和健康产品管理局（Medicine and Healthcare Products Regulatory Agency，MHRA）主要承担英国境内的药品和医疗器械的监督管理工作，是世界公认的药品与医疗器械监管领域的权威机构。本文介绍英国医疗器械监管体制的发展历史和运行现状，以及当前监管体系下存在的各种问题，同时结合我国现行医疗器械监督管理体制的现状，从中寻找并总结可以供我国参考借鉴的管理办法和经验，为优化我国医疗器械监管体制提供参考。

一、发展历史

英国医疗器械的监管历史最早可追溯到 20 世纪 90 年代，在此之前一直由英国科学技术机构（Scientific and Technical Branch，STB）和卫生部负责医疗器械的质量与安全管理。20 世纪 80 年代末期，STB 被赋予英国国家医疗服务体系（National Health Service，NHS）的采购职能，之后被拆分为 NHS 的供应机构和医疗器械部门（Medical Devices Directorate，MDD）。MDD 在 1994 年成为事实上的医疗器械管理局，并在 2003 年与英国药品管理局（Medicines Control Agency，MCA）合并成立 MHRA。2013 年 4 月，MHRA 与英国国家生物制品检定所（National Institute for Biological Standards and Control，NIBSC）合并，NIBSC 所属机构沿用 MHRA 标识，与此同时，英国临床实践研究数据链（Clinical Practice Research Datalink，CPRD）也成为 MHRA 的一家独立机构，此次合并使得 MHRA 的职能范围得到了进一步的扩展。

二、运行现状

（一）英国国家行政部门管理

MHRA 作为隶属于英国卫生与社会保障部（Department of Health and Social Care）的国家行政部门，主要承担英国境内医疗器械的监督管理工作。MHRA 总部设在伦敦，并在英国多地设有办事处。MHRA 在法律和宪法上与部委管辖相独立的非部委政府部门和非部委公共机构存在显著不同。法律性质方面，MHRA 以政府运营基金形式运行，具有较大的独立性；监管经费方面，医疗器械监管经费由英国卫生与社会保障部拨款。为做好 MHRA 的监督与管理工作，英国卫生与社会保障部、财政部与审计署共同制定了针对其运营基金的会计制度，并建立健全了外部审计和内部审查的财务监督制度。MHRA 设有机构董事会、风险与审计委员会和财团法人运营团队，这 3 个实体共同监督 MHRA 的财团法人治理、保障和风险管理体系，在一定程度上减少了外部干预的可能性，增进了监督执法的公正性。

MHRA 负责监管英国境内的医疗器械、药品和用于输血的血液制品，其优先发展和改善公众与患者的医疗参与度，致力于科学创新、医疗保健服务、患者安全、动态组织、合作伙伴关系以及财务的可持续性发展。MHRA 的主要职责有：确保药品、医疗器械和血液制品符合相应的安全、质量和功效标准；确保药品、医疗器械和血液制品的供应链安全可靠；促进国际药品及医疗器械管理模式的标准化和协调化，以确保生物药品的有效性和安全性；帮助并培训公众和医疗专业人员了解药品、医疗器械和血液制品的风险和益处，从而实现更安全、有效的使用；支持有利于公共卫生事业发展的创新及研发活动；不断影响并完善英国、欧盟和国际的药品及医疗器械监管体系框架，使其适应公共卫生健康风险，并充分发挥监管体系的管理效能。

医疗器械监督管理方面，MHRA 承担了医疗器械安全事件的管理与上报、设备常规管理和注册 MHRA 所需费用的收缴工作。医疗器械安全事件的管理与上报中，MHRA 会不定期发布医疗器械场地安全注意事项、患者安全警报、设备安全信息和药品 / 器械召回提示 4 类信息。医疗器械安全风险事件一旦发生，MHRA 会及时公布问题产品的名称、批次、分发时间、公司库存以及相关责任人的联系方式等信息，说明问题产品的副作用或危害，提出使用建议，同时要求厂商主动召回问题产品，并上报 NHS。由 MHRA 统一收集、上报并公开医疗器械安全事件，简化了英国卫生与社会保障部下属各部门间的工作程序，提高了工作效率，并且一定程度上减少了基层部门故意瞒报、误报和漏报医疗器械安全事件的情况，同时也明确了三方责任，可在第一时间提醒问题产品的责任方和使用方及时停止产品的使用。

医疗器械的常规管理中，MHRA 针对医疗器械厂商的生产、注册、销售和投放使用等多个环节提出了明确的管理要求，包括但不限于对医疗器械厂商的生产行为进行约束、对英国定制款医疗器械进行约束、对医疗器械相关软件类应用程序进行约束等，最终使其符合英国相关管理规定后，进行医疗器械注册。器械投放市场前注册管理中，MHRA 明确规定了注册设备类型、注册人、注册费用、注册期限和所需要的注册材料等信息，只有完成了器械注册才可进行市场投放。在器械投放市场使用后，如有不良事件发生，MHRA 会要求医院等器械使用方通知 MHRA 进行医疗器械的临床调查，内容包括如何上报并申请 MHRA 调查、所需费用、特定医疗机构进行临床调查的处置措施等信息。MHRA 对医疗器械的常规管理，从生产到投放使用的各个环节作出了极为细致的要求，从英国国家行政部门管理层面实现了医疗器械的"全生命周期管理"，进一步约束了设备厂商行为，从源头上降低了医疗器械不良事件的发生概率，同时 MHRA 也与临床使用者时刻保持联系，要求使用者及时联系 MHRA 进行临床调查，从而收集问题并给出反馈，由此促进基层的医疗器械安全问题的收集与整改，以上监管措施有效地形成了医疗器械监督管理的良性循环，厂商与使用者相互监督、改进问题，使得整个英国医疗器械监管体系不断向着积极的方向发展。

注册 MHRA 所需费用的收缴工作中，MHRA 明确规定了不同类型医疗器械的注册费用、额外费用以及付款方式等信息。由 MHRA 统一注册并收缴费用，此举进一步规范医疗器械注册流程，简化注册手续，在一定程度上节约了注册成本，提高了 MHRA 对各类医疗器械的监管效能。

（二）第三方机构和行业学 / 协会管理

MHRA 旗下设立的独立咨询委员会，如血液咨询委员会、英国药典、CPRD 研究数据治理委员会、人类药物委员会、器械专家咨询委员会、草药咨询委员会、审核小组等，这些咨询委员会根据实际情况设立工作组解决实际问题。为进一步提升管理效率，MHRA 还广泛与第三方机构和行业学 / 协会合作，充分利用现有资源，提高监管效能，包括英国标准协会（British Standards Institution，BSI）、人用药品技术要求国际协调理事会（International Council for Harmonisation of Technical Requirements for Pharmaceuticals for Human Use，ICH）、医疗器械创新联盟（the Medical Device Innovation Consortium，MDIC）等组织。

在医疗器械相关行业学 / 协会中，BSI 较为有代表性。BSI 成立于 1901 年，当时称为英国工程标准委员会，经过 100 多年的发展，现已成为集标准研发、标准技术信息提供、产品测试、体系认证和商检服务五大互补性业务于一体的国际标准服务提供商，面向全球提供服务，并在各地设有办事处。BSI 的主要职能之一是提供医疗器械管理服务，内容包括提供各个机构和组织的医疗设备准入标准，如欧盟 CE 认证、英国医疗器械 UKCA 认证和医疗器械管理体系 ISO 13485 认证等。同时，其还提供医疗器械行业智库的相关资源，包括各类认证标准指南、研讨会、行业白皮书等，并且会每个月定期发布 BSI 医疗器械电子月刊，用于指导并帮助行业内人士及时了解医疗器械的最新动态。除此之外，BSI 还提供医疗器械培训课程，服务对象为医疗器械企业内部人员、行业内技术和监管人员以及器械认证标准制订人员等，课程包括医疗器械管理体系

ISO 13485 企业内审员资质培训、医疗器械临床评价规则培训和医疗器械法规实施培训等。BSI 的相关服务，为医疗器械从业者提供了一个实时了解并学习的信息平台，便于器械厂商和从业者了解市场准入标准，及时调整自家器械的相关参数使之符合组织和机构的要求，与此同时，BSI 提供的培训课程也能帮助相关从业者不断进修学习，紧跟发展趋势，有助于提升整个医疗器械行业的业务水平与能力。

MHRA 广泛与第三方机构和行业学 / 协会合作，借助第三方资源减轻监管部门负担，MHRA 集中有限资源于医疗器械安全监管。此外，还通过加入国际组织，开展药品和医疗器械的监管协调与合作，提升监管水平，打造世界领先的药品和医疗器械监管体系。

（三）医院管理

与我国类似的是，英国医院内部的医疗器械管理也设有相关管理部门。不同的是，我国医院多称为"医学装备处""医学工程处"和"设备处"等，但在英国，负责全院设备管理工作的部门多称为"电子生物医学工程科"（electrical and biomedical engineering，EBME）。EMBE 承担医院医疗器械的维护、维修及管理工作，其负责全院医疗器械的计划性预防维护（planned preventive maintenance，PPM）、故障维修、质量控制，以满足合规性要求。管理方面，EMBE 借助信息管理系统管理全院的医疗设备，该系统类似电子商务套件系统，系统中包括设备的购买日期、购买价格、维护及维修情况等信息。同时，EMBE 会对新采购设备进行技术规范评价、设备配置与测试、设备信息化联网和临床规范化使用培训等，所有进入医院的医学设备，在进入临床使用前，必须先经过 EMBE 的验收。EMBE 会从工程技术角度，协助培训临床科室使用医学设备，协调临床操作培训安排，向科室提供日常技术支持。

和国内医院设备管理部门的人员分工类似，EBME 通常设部门负责人、主管和工程师 3 个主要岗位。部门负责人负责：统管整个部门的运行情况并向上级领导汇报、参与医学设备相关的会议、制定医学设备管理相关政策和流程、拟定商务合同、编制部门预算、对接医疗设备公司代表；主管负责：安排工程师日常工作、建立医疗器械 PPM 流程、制订紧急事件响应方案、负责部分维修以及器械公司 / 厂家的对接工作；工程师负责：完成主管分配的工作任务、医疗器械维修、PPM 和安全测试工作。

三、思考与讨论

（一）当前英国医疗器械监管体系所存在的问题

MHRA 的管理体系呈现出如下特点。①动态调整医疗器械监督管理相关法律法规；②针对监管对象的变化和技术进步，及时调整机构内部门设置情况，不断增强部门间协同发展；③在保证质量和安全的前提下，为相关厂商及企业的产品注册、准入及监管提供一站式服务；④通过 CPRD 实现"产学研"一体化综合发展，并对全过程提供监督引导服务；⑤财政上以政府运营基金形式运行，对医疗器械认证企业的监管由卫生部拨款，行业付费占 MHRA 收入的绝大部分；⑥ MHRA 旗下设立多个咨询委员会，并积极与各类第三方机构合作，进而提升监管水平。在欧洲中部时间 2020 年 12 月 31 日 24 时英国正式脱离欧盟后，英国医疗器械监管政策也随之进行了改变，鉴于长期以来受欧盟影响至深，此次的监管政策变动在顺应脱欧和凸显本国特色的同时，仍部分保留了对原欧盟审批程序的认可模式，例如对北爱尔兰单独设立监管制度，对欧盟集中审批、非集中审批和互认程序的认可程序，以及针对医疗器械产品过渡期的设置，将脱欧对公众用械的影响最小化。

第三方机构管理中，MHRA 利用旗下的独立咨询委员会，为各类需求方提供咨询服务，进一步分担了管理职能，同时也可针对具体问题给出最直接准确的帮助，并且还能收取一定的咨询费用，在经济层面也对 MHRA 整体的运营和发展提供了有力支撑。此外，MHRA 还广泛与第三方机构和行业学/协会合作，充分利用现有资源，提高监管效能。借助第三方资源可有效减轻 MHRA 作为监管部门的工作负担，有利于 MHRA 集中有限资源于医疗器械安全监管工作。

医院内管理中，在 NHS 紧缩预算的大背景下，整体医疗预算吃紧，这导致设备采购预算和服务预算也比较紧张，另外英国医院 EBME 也存在人员不足等问题。鉴于此，在英国已经有越来越多的医院与第三方公司签订服务协议，由第三方服务公司负责医院 EBME 的维修维护，此种情况在我国医院中也越来越常见，逐渐形成新的发展趋势。但是大多数英国医院工作人员表示，此举并不是一个高效的工作方式，第三方服务公司相比厂商来说，存在明显的劣势和不足，如工程技术水平差距较大等，不能保证维修和维护质量的一贯性。

（二）对我国医疗器械监管体系的启示

通过对英国医疗器械监管体制的分析,可在以下方面进行借鉴。①学习 MHRA 对于医疗器械上市前的登记和注册制度,进行事前审批和登记工作,尽早介入医疗器械的安全性和有效性监管工作,将监管重点放在事前干预中,从源头减少医疗器械不良事件的发生率。②从行政部门监管到多机构间合作共管,学习借鉴 MHRA 设立咨询委员会和广泛与第三方机构合作的管理模式,减轻行政监管部门工作负担的同时,充分发挥第三方机构的监督管理作用,使"看不见的手"和"看得见的手"都能发挥应有的作用,避免政府、市场管理职能双重"失灵"的情况出现。③顺应技术发展,及时修订或补充我国现行医疗器械监督管理制度,使其不断适应新技术潮流。④建立医疗器械入市前登记注册一站式服务机制,简化行政部门间工作程序,加速推进新技术新产品的投入使用。⑤借鉴 MHRA 对于医疗器械不良事件监测管理的工作经验,利用电子信息技术简化上报程序,减少相关成本;并出台相应的规范性文件,规范报告的处理程序,提高报告的质量,减少重复报告,确保报告的及时性与信息沟通的顺畅。

（张　贺　闻　宇）

第三节　美国医疗器械临床使用管理体系

一、起源

20 世纪 70 年代,越来越多的医疗设备进入临床使用,对发展和提升临床医疗水平起了极大作用,同时对这些医疗设备维护维修的需求也越来越多,此外,由此引发的安全事件也时有发生。特别是 1971 年美国著名消费者权益代言人 Ralph Nader 在 *Ladies Home Journal*(《妇女家庭杂志》)发表文章声称"每年至少有 1 200 多人在医院被电击致死或受伤",更是将医疗设备安全问题推向高潮,引起医疗机构、社会各界及政府部门的高度重视。尽管文章的内容事后证实实际情况被夸大了,但是医疗设备安全事件的发生是事实。这促使政府管理部门、医疗机构及设备制造商采取一系列的措施保障医疗设备临床使用安全。美国卫生管理机构积极推动大的医疗中心和 100 张床位以上的医院建立临床工程项目,负责医疗设备的维护、质量检测和使用培训等,有效地提高了医疗设备的安全性和有效性。

二、现状

与我国不同，美国的医疗器械监管由国家行政部门如美国食品药品监督管理局（Food and Drug Administration, FDA）和非政府医疗服务监管机构如医疗机构联合认证委员会、各医疗专业学会和医疗器械行业协会以及患者安全组织等共同承担。

（一）国家行政部门的管理

美国于1976年通过了《医疗器械修正案》，加强了对医疗器械进行监督和管理的力度，并建立了医疗器械的分类管理办法。之后，美国于1990年起先后通过了《医疗器械安全法案》（The Safe Medical Devices Act, SMDA）、《FDA监管现代化法案》（Food and Drug Administration Modernization Act, FDAMA）、《医疗器械申报费用和现代化法案》（Medical Device User Fee and Modernization Act, MDUFMA）、《医疗器械申报费用稳定法案》、《FDA修正法案》（Food and Drug Administration Amendments Act, FDAAA）、《21世纪治愈法案》、《FDA再授权法案》（Food and Drug Administration Reauthorization Act, FDARA）及《医疗器械质量管理体系规范》（Quality System Regulation, QSR）等来保障医疗设备的质量和临床使用安全。医疗器械的全生命周期监管由美国FDA负责。

美国具有严格的医疗器械不良事件报告制度、医疗器械校正和转移报告制度、医疗器械召回制度，对用于维持、支撑生命的器械或永久植入器械进行从生产到使用的全程追踪要求。

（二）行业学/协会等第三方机构的管理

在对医疗器械的监管中，除了国家行政部门，非政府医疗机构也发挥了重要的作用，如负责对医疗机构开展评审的国际联合委员会（The Joint Commission, TJC）、挪威船级社（Det Norske Veritas, DNV）、德国劳氏船级社（Germanischer Lloyd, GL）和医疗质量改善中心（Center for Improvement in Healthcare Quality, CIHQ）等。TJC成立于1951年，是一个非营利组织，遵循"以患者为中心"准则，旨在不断提高医疗服务的质量和安全。该机构的运转由理事会负责，理事会成员包括美国医院协会、医疗协会、医科学院选派的代表。

TJC 于 1997 年成立了一个医疗卫生机构认证联合委员会国际部（Joint Commission International, JCI），负责美国以外国家或地区的医疗机构评审工作，并遵循国际医疗服务质量协会（ISQua）制订的基本原则完成了第一版《联合委员会国际部医院评审标准》即"Joint Commission International Accreditation Standards for Hospital"的编写。TJC 和 JCI 的评审标准中包含了大量的医疗器械临床使用方面的条款。通过认证是医疗机构获取公共医保资格的基本条件之一。

成立于 1967 年的非营利性组织——美国医疗器械促进协会（Association for the Advancement of Medical Instrumentation, AAMI）旨在开发、管理和使用安全、有效的卫生技术，是医疗器械行业国家和国际共识标准的主要来源，也为医疗器械的临床使用安全提供技术支持和指导。50 多年来，AAMI 在发展自愿共识标准、技术信息报告和其他技术文件上一直位于前列。AAMI 标准由来自世界各地的志愿者协调制订，适用于整个医疗卫生领域，以确保医疗技术得到安全、有效的使用。截至 2022 年底，在美国 FDA 网站上可查询到 AAMI 已经发布了 150 多条相关标准，与临床使用相关的有 50 多条，囊括医疗器械的临床使用规范、消毒灭菌方法等，如 ANSI/AAMI ST 79：2017 为在医疗环境中（如手术室、内镜检查室、导管室、放射科、医师办公室等）使用蒸汽灭菌提供了全面的指导，包括灭菌作业的环境及消毒设备的清洗间隔时间等；ANSI AAMI ISO 23500-2：2019 则规定了血液透析和相关治疗用液体的制备和质量管理；ANSI AAMI IEC 60601-2-4：2010/A1：2018 对心脏除颤器的基本安全和基本性能要求进行了规定。

（三）医院的管理

20 世纪 70 年代初，美国大多数的医院开始设立临床工程部门，主要负责医疗器械的全生命周期管理，保障医疗器械的临床使用质量和安全。临床工程部门的工作人员主要分为临床工程师和生物医学设备技师。临床工程师作为医疗设备系统的技术管理者，主要负责财务或预算管理、服务合同管理、医疗设备的数据处理系统管理及医疗设备的维护计划和培训计划的制订和实施等；而生物医学设备技师主要负责医院医疗设备直接相关的技术支持、维护和维修等，同时协助完成设备的维护培训工作。为提高临床工程师对医疗设备的管理和应用水平、保障临床使用安全，早在 20 世纪 70 年代初，AAMI 就建立了临床工程师和生物医学设备技师的资格认证体系。自 2002 年开始，统一由美国临床工程学会（American College of Clinical Engineering，ACCE）负责对美国各医疗机构的所有临床工程师进行上岗资格认证（即 CCE 认证），而临床工程技师的认证（CBET 认证）仍由 AAMI 组织实施，相关认证均有定期对通过认证的工程师进行资格的复查。

三、存在的问题

医疗器械技术的应用极大地促进了现代医疗水平的提高，相应地，医疗对医疗器械技术的依赖程度也越来越高，由此带来的对医院各种医疗器械技术应用的管理水平要求也越来越高，对医院临床工程项目的质量、人员等要求也越来越高。在美国，随着美国婴儿潮（baby boom）时期的临床工程技术人员的退休，很多医院招募年轻一代临床工程技术人员遇到了挑战。此外，和世界各地相似，在面对严重突发事件如新型冠状病毒感染疫情时，相关医疗器械的应急统筹配置等也遇到挑战，需要制订更为科学、远见的、各方协调的应急预案。新技术、新材料日趋快速多样化地临床应用，需要医疗工作者特别是临床工程技术人员知识更新、能力提升，而这给原本对医院临床工程技术人员作用和贡献认识度不高带来了更多挑战，特别是人工智能医疗技术、软件等医疗器械开始进入临床且将获得越来越多的应用，对这些新技术的质量控制已经是我们需要面对的巨大挑战，不仅需要各利益相关方包括技术供应方、政府监管方、临床应用方等协调发挥各自的作用，也需要在地方、区域乃至全球进行相关的合作、知识经验共享，共同努力来确保医疗器械特别是新技术应用的安全性、有效性、适宜性和可及性。

四、美国艾库里（ECRI）十大医疗技术危害榜

1. 概述

医疗技术是现代医疗的重要基石，其广泛应用对促进人类健康起了非常重要的作用，相应地从简单器械到复杂系统的安全有效应用，需要识别相关使用风险并采取措施消除或减缓之并减少相关不良事件的发生。ECRI 自 2007 年颁布 2008 年十大技术风险榜单以来，截至 2022 年已连续发布了 15 年的年度十大技术风险榜，并分别给出相关管理和技术建议，以协助医疗机构加强医疗技术应用的安全风险管理促进安全医疗。

ECRI 是美国一家专注于医疗器械和医疗技术安全、有效、适宜研究的非政府非营利性研究机构，是国际上著名的医疗技术和医疗器械检测与评估机构，其独立性、科学性在业界久享盛名。ECRI 由美国临床工程的先驱者、生命支持和复苏系统首创研制者乔尔·诺贝尔（Joel Nobel）博士创立于 1968 年。当时乔尔·诺贝尔博士是宾夕法尼亚医院的一名外科大夫，因为发现一些医疗器械存在安全隐患，在急诊医疗和复苏技术中开展了对相关医疗器械进行测试的研究项目，其中最著名的是对当时美国医院广泛使用的手动复苏皮囊进行安全性和有效性研究，发现一半无效或不安全，引起了社会广泛关注。ECRI 成立时取名于急诊医疗研究所（Emergency Care Research Institute）。20 世纪 90 年代中后期，随着业务范围的扩大，不仅仅针对医疗器械而在更广泛的领域就医疗技术进行相关评估工作，并于 2007 更名为 ECRI 研究院。2019 年 11 月，ECRI 研究院兼并了美国安全药物实践研究所，ECRI 研究院再次更名为 ECRI。ECRI 总部位于美国宾州，在北美、亚太、欧洲及中东均有分支机构，是美国卫生与人类服务部医疗卫生研究和质量署循证中心、美国国立信息指南交流中心承办单位、美国卫生与人类服务部认可的最早成立的病人安全组织，也曾是世界卫生组织（World Health Organization，WHO）合作研究中心。

2. ECRI 年度十大技术风险榜的产生机制

ECRI 评价医疗技术危害时主要分析考虑风险危害严重程度、发生频率、影响范围、危害潜伏性、关注程度及可预防性等六个方面，即：①严重程度：该技术危害的危险程度如何。②发生频率：危害发生的可能性有多大。③影响范围：技术应用是否广泛。④危害潜伏性：该危害是否难以确认，或发生后难以修正；该危害在被确认或修正前，是否会造成一系列的差错或问题。⑤关注程度：危害发生后是否会引发媒体报道或成为监管机构或认证机构关注的重点。⑥可预防性：目前是否能够采取措施来预防或减少这一问题的发生。

基于以上六大维度，通过 ECRI 团队及其工作如医疗器械测试、文献回顾、医院业务开展的观察及分析评估、相关人员访谈，以及 ECRI 在调查和咨询设备相关事件方面的经验、ECRI 医疗设备报告数据库和其他问题报告数据库中的信息分析等，选择了代表患者（和员工）安全威胁的项目，这些威胁经常发生，或者可能导致严重伤害，或者两者兼而有之。综合考虑危害可能带来的后果并对各个因素进行评选，并给出相关管理和技术干预建议，以帮助医疗机构优先保护患者和工作人员免受医疗设备和系统使用过程中可能发生的伤害。

在绝大多数情况下，医疗技术能正确应用并按预期运行，但也有例外，相关不良事件及患者和员工伤害事件仍时有发生。医疗机构应努力消除所有卫生技术危害，但不可能一次解决所有潜在的伤害或损害来源。因此，首先需要关注那些最值得关注的危险。为了帮助医疗机构优先保护患者和员工，ECRI每年制定了10种高风险清单。这些几乎是所有医疗机构应该关注的项目。

3. ECRI年度十大技术风险榜概要归纳分析

以2008年榜单和2022年榜单前5项为例，前者内容涵盖如警报危害、电外科手术时烧伤、磁共振检查时烧伤、设备脚轮失效、输液泵编程差错；后者内容涵盖网络安全攻击可能会破坏医疗保健服务、影响患者安全，供应链短缺给患者医疗照护带来风险，损坏的输液泵可能导致用药错误，应急储备不足在突发公共卫生事件期间会中断患者医疗照护，远程医疗工作流程和人为缺陷可能导致不良结果。

根据事件性质，特别是年度重复上榜分类清晰的事件，按以下分类：警报安全类、临床工程和信息技术的融合（clinical engineering-information technology，CE-IT）及网络安全类、输液泵安全类、其他设备安全类、X线辐射及检查治疗类、烧伤及火灾（特别是手术室火灾）、针刺伤等、设备相关院感类及其他，共9类。简要归纳如图1-3-1所示。

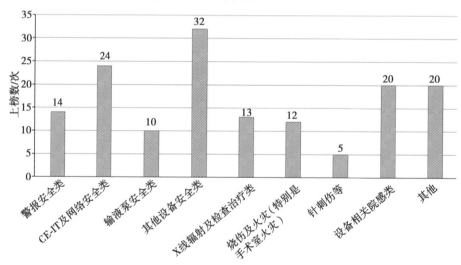

图1-3-1　九类技术风险事件上榜次数

其中设备相关院感类几乎每年有上榜，如手术残留器械及未取净碎片（2009）、内镜清洗消毒不彻底使患者暴露于感染的风险之中（2018）、貌似"干净"的床垫可以将体液渗透到患者身上(2019)、警报安全类、输液泵安全类(也是医疗设备单项上榜最多)、X线辐射及检查治疗类也持续连年榜上有名，CE-IT及网络安全类近十年来持续且近年来特别显著，同类多个同一年度榜上有名，如2022年就有相关4项：网络安全攻击可能会破坏医疗保健服务影响患者安全、远程医疗工作流程和人为缺陷可能导致不良结果、基于人工智能的重建可能会扭曲图像威胁诊断结果、Wi-Fi中断和覆盖盲区可能导致患者治疗延误及受伤和死亡。

ECRI年度十大技术风险榜为世界各地医疗机构结合本机构具体情况开展医疗技术风险分析和评估，进而采取相关措施予以控制、改进起了很好的指导和参考作用，也获得了业界广为关注和借鉴，对确保医疗技术的安全应用具有重要的指南意义。

（郑　焜　郑彩仙　沈云明）

第四节　德国医疗器械临床使用管理体系

一、医疗器械的法律体系及演变

德国作为医疗器械的生产和使用大国，较早形成了相对完善的医疗器械生产、经营和使用的法律体系。完善的法律体系是器械市场健康运行和技术发展的保障。但随着外部环境的变化和技术的进步，特别是在欧盟成立之后，德国的法规体系有了比较大的变化。

（一）《医疗设备安全条例》(MedGV)

二十世纪六七十年代，各种设备大量进入各级医疗机构，医护人员的培训不足导致的医疗事故时有发生，如经常发生的医师或护士的操作失误，使用过期设备，或者对设备可能存在的风险没有意识等，给患者造成了较大的伤害。出现这些事故的原因一方面是因为当时的医护培训只涉及纯医疗部分而不涉及与设备和技术相关的部分，医护人员不管是在设备操作能力方面还是对设备的技术理解力方面都存在明显不足；另一方面医院的设备投入量增加非常迅速，以前只能在大学医院里严格使用的设备，在这一段时间大量进入了中小型或者私立的医院，医院管理能力落后于设备增加的速度，在使用上也造成了混乱。《医疗设备安全条例》于1985年1月14日正式生效,该条例的出台主要以保障设备安全为目的,规范了医疗设备的生产行为和使用行为。

《医疗设备安全条例》对设备根据风险程度进行了分类,高风险的第一组有25个产品种类,中风险为有源但不介入人体的产品,低风险为其他类型的医疗设备。《医疗设备安全条例》对设备的生产、说明书、安装方式、设备维护、使用人员培训、安全检查、设备使用日志、检测、事故处理与报告、违法处罚等进行了规范。特别是对高风险的第一组产品要求严格,比如医疗设备本身需要取得上市许可,产品的安装也必须取得安装许可,在申请安装许可前厂商必须进行安装测试。设备使用日志也是每台设备必须配备并进行日常维护的,每一项设备上发生的变动都必须记录下来,方便进行安全检查。

《医疗设备安全条例》颁布的近20年间,德国医疗器械使用的安全性获得了较大的提高,设备使用有了规范的管理,条例所推动的医院设备使用和管理的制度基本延续到了现在。

2002年1月,随着德国新《医疗产品法》的全面实施,《医疗设备安全条例》退出。

（二）《医疗产品法》（MPG）

在《医疗产品法》颁布之前,存在针对各种具体问题的条例、规定和指南,但缺乏一个统一的法律。时值欧盟成立,欧盟各国在法律和标准上也在逐步统一协调的过程中,各国都对本国法律进行了修订。1993年欧盟颁布《医疗器械指令》（93/42/EWG）以规范和协调欧盟内的医疗器械市场,根据欧盟的协商,应由成员国制定本国法律来落实《医疗器械指令》的实施。

在此背景下,德国于1995年颁布了《医疗产品法》,作为医疗器械领域的核心法律。而《医疗设备安全条例》的大部分内容则演化为后来的《医疗器械经营使用条例》。《医疗产品法》含六个条例,具体如下。

1. 德国《医疗产品条例》（Medizinprodukte-Verordnung, MPV） 主要规范了医疗器械产品是否符合《医疗产品法》规范,如何确定和进行一致性评价,特别是对体外诊断、植入物的一致性评价。

2.《医疗产品风险的记录、评估及防护条例》（Medizinprodukte-Sicherheitsgesetz, MPSV） 是专门针对医疗产品风险的规范,帮助厂商、医院、第三方检查机构以及地方政府理解、记录、评估及预防医疗产品风险的规范。

3.《医疗器械经营使用条例》（MPBetreibV） 亦称《医疗产品的安置、运营及使用条例》，主要规范医疗机构内医疗器械的安全、使用、维护、风险防护等。

4.《医疗信息及文档条例》（DIMDIV）　规范医疗器械及医疗机构产生的医疗相关信息的安全、隐私、保存、有效期等。DIMDI同时也是德国最大最全的医疗信息数据库。

5.《医疗产品处方条例》（MPAV）　主要规范门诊及家用医疗器械的使用，是否需要医师处方，如何开处方，哪些产品需要开处方，特殊处方以及处方责任等。

6.《医疗产品费用条例》（MPGebV）　主要规定了不同产品类别上市许可申请的费用范围，包括临床试验和功能评估的费用、第三方咨询的费用以及特殊产品和情况下的费用或免费申请等。

7.《医疗产品临床试验条例》（MPKPV）　规范了临床试验的类型、申请方式、评价及批准方法以及对临床试验的监管。

除了《医疗产品法》和相关的条例外，还有相当数量的指南及其他法律解释，共同构成了完善的法律体系，对医疗产品或器械的产生、使用、垃圾处理和回收进行了全方位的规范。

（三）《医疗产品法实施法》（MPDG）

欧盟成立之前，德国的《医疗产品法》是医疗器械领域的基本法，主要规范医疗器械上市前的企业行为。上市后医疗器械在市场上的流通以及进入医疗机构的使用则主要由《医疗器械经营使用条例》来规范。

2020年，欧盟《医疗器械调整法案》出台，相应的，德国于2021年发布了《医疗产品法实施法》。该法案的主要目的是对欧盟医疗器械法规（EU）2017/745和体外诊断医疗器械法规（EU）2017/746做技术方面的调整。该法律草案指出，新法规的目的是确保医疗器械内部市场的平稳运转，以及建立医疗器械的高标准质量管理体系和安全体系。

新法规的主要变化有：①将原安全员的职责大部分转交给欧洲负责监管要求的新相关负责人；②增加临床试验的附加要求，特别是针对"其他研究"的要求；③授权德国联邦药品和医疗器械机构（Bundesinstitut für Arzneimittel und Medizinprodukte，BfArM）和保罗 - 艾利希研究所（Paul-Ehrlich-Institut，PEI），使其可以在德国市场上禁售产品、召回产品或使产品退出市场。

《医疗产品法实施法》并不是一个全新的法案，而是原《医疗产品法》根据欧盟新法案进行的最新调整法案。

二、医疗器械临床使用的监管条例

《医疗器械经营使用条例》是医疗机构使用和管理医疗器械的主要法规。该条例共分十九章，包括适用范围、概念和定义、经营者义务、一般要求、特殊要求、医疗器械安全员、医疗器械保养与维护、医疗器械的消毒与复用、医疗机构实验室的质量管理体系、有源器械和设备的使用与管理、对安全技术的监管、医疗器械使用日志、医疗器械目录、计量器械的监管、植入物的特殊管理义务、德国联邦国防军使用的医疗器械、违规情况、过渡阶段说明、特别规定。

三、医疗器械的行政管理部门

德国是联邦制国家，医疗器械领域由联邦和州共同管理，但在管理范围和职责上有划分和协调。德国联邦卫生部负责卫生领域政策和法规的制定，同时负责与欧盟的法规协调。法规的执行及执行细则由各州制定并实施。德国联邦卫生部下设4个相对独立的研究机构，负责4个主要领域的基础研究及技术研究，为法规和政策制定提供科学和技术支持。

德国联邦药品与医疗器械所（Bundesinstitut für Arzneimittel und Medizinprodukte, BfArM）：负责药品和医疗器械的上市注册与许可，药品的安全预警，器械的风险评估与记录，麻醉及其他危险品的记录与监管，以及与上述业务相关的研究。

德国联邦疫苗和生物医药研究所（Paul-Ehrlich-Institut, PEI）：负责疫苗、血制品、生物制剂、基因技术产品以及动物免疫等产品的研究、检测、许可、监控、风险评估等工作。其他药品则归属BfArM。

罗伯特·科赫研究所（Robert Koch Institute, RKI）：负责德国公共卫生与安全的技术与政策、传染病预防、疫情监管及信息管理等。

德国联邦健康教育中心（German Federal Centre for Health Education, BZgA）：负责德国疾病预防政策、措施的制定，国民卫生知识的教育及普及，国民健康项目，老年及青少年健康等领域的研究与技术等。

除政府行政机构外，医疗保险在医疗器械的临床应用中也非常重要，医疗器械的费用支付需要获得保险公司的同意，除临床试验外，保险公司会要求对医疗器械进行经济技术评估。特别是创新医疗器械要获得医保的支付许可，一般需要至少一年半的时间。

另外，德国的医疗器械法规研究机构中心（Zentrum für Medizinprodu-kterecht der Universität Augsburg，ZMR）设立于奥古斯斯堡大学（University of Augsburg）内，是德国唯一关于医疗器械法学研究的机构，进行法学法理及国际比较的研究。

四、行业学／协会及第三方机构

德国生物医疗工程学会：主要负责生物及医疗技术领域的教育、培训内容的规范，主要由大学及研究机构的专业人员组成。

德国联邦医疗技术协会（Bundesverband Medezintechnologie，BVMed）：联邦医疗技术协会是德国医疗器械产业协会，为医疗器械产业与公司提供教育、政策咨询、政府合作、信息沟通等方面的服务，是德国最大的产业协会。

其他的小型协会：都是行业从业人员自发组织成立的，只要登记在册并符合协会法规的规定就可以成立，政府不介入协会的成立和运作。

第三方机构：由于德国的行政机构比较小，人员不足，除制定政策法规外，医疗器械监管与管理大量依赖第三方机构，因此第三方机构在德国非常发达。行政机关一般不直接参与生产商或医院的医疗器械生产及使用方面的监管，而是由认证合格的第三方机构对生产商或医院的医疗器械生产及使用进行检查、检测及监管。第三方机构的名单在官方网站上公布。认证主要依据技术类型及对技术的掌握程度，被认证的第三方既有大型第三方公司，也有小型公司或有职业资质的个人。

五、医疗器械在临床使用中的管理

医疗器械在医院的临床使用遵守《医疗器械经营使用条例》。大型医院拥有自己的医疗器械采购、管理及维护部门，小型医院及医疗诊所则主要依靠第三方来管理和维护设备。

由于德国医院采用双重融资体系，即医院建筑及大型设备由医院所在州的公共财政支出，而医院运营费用由医保支付，所以大型设备或医疗器械服务常常需要共享，以节约成本。例如，大型诊断设备 MR、CT，检验实验室，消毒供应中心等基本上是区域化的，因此不管是从条例的制定上，还是实际的执行上，同质化的管理与实践非常重要。《医疗器械经营使用条例》并不区分医院的大小和类型，而是适用于所有医疗机构，但也有相对的灵活性，比如《医疗器械经营使用条例》规定"医疗器械必须由具有相应专业资质的人员来管理和维护"，大医院可以雇有资质的专业工程师，而小医院可以委托有专业资质的第三方公司或工程师。

对医疗器械在临床使用的情况，政府并不直接进入医院进行检查和监管，而是由第三方机构进行审计或检查监管。

六、评价与问题

德国医疗技术发展较早，相应的法规和标准也起源较早，法规质量较高。医疗器械的法规体系较完善，在很多领域走在世界前列。例如，关于一次性使用医用耗材的复用法规与技术规范，保证了德国一次性使用耗材复用的安全性和经济性，关于检、化验室质量保证体系的法规与规范，保证了试验结果的准确性和结果互认，节约了医疗资源。

但德国的法规体系过于繁杂庞大，很难快速了解法规全貌。加上联邦制度，让各种协调工作非常耗费时间。另外，医疗器械的法规和临床使用都非常强调和注重安全，这也增加了创新的难度。

（吴　菁）

第五节　医疗器械管理国内外研究现状

随着技术的不断发展，医疗器械已经成为医护人员在诊断、治疗等临床过程中必不可少的工具。同时，由于技术的飞速发展，医疗器械的复杂程度也在飞速提高，因此，医疗器械能否产生好的效果，不仅与其作用原理及技术的研究水平有关，也和在医疗机构中的管理水平和应用水平密切相关。因此，编者专门对国内外针对医疗器械这一广义概念所进行的科学研究、管理以及应用3个领域的文献情况进行了调研，希望从这些文献中可以看到近5年医疗器械领域的研究发展趋势。

一、国外医疗器械研究现状

（一）医疗器械科学研究现状

以"医疗器械"为研究对象进行文献检索，检索方式：在 PubMed 数据库进

行高级检索,检索语句为(((medical device[MeSH Major Topic])OR
(medical equipment[MeSH Major Topic])OR(medical material[MeSH
Major Topic])OR(medical software[MeSH Major Topic]))AND(research
[Title/Abstract]),检索时间为 2017 年 1 月—2022 年 12 月,经 CiteSpace 统
计共计 19 020 篇。

1. 年度文献发布统计　　如图 1-5-1 所示,医疗器械相关关键词和研究的相
关发文数量从 2017 年的 2 854 篇,到 2022 年的 2 977 篇。可以看到,该领域研
究大致可分为三个阶段:第一个阶段从 2017—2019 年,呈指数型增长趋势;第
二个阶段从 2020 年开始发文量有较大提升,之后一直保持相对高发文量态势,
第三个阶段为 2022 年,其发文量有大幅度回落。

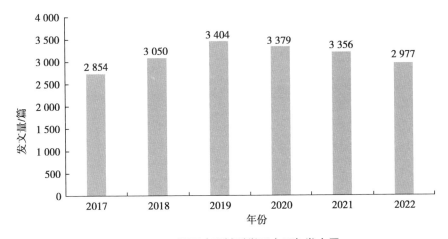

图 1-5-1　国外医疗器械科学研究历年发文量

2. 研究热点分析　　随着时间的推移和研究的深入,热点研究总是不断在
变化,这种变化可以通过关键词的演变以及突显表现出来。

表 1-5-1 揭示了 2017—2022 年国际上医疗器械科学研究的高频关键词。
在这些热点研究中构建生物体组织工程的再生医学研究(包括组织工程等)
出现频次最高。其次是围绕提高生活质量、改善公共卫生、实现数字医疗的
可穿戴设备、个人防护装备、辅助沟通系统、移动应用程序等研发。另外基于
各种疾病如听力损失、心脏衰竭、1 型糖尿病、主动脉瓣狭窄、脑疾病等展开
的临床器械科学研究出现频率也位居前列。其中个人防护装备和脑机接口
等研究方向非常符合时代特征。老年人也成为医疗器械研究的重点关注
人群。

表1-5-1　国外医疗器械科学研究高频关键词

频次	关键词
198	tissue engineering（组织工程）
182	qualitative research（定性研究）
146	systematic review（系统综述）
128	assistive technology（辅助技术）
122	physical activity（体能活动）
113	quality of life（生活质量）
95	mobile health（移动健康）
92	3D printing（3D打印技术）
86	dental implants（牙科植入物）
82	heart failure（心脏衰竭）
81	clinical research（临床研究）
75	augmentative and alternative communication（辅助沟通系统）
67	wearable devices（可穿戴设备）
63	older adults（老年人）
63	hearing aids（助听器）
62	quantum dots（量子点）
62	hearing loss（听力损失）
58	cochlear implant（人工耳蜗植入）
58	mobile applications（移动应用程序）
58	wound healing（伤口愈合）
56	transcatheter aortic valve replacement（经导管主动脉瓣置换术）
55	public health（公共卫生）
53	personal protective equipment（个人防护装备）
51	drug delivery（药物输送）
51	percutaneous coronary intervention（经皮冠状动脉介入治疗）
51	type 1 diabetes（1型糖尿病）
50	digital health（数字医疗）
49	virtual reality（虚拟现实）
49	medical devices（医疗设备）
48	brain-computer interface（脑机接口）
44	mental health（心理健康）

频次	关键词
44	mechanical circulatory support（机械循环支架）
44	gait analysis（步态分析）
42	regenerative medicine（再生医学）
42	aortic stenosis（主动脉瓣狭窄）
41	carbon dots（碳点）
41	bone regeneration（骨再生）
40	spinal cord injury（脊髓损伤）
39	anaerobic digestion（厌氧消化）
39	ventricular assist device（心室辅助装置）

表 1-5-2 反映了高频关键词在短期内的研究热度及变化情况，年份表示该关键词第一次出现的年份，开始和结束表示该关键词作为前沿的起始和终止年份，强度表示的是突现强度。可以看到 2017 年突现词有间充质干细胞、干细胞。表明 2017 年热点围绕组织再生材料，另外有面向骨科（青少年特发性脊柱侧凸、人工髋关节置换术）、糖尿病（胰岛素泵）、心血管（主动脉狭窄）、脑部问题等疾病涉及的医疗器械科学研究；2018 年突现词面向骨骼肌肉问题（肌内效贴布、骨折固定术）、信息科学（医学信息学）、信息技术以及医疗软件等的研究；2019 年突现词面向提高生活质量，改善医疗服务（个性化健康服务、损伤防护研究、可穿戴电子设备）的医疗器械的研究；2020 年突现词面向健康防范（感染控制、风险因素）以及整形外科（乳房植入物）医疗器械的研究。

表 1-5-2　国外医疗器械科学研究突现词

突现词	年份	强度	开始	结束	2017—2022 年
medical devices（医疗设备）	2017	8.06	2017	2018	▬▬▬▬▬▬
mesenchymal stem cells（间充质干细胞）	2017	6.33	2017	2018	▬▬▬▬▬▬
stem cells（干细胞）	2017	5.13	2017	2018	▬▬▬▬▬▬
adolescent idiopathic scoliosis（青少年特发性脊柱侧凸）	2017	4.62	2017	2018	▬▬▬▬▬▬
aortic stenosis（主动脉狭窄）	2017	3.5	2017	2018	▬▬▬▬▬▬

续表

突现词	年份	强度	开始	结束	2017—2022年
insulin pump （胰岛素泵）	2017	3.13	2017	2018	
hip arthroplasty （人工髋关节置换术）	2017	3.13	2017	2018	
deep brain stimulation （深部脑刺激）	2017	3	2017	2019	
magnetic resonance imaging （磁共振成像）	2017	6.46	2018	2019	
kinesio taping （肌内效贴布）	2018	3.1	2018	2019	
medical informatics （医学信息学）	2018	3.1	2018	2019	
informed consent （知情同意）	2018	2.71	2018	2019	
aortic valve stenosis （主动脉瓣狭窄）	2018	2.71	2018	2019	
animal models （动物模型）	2018	2.71	2018	2019	
information technology （信息技术）	2018	2.71	2018	2019	
fracture fixation （骨折固定术）	2018	2.71	2018	2019	
wearable electronic devices （可穿戴电子设备）	2019	3.79	2019	2020	
personalized medicine （个性化健康服务）	2019	3.64	2019	2020	
injury prevention （损伤防护研究）	2019	3.64	2019	2020	
cell culture （细胞培养）	2019	3.31	2019	2020	
mass spectrometry （质谱分析）	2019	2.98	2019	2020	
head and neck cancer （头颈癌）	2019	2.98	2019	2020	
infection control （感染控制）	2020	3.9	2020	2022	

续表

突现词	年份	强度	开始	结束	2017—2022 年
risk factors （风险因素）	2020	3	2020	2022	▬▬▬　▬▬▬
breast implants （乳房植入物）	2020	2.7	2020	2022	▬▬▬　▬▬

3. 国家发文量分析　发文数量可以反映出该国家主题词检索的相关研究的关注程度。从表 1-5-3 可以看出，美国在该领域中的研究数量占绝对性的优势，以 5 149 篇的发文量位居榜首，中国其次，德国也突破千篇位居第三位。

表1-5-3　2017—2022 年国外医疗器械科学研究国家发文量

国家	发文量 / 篇
美国	5 149
中国	1 689
德国	1 065
澳大利亚	940
加拿大	853
意大利	634
荷兰	526
西班牙	464
瑞士	453
英国	427

4. 机构发文量分析　如表 1-5-4 所示，当前医疗器械科学研究相关发文量最多的机构主要来自美国，占据 7 席；加拿大多伦多大学、中国四川大学、英国牛津大学各分一席。可以看到目前大学是医疗器械科学研究的中坚力量。

表1-5-4　2017—2022 年国外医疗器械科学研究机构发文量

机构	发文量 / 篇
UNIVERSITY OF CALIFORNIA（美国加利福尼亚大学）	811
HARVARD MEDICAL SCHOOL（哈佛医学院）	603

续表

机构	发文量/篇
UNIVERSITY OF MICHIGAN（密西根大学）	493
UNIVERSITY OF WASHINGTON（华盛顿大学）	491
UNIVERSITY OF TORONTO（多伦多大学）	490
SICHUAN UNIVERSITY（四川大学）	442
UNIVERSITY OF OXFORD（牛津大学）	434
UNIVERSITY OF PENNSYLVANIA（宾夕法尼亚大学）	423
STANFORD UNIVERSITY（斯坦福大学）	400
UNIVERSITY OF PITTSBURGH（匹兹堡大学）	390

（二）医疗器械管理研究现状

以"医疗器械"为研究对象进行文献检索，检索方式：在 PubMed 数据库进行高级检索，检索式为（（medical device［MeSH Major Topic］）OR（medical equipment［MeSH Major Topic］）OR（medical material［MeSH Major Topic］）OR（medical software［MeSH Major Topic］））AND（management［Title/Abstract］），检索时间为2017年1月—2022年12月，经 CiteSpace 统计共计13 868篇。

1. 年度文献发布统计　医疗器械相关关键词＋管理的相关发文数量情况可大致分为两个阶段（图1-5-2）：第一阶段为2017—2019年，发文量基本持平，有小范围波动；2020年发文量有小范围增长，随后直线下降，2022年发文量为近年来最低。

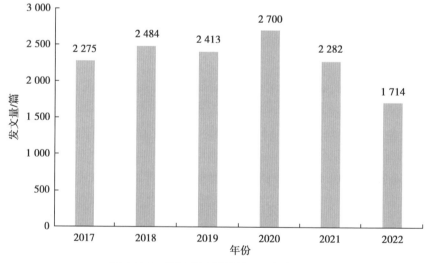

图1-5-2　国外医疗器械管理历年发文量

2. 研究热点分析

表 1-5-5 展示了 2017—2022 年国际医疗器械基于管理的研究高频关键词。在这些热点研究中涉及移动健康、生活质量、疼痛管理、远程监控的医疗设备以及医疗软件管理；大部分研究侧重临床，涉及心脏疾病（心脏衰竭、心房纤颤、左心室辅助装置、心室辅助装置、心源性休克、经导管主动脉瓣置换术）、糖尿病（1 型糖尿病）、骨骼肌肉（压力性尿失禁）、口腔疾病（牙科植入物）等的医疗材料、器械管理。值得关注的是移动应用程序和远程监控这两个管理工具也作为高频词汇出现，说明医疗器械管理相关研究越来越多应用到这两种工具。

表1-5-5　国外医疗器械管理高频关键词

频次	关键词
241	heart failure（心脏衰竭）
176	airway management（气道管理）
156	left ventricular assist device（左心室辅助装置）
103	mobile health（移动健康）
97	mechanical circulatory support（机械循环支架）
86	quality of life（生活质量）
83	wound healing（伤口愈合）
82	ventricular assist device（心室辅助装置）
82	atrial fibrillation（心房纤颤）
75	mobile applications（移动应用程序）
70	type 1 diabetes（1 型糖尿病）
69	stress urinary incontinence（压力性尿失禁）
65	cardiogenic shock（心源性休克）
64	dental implants（牙科植入物）
59	implantable cardioverter defibrillator（植入式转复除颤器）
57	mobile application（移动应用程序）
56	transcatheter aortic valve replacement（经导管主动脉瓣置换术）
54	pain management（疼痛管理）
52	remote monitoring（远程监控）
47	percutaneous coronary intervention（经皮冠状动脉介入治疗）

表1-5-6反映了高频关键词在短期内的研究热度及变化情况，年份表示该关键词第一次出现的年份，开始和结束表示该关键词作为前沿的起始和终止年份，强度表示的是突现强度。可以看到2017年突现词主要面向骨科疾病（骨折固定、人工关节假体周围感染），健康监测，心脏疾病（心室辅助装置），心血管疾病（腹主动脉瘤），人口生育（宫内节育器）等相关医疗器械；2018年突现词面向术后防控（手术部位感染），医学信息学等相关医疗器械；2019年突现词面向脑疾病（脑深部刺激），骨骼肌肉问题（尿道中段吊带），肺癌等疾病相关的医疗器械；2020年以后突现词中个人防护设备的突现强度较大。

表1-5-6　国外医疗器械管理突现词

突现词	年份	强度	开始	结束	2017—2022年
medical devices （医疗设备）	2017	5.96	2017	2018	▆▆▆▬▬▬▬▬▬▆
treatment outcome （治疗效果）	2017	4.78	2017	2019	▆▆▆▆▆▆▬▬▬▆
continuous glucose monitoring （动态血糖监测）	2017	4.25	2017	2019	▆▆▆▆▆▆▬▬▬▆
external fixation （外固定）	2017	4.22	2017	2019	▆▆▆▆▆▆▬▬▬▆
fracture fixation （骨折固定）	2017	3.93	2017	2019	▆▆▆▆▆▆▬▬▬▆
randomised controlled trial （随机对照试验）	2017	3.92	2017	2018	▆▆▆▬▬▬▬▬▬▆
periprosthetic joint infection （人工关节假体周围感染）	2017	3.48	2017	2018	▆▆▆▬▬▬▬▬▬▆
abdominal aortic aneurysm （腹主动脉瘤）	2017	3.48	2017	2018	▆▆▆▬▬▬▬▬▬▆
interventional radiology （介入放射）	2017	3.37	2017	2019	▆▆▆▆▆▆▬▬▬▆
conservative management （保守治疗）	2017	3.37	2017	2019	▆▆▆▆▆▆▬▬▬▆
ventricular assist device （心室辅助装置）	2017	3.09	2017	2018	▆▆▆▬▬▬▬▬▬▆

突现词	年份	强度	开始	结束	2017—2022 年
intrauterine device（宫内节育器）	2017	3.05	2017	2018	▄▄▄▄▄▄▄ ▄▄
surgical site infection（手术部位感染）	2018	4.43	2018	2019	▄▄ ▄▄▄▄▄
antiplatelet therapy（抗血小板治疗）	2018	3.62	2018	2019	▄▄ ▄▄▄▄▄
medical informatics（医学信息学）	2018	3.22	2018	2019	▄▄ ▄▄▄▄▄
head and neck cancer（头颈部肿瘤）	2018	3.19	2018	2020	▄▄ ▄▄▄▄▄
infection control（感染控制）	2019	5.79	2019	2020	▄▄ ▄▄ ▄▄▄
medication adherence（用药依从性）	2019	4.35	2019	2020	▄▄ ▄▄ ▄▄▄
deep brain stimulation（脑深部刺激）	2019	3.74	2019	2020	▄▄ ▄▄ ▄▄▄
lung cancer（肺癌）	2019	3.4	2019	2020	▄▄ ▄▄ ▄▄▄
mid-urethral sling（尿道中段吊带）	2019	3.4	2019	2020	▄▄ ▄▄ ▄▄▄
mobile apps（移动应用）	2017	3.12	2019	2020	▄▄ ▄▄ ▄▄▄
risk assessment（风险评估）	2019	3.06	2019	2020	▄▄ ▄▄ ▄▄▄
personal protective equipment（个人防护装备）	2020	5.36	2020	2022	▄▄ ▄▄ ▄▄▄
heart block（心传导阻滞）	2020	3.23	2020	2022	▄▄▄ ▄▄▄

3. 国家的发文量分析　发文数量可以反映出该国家主题词检索的相关研究的关注程度。从表 1-5-7 可以看出，美国在该领域中的研究数量占优势，以 4 273 篇的发文量位居榜首，中国其次，意大利位居第三。整体看欧美国家发文量占比高，亚洲国家其次。

表 1-5-7　2017—2022 年国外医疗器械管理国家发文量

国家	发文量 / 篇
美国	4 273
中国	860
意大利	836
德国	709
澳大利亚	650
法国	583
加拿大	569
印度	495
西班牙	424
日本	423

4. 机构发文量分析　表 1-5-8 显示，当前医疗器械管理相关发文量最多的机构主要来自美国，占据 7 席；加拿大多伦多大学、中国四川大学、全印度医学科学研究所各分一席。可以看到美国梅奥医学中心发文量具有优势，当然整体来看，大学依旧是医疗器械管理研究的中流砥柱。

表 1-5-8　2017—2022 年国外医疗器械管理机构发文量

机构	发文量 / 篇
MAYO CLINIC （梅奥医学中心）	786
HARVARD MEDICAL SCHOOL （哈佛医学院）	481
UNIVERSITY OF CALIFORNIA （加州大学）	441
ICAHN SCHOOL OF MEDICINE AT MOUNT SINAI （西奈山伊坎医学院）	333
UNIVERSITY OF TORONTO （多伦多大学）	319
UNIVERSITY OF MICHIGAN （密歇根大学）	304

机构	发文量/篇
SICHUAN UNIVERSITY （四川大学）	270
UNIVERSITY OF WASHINGTON （华盛顿大学）	250
UNIVERSITY OF PENNSYLVANIA （宾夕法尼亚大学）	242
ALL INDIA INSTITUTE OF MEDICAL SCIENCES （全印度医学科学院）	241

（三）医疗器械应用研究现状

以"医疗器械"为研究对象进行文献检索,检索方式:在 PubMed 数据库进行高级检索,检索式为(((medical device[MeSH Major Topic])OR(medical equipment[MeSH Major Topic])OR(medical material[MeSH Major Topic])OR(medical software[MeSH Major Topic]))AND(use[Title]),检索时间为 2017 年 1 月—2022 年 12 月,经 CiteSpace 统计共计 7 418 篇。

1. 年度文献发布统计　医疗器械相关关键词 + 应用的相关发文数量情况如图 1-5-3 所示,2017 年开始先缓慢增长至 2020 年,之后又直线下降。

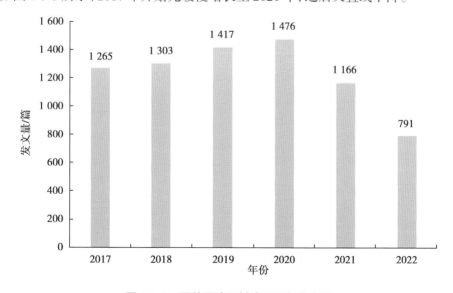

图 1-5-3　国外医疗器械应用历年发文量

2. 研究热点分析 表1-5-9展现了2017—2022年国际医疗器械基于应用的研究高频关键词。在这些热点研究中主要有涉及体能活动、生活质量、人口生育（避孕套使用）、伤害预防（艾滋病毒预防）的医疗设备、医疗耗材等；面向听力损伤（听力损失、助听器、人工耳蜗植入），糖尿病（1型糖尿病），心脏病（心脏衰竭、机械循环支架），骨科疾病（全膝关节置换术），盆底功能障碍性疾病（盆腔器官脱垂）的医疗设备、医疗耗材等。

表1-5-9 国外医疗器械应用高频关键词

频次	关键词
89	condom use（避孕套使用）
63	personal protective equipment（个人防护装备）
48	heart failure（心脏衰竭）
42	assistive technology（辅助技术）
42	physical activity（体能活动）
37	systematic review（系统综述）
37	public health（公共卫生）
31	hearing loss（听力损失）
31	injury prevention（伤害预防）
31	type 1 diabetes（1型糖尿病）
30	HIV prevention（艾滋病毒预防）
29	percutaneous coronary intervention（经皮冠状动脉介入治疗）
29	left ventricular assist device（左心室辅助装置）
29	hearing aids（助听器）
28	mechanical circulatory support（机械循环支架）
27	pelvic organ prolapse（盆腔器官脱垂）
27	total knee arthroplasty（全膝关节置换术）
26	quality of life（生活质量）
26	tissue engineering（组织工程）
24	cochlear implant（人工耳蜗植入）

表1-5-10反映了高频关键词在短期内的研究热度及变化情况，年份表示该词第一次出现的年份，开始和结束表示该关键词作为前沿的起始和终止年份，

强度表示的是突现强度。可以看到 2017 年突现词主要面向心脏疾病（自动体外心脏去颤器、先天性心脏病、心搏骤停），心血管疾病（腹主动脉瘤、血管内动脉瘤修复），人口生育（安全套使用）等相关医疗器械；2018 年突现词面向糖尿病，心脏病（心源性猝死），人口生育等相关医疗器械；2020 年突现词面向个人防护设备（口罩），药物洗脱支架，中心静脉导管等医疗耗材。

表 1-5-10　国外医疗器械应用突现词

突现词	年份	强度	开始	结束	2017—2022 年
abdominal aortic aneurysm（腹主动脉瘤）	2017	5.03	2017	2018	▬▬▬▬━━━
automated external defibrillator（自动体外心脏去颤器）	2017	3.35	2017	2018	▬▬▬▬━━━
computed tomography（计算机断层成像）	2017	3.35	2017	2018	▬▬▬▬━━━
tissue engineering（组织工程）	2017	2.54	2017	2018	▬▬▬▬━━━
health promotion（健康促进）	2017	2.51	2017	2018	▬▬▬▬━━━
congenital heart disease（先天性心脏病）	2017	2.51	2017	2018	▬▬▬▬━━━
condom use（安全套使用）	2017	2.47	2017	2018	▬▬▬▬━━━
cardiac arrest（心搏骤停）	2017	2.43	2017	2019	▬▬▬▬▬━━
randomized controlled trial（随机对照试验）	2017	2.43	2017	2019	▬▬▬▬▬━━
endovascular aneurysm repair（血管内动脉瘤修复）	2017	2.1	2017	2018	▬▬▬▬━━━
diabetes mellitus（糖尿病）	2018	3.28	2018	2019	━▬▬▬▬━━
family planning（计划生育）	2018	2.62	2018	2019	━▬▬▬▬━━
sudden cardiac death（心源性猝死）	2018	2.5	2018	2019	━▬▬▬▬━━

续表

突现词	年份	强度	开始	结束	2017—2022年
reproductive health（生殖健康）	2020	2.83	2020	2022	▬▬▬▬▬▬
health behavior（健康行为）	2020	2.51	2020	2022	▬▬▬▬▬▬
atrial fibrillation（心房颤动）	2017	2.38	2020	2022	▬▬▬▬▬▬
face masks（口罩）	2020	2.24	2020	2022	▬▬▬▬▬▬
personal protective equipment（个人防护装备）	2020	2.2	2020	2022	▬▬▬▬▬▬
drug-eluting stent（药物洗脱支架）	2020	2.2	2020	2022	▬▬▬▬▬▬
central venous catheter（中心静脉导管）	2020	2.05	2020	2022	▬▬▬▬▬▬

3. 国家发文量分析 发文数量可以反映出该国家对主题词检索的相关研究的关注程度。从结果上可以看出，美国在该领域中的研究数量占有优势，意大利和澳大利亚位居二、三位，中国处于中间位置（表1-5-11）。

表1-5-11 2017—2022年国外医疗器械应用国家发文量

国家	发文量/篇
美国	2 190
意大利	348
澳大利亚	341
加拿大	340
德国	324
中国	310
日本	237
巴西	215
西班牙	193
法国	181

4. 机构发文量分析　表 1-5-12 显示，当前医疗器械应用相关发文量最多的机构主要来自美国，占据 9 席；加拿大多伦多大学占据 1 席。可见美国在医疗器械应用研究处于领先位置。

表1-5-12　2017—2022 年国外医疗器械应用机构发文量

机构	发文量 / 篇
UNIVERSITY OF CALIFORNIA （加州大学）	324
HARVARD MEDICAL SCHOOL （哈佛医学院）	282
MAYO CLINIC （梅奥医学中心）	212
UNIVERSITY OF TORONTO （多伦多大学）	209
ICAHN SCHOOL OF MEDICINE AT MOUNT SINAI （西奈山伊坎医学院）	162
UNIVERSITY OF MICHIGAN （密歇根大学）	154
UNIVERSITY OF PENNSYLVANIA （宾夕法尼亚大学）	154
UNIVERSITY OF WASHINGTON （华盛顿大学）	144
JOHNS HOPKINS BLOOMBERG SCHOOL OF PUBLIC HEALTH （约翰霍普金斯大学彭博公共卫生学院）	134
UNIVERSITY OF PITTSBURGH （匹兹堡大学）	126

二、国内医疗器械研究现状

（一）医疗器械科学研究现状

以"医疗器械"为研究对象，在知网、维普、万方三大数据库进行文献检索知网：采用专业检索，同义词扩展，检索式为 SU=（'医疗器械'+'医疗设备'+'医疗仪器'+'医疗耗材'+'医疗软件'）* '研究'；万方：采用专业检索，同义词扩展，检索式为（题名或关键词：（医疗器械）or 题名或关键词：（医疗设备）or 题名或关键词：（医疗仪器）or 题名或关键词：（医疗耗材）or 题名或关键词：（医疗软件））and 题名：（研究）；维普：采用检索式检索，学科限定为医药卫生，检索式为（M= 器械 OR M= 设备 OR M= 仪器 OR M= 耗材 OR M= 软件）AND M= 研究，检索时间为 2017 年 1 月—2022 年 12 月，经 CiteSpace 去重后共计 11 968 篇。

1. 年度文献发布统计量分布情况　医疗器械相关关键词 + 研究的相关发文数量从 2017 年起逐年增长，2022 年发文量较有回落（图 1-5-4）。

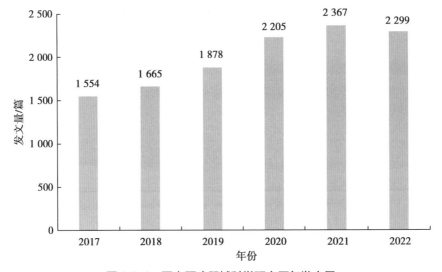

图1-5-4　国内医疗器械科学研究历年发文量

2. 研究热点分析　表 1-5-13 展现了 2017—2022 年内医疗器械研究的高频关键词。在这些热点研究中主要有医疗场所（消毒供应中心、公立医院、医院、消毒供应室）相关医疗器械的研究；对医疗器械的精细化管理、质量控制、风险管理、不良事件的研究；针对大型医疗设备的研究等。

表 1-5-13　国内医疗器械科学研究高频关键词

频次	关键词
1 199	医疗器械
718	医疗设备
268	医用耗材

频次	关键词
181	消毒供应中心
166	公立医院
141	医院
129	精细化管理
128	质量控制
115	营销策略
112	影响因素
106	可视化分析
101	风险管理
97	质量管理
92	层次分析法
89	信息化
79	医疗设施
78	可达性
75	手术器械
74	内部控制
71	消毒供应室
70	可穿戴设备
69	发展战略
68	不良事件
67	医疗器械行业
65	大型医疗设备

　　表 1-5-14 反映了高频关键词在短期内的研究热度及变化情况,年份表示该关键词第一次出现的年份,开始和结束表示该关键词作为前沿的起始和终止年份,强度表示的是突现强度。可以看到 2017 年突现词主要涉及医疗设备的设计、质量、采购、清洗研究;2018 年突现词面向医疗设备的电磁兼容问题、报警

疲劳问题研究，外来器械等；2019年突现词面向心血管疾病相关医疗器械研究；2020年突现词围绕生物医学工程领域。

表1-5-14　国内医疗器械科学研究突现词

突现词	年份	强度	开始	结束	2017—2022年
设备	2017	7.17	2017	2019	
高技术产业	2017	5.73	2017	2019	
设计	2017	5.38	2017	2018	
对策	2017	4.67	2017	2018	
根管预备	2017	4.56	2017	2018	
质量	2017	4.48	2017	2018	
医学研究	2017	4.48	2017	2018	
公平性	2017	4.36	2017	2018	
基层医疗机构	2017	4.18	2017	2019	
清洗	2017	4.14	2017	2018	
供应商管理	2017	4.03	2017	2018	
医疗设备采购	2017	4.03	2017	2018	
电磁兼容	2018	7.61	2018	2019	
报警疲劳	2018	4.56	2018	2019	
外来器械	2018	4.49	2018	2020	
优质护理	2018	4.15	2018	2019	
心血管疾病	2019	4.75	2019	2020	
标准	2017	4.21	2019	2020	
绩效	2020	3.98	2020	2022	
生物医学工程	2020	3.97	2020	2022	

3. 研究机构的发文量分析　发文数量可以反映出该机构对主题词检索的相关研究的关注程度。结果显示，国家药品监督管理局体系下的中国食品药品检定研究院和医疗器械技术评审中心在该领域中的研究数量占有绝对性的优势，华中科技大学发文量也有较好表现（表1-5-15）。

表1-5-15　国内医疗器械科学研究机构发文量

机构	2017—2022 年发文量 / 篇
中国食品药品检定研究院	103
华中科技大学	85
国家药品监督管理局医疗器械技术审评中心	77
山东大学	71
吉林大学	67
东南大学	65
华南理工大学	62
西南财经大学	55
上海交通大学	52
大连理工大学	48

（二）医疗器械管理研究现状

以"医疗器械"为研究对象,在知网、维普、万方三大数据库进行文献检索知网:采用专业检索,同义词扩展,检索式为 SU=('医疗器械'+'医疗设备'+'医疗仪器'+'医疗耗材'+'医疗软件')*'管理';万方:采用专业检索,同义词扩展,检索式为(题名或关键词:(医疗器械)or 题名或关键词:(医疗设备)or 题名或关键词:(医疗仪器)or 题名或关键词:(医疗耗材)or 题名或关键词:(医疗软件))and 题名:(管理);维普:采用检索式检索,学科限定为医药卫生,检索式为(M= 器械 OR M= 设备 OR M= 仪器 OR M= 耗材 OR M= 软件)AND M= 管理,检索时间为 2017 年 1 月—2022 年 12 月,经 CiteSpace 去重后共计 20 407 篇。

1. 年度文献发布统计量分布情况　医疗器械相关关键词 + 管理的相关发文数量从 2017 年开始时年度发文量一直呈较平稳增长趋势,2020 年后略微有所下降,随后呈现小范围波动(图 1-5-5)。

2. 研究热点分析

表 1-5-16 展现了 2017—2022 年内医疗器械管理研究的高频关键词。在这些热点研究中主要有医疗场所(消毒供应中心、公立医院、医院、手术室、消毒供应室)相关医疗器械的管理研究;对医疗器械,医疗设备的精细化管理、质量控制、风险管理、维修管理、护理管理、应用效果、全生命周期的研究;针对大型医疗设备、高值耗材、外来医疗器械的研究等。

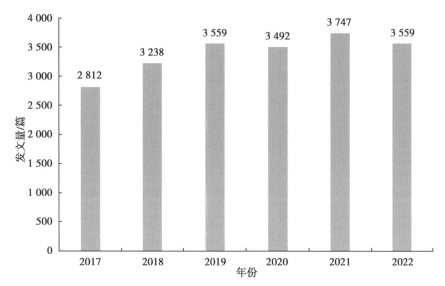

图1-5-5 国内医疗器械管理历年发文量

表1-5-16 国内医疗器械管理高频关键词

频次	关键词
2 436	医疗设备
1 892	医疗器械
965	医用耗材
761	消毒供应中心
689	精细化管理
627	医院
526	质量控制
399	手术室
358	公立医院
351	质量管理
351	医疗设备管理
336	信息化
332	消毒供应室
307	风险管理
294	维修管理

频次	关键词
285	设备管理
276	信息化管理
272	维修
234	手术器械
199	大型医疗设备
192	高值耗材
189	外来医疗器械
180	护理管理
165	全生命周期
160	应用效果

　　表 1-5-17 反映了高频关键词在短期内的研究热度及变化情况,年份表示该关键词第一次出现的年份,开始和结束表示该关键词作为前沿的起始和终止年份,强度表示的是突现强度。可以看到 2017 年突现词主要为医疗政府机构及场所(食品药品监管、公立医院)提出的标准、政策、建议等;2018 年突现词面向基层医院的医疗器械经济管理,医疗设备持续改进等;2019 年、2020 年突现词面向感染、风险防控、疫情,人工智能技术在医疗领域的应用管理等。

表 1-5-17　国内医疗器械管理突现词

突现词	年份	强度	开始	结束	2017—2022 年
食品药品监管	2017	12.09	2017	2018	▄▄▄▄━━━━━━
食药监	2017	10.14	2017	2018	▄▄▄▄━━━━━━
移动医疗	2017	6.97	2017	2018	▄▄▄▄━━━━━━
管理软件	2017	6.24	2017	2018	▄▄▄▄━━━━━━
医疗器械标准	2017	6.24	2017	2018	▄▄▄▄━━━━━━
调查	2017	5.85	2017	2018	▄▄▄▄━━━━━━
意义	2017	5.46	2017	2018	▄▄▄▄━━━━━━
生命周期	2017	5.07	2017	2018	▄▄▄▄━━━━━━
改进	2017	5.07	2017	2018	▄▄▄▄━━━━━━
建议	2017	4.93	2017	2018	▄▄▄▄━━━━━━

续表

突现词	年份	强度	开始	结束	2017—2022 年
公立医院改革	2017	4.68	2017	2018	▅▅▅━━━━
医院医疗	2017	4.68	2017	2018	▅▅▅━━━━
经济管理	2018	5.92	2018	2019	━▅▅▅━━━
基层医院	2018	5.22	2018	2019	━▅▅▅━━━
持续改进	2018	4.8	2018	2020	━▅▅▅▅━━
感染	2019	5.88	2019	2020	━━▅▅▅━━
风险防控	2019	4.84	2019	2020	━━▅▅▅━━
疫情防控	2020	11.69	2020	2022	━━━▅▅▅▅
人工智能	2019	5.56	2020	2022	━━━▅▅▅▅
医保基金	2020	4.82	2020	2022	━━━▅▅▅▅

3. 研究机构的发文量分析　发文数量可以反映出该机构对主题词检索的相关研究的关注程度。结果显示,药监局体系下的中国食品药品检定研究院和国家药品监督管理局医疗器械技术评审中心在该领域中的研究数量名列前茅,山东大学位居第二,华中科技大学位居第三(表 1-5-18)。

表 1-5-18　2017—2022 年国内医疗器械管理机构发文量

机构名称	发文量 / 篇
中国食品药品检定研究院	97
山东大学	66
华中科技大学	62
国家药品监督管理局医疗器械技术审评中心	61
吉林大学	52
东南大学	45
西南财经大学	45
华中科技大学同济医学院附属同济医院	42
南方医科大学南方医院	40
湖南大学	39

（三）医疗器械应用研究现状

以"医疗器械"为研究对象，在知网，维普，万方三大数据库进行文献检索知网：采用专业检索，同义词扩展。检索式为SU=（'医疗器械'＋'医疗设备'＋'医疗仪器'＋'医疗耗材'＋'医疗软件'）*'应用'；万方：采用专业检索，同义词扩展。检索式为（题名或关键词：（医疗器械）or 题名或关键词：（医疗设备）or 题名或关键词：（医疗仪器）or 题名或关键词：（医疗耗材）or 题名或关键词：（医疗软件））and 题名：（应用）；维普：采用检索式检索，学科限定为医药卫生。检索式为（M=器械 OR M= 设备 OR M= 仪器 OR M= 耗材 OR M= 软件）AND M= 应用，检索时间为 2017 年 1 月—2022 年 12 月，经 CiteSpace 去重后共计 10 787 篇。

1. 年度文献发布统计量分布 医疗器械相关关键词＋应用的相关发文数量从 2017 年的 1 284 篇，到 2022 年的 1 132 篇（文献检索至 2022 年 12 月），如图 1-5-6 所示。可以看到 2017—2021 年发文量以折线形增长。2022 年发文量有所下降。

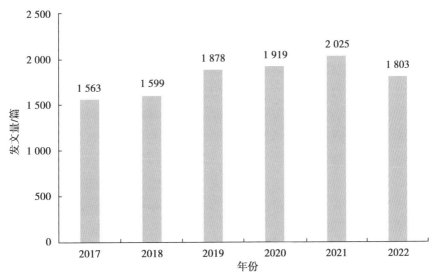

图 1-5-6　国内医疗器械应用历年发文量

2. 研究热点分析

表 1-5-19 展现了 2017—2022 年内医疗器械应用研究的高频关键词。在这些热点研究中主要有医疗场所（消毒供应中心、手术室、消毒供应室）相关医疗器械的应用；品管圈、可穿戴设备、腔镜器械的应用研究，以及外来医疗器械的应用研究等。

表 1-5-19　国内医疗器械应用高频关键词

频次	关键词
937	医疗设备
672	医疗器械
563	消毒供应中心
298	手术室
273	精细化管理
269	医用耗材
253	应用效果
217	手术器械
200	消毒供应室
183	医院
177	质量控制
151	PDCA 循环
142	医疗设备管理
142	品管圈
136	满意度
135	护理管理
131	信息化
119	质量管理
117	设备管理
110	维修管理
108	外来医疗器械
106	器械管理
99	可穿戴设备
68	腔镜器械
59	预防性维护

　　表 1-5-20 反映了高频关键词在短期内的研究热度及变化情况，年份表示该关键词第一次出现的年份，开始和结束表示该关键词作为前沿的起始和终止年份，强度表示的是突现强度。可以看到 2017 年突现词主要为条形码、移动医疗

设备及软件的应用；2018 年突现词面向护理，医疗服务的相关医疗耗材，器械。2019 年突现词面向护士等医务人员的培训；2020 年突现词面向人工智能技术下的自动勾画，实现智能勾画出精准且符合病人个性化特性的结果，帮助医师更加快速、准确地勾画肿瘤靶区和危及器官，从而推动放疗乃至肿瘤医疗的精准化、智能化发展，大大提高放疗勾画的工作效率。

表 1-5-20　国内医疗器械应用突现词

突现词	年份	强度	开始	结束	2017—2022 年
设备维修	2017	4.47	2017	2018	▬▬▬▬▬ ▬ ▬ ▬ ▬
供应室	2017	4.34	2017	2018	▬▬▬▬▬ ▬ ▬ ▬ ▬
条形码	2017	3.75	2017	2019	▬▬▬▬▬ ▬ ▬ ▬ ▬
流程管理	2017	3.29	2017	2018	▬▬▬ ▬ ▬ ▬ ▬ ▬
meta 分析	2017	3.29	2017	2018	▬▬▬ ▬ ▬ ▬ ▬ ▬
移动医疗	2017	3.28	2017	2018	▬▬▬ ▬ ▬ ▬ ▬ ▬
持续改进	2018	4.09	2018	2019	▬ ▬▬▬▬ ▬ ▬ ▬
PDCA 方法	2018	4.09	2018	2019	▬ ▬▬▬▬ ▬ ▬ ▬
集束化护理	2018	4.09	2018	2019	▬ ▬▬▬▬ ▬ ▬ ▬
压疮	2018	3.72	2018	2019	▬ ▬▬▬▬ ▬ ▬ ▬
医疗器械管理	2017	3.69	2018	2019	▬ ▬▬▬▬ ▬ ▬ ▬
档案	2018	3.34	2018	2019	▬ ▬▬▬▬ ▬ ▬ ▬
医疗服务	2018	3.34	2018	2019	▬ ▬▬▬▬ ▬ ▬ ▬
对策	2018	3.34	2018	2019	▬ ▬▬▬▬ ▬ ▬ ▬
手机应用软件	2018	3.34	2018	2019	▬ ▬▬▬▬ ▬ ▬ ▬
培训	2019	3.41	2019	2020	▬ ▬ ▬▬▬ ▬ ▬
护士	2019	3.41	2019	2020	▬ ▬ ▬▬▬ ▬ ▬
质量敏感指标	2020	3.65	2020	2022	▬ ▬ ▬ ▬▬▬▬▬
评价	2020	3.31	2020	2022	▬ ▬ ▬ ▬▬▬▬▬
自动勾画	2020	3.31	2020	2022	▬ ▬ ▬ ▬▬▬▬▬

3. 研究机构发文量分析　发文数量可以反映出该机构对主题词检索的相关研究的关注程度。如表 1-5-21 所示，中国食品药品检定研究院以较明显优势

位居首位，华中科技大学位列第二，国家药品监督管理局医疗器械技术审评中心位居第三。

表1-5-21　2017—2022年国内医疗器械应用机构发文量

机构名称	发文量/篇
中国食品药品检定研究院	103
华中科技大学	85
国家药品监督管理局医疗器械技术审评中心	77
山东大学	71
吉林大学	67
东南大学	65
华南理工大学	62
西南财经大学	55
上海交通大学	52
大连理工大学	48

（费晓璐　宋　丹）

第二章

医疗器械管理质量控制中心概览

第一节　内蒙古自治区医疗器械管理 质量控制中心

一、起源和基本情况

为了促进自治区医疗器械管理质量控制工作全面、协调、可持续发展，适应社会发展和医学进步的形势，2009 年 9 月，内蒙古自治区人民医院医学工程处提交了医疗器械管理质控中心的申报材料。自治区原卫生厅根据医疗质量控制中心建设和管理工作的有关规定进行了材料和现场审核，于 2009 年 11 月 26 日批准成立了内蒙古自治区医疗器械管理质量控制中心（本节简称"质控中心"），挂靠于内蒙古自治区人民医院，成为自治区第一批成立的 15 家医疗卫生质控中心之一。

质控中心的领导机构是自治区卫生健康委医政医管部门，由质控中心挂靠单位负责组建并设立专家库，专家库成员均为自治区内医学工程领域的权威专家，具有较高的学术造诣和专业技术水平。按照自治区原卫生计生委调整和增设质控中心的要求，2009 年 11 月、2017 年 2 月、2021 年 3 月、2022 年 4 月分别对专家库成员进行了调整，目前质控中心主任 1 名，副主任 3 名，成员 28 名，联络员 1 名。

质控中心成立后，积极推动内蒙古地区各三级医疗机构开展医疗器械质量控制工作，先后发布质量控制方案和标准 10 个，每年举办质量控制培训和督导检查活动 2~3 次，并积极鼓励各地区成立质控分中心。2018 年赤峰市医疗器械中心成立，目前锡林郭勒盟、兴安盟、包头市三地的医疗器械质控中心正在筹建中。

搭建自治区质控中心信息网络，建立了内蒙古医学工程网络信息平台，自治区各大医院的医学工程人员 500 人加入了该平台。质控中心利用平台定期发布质量控制信息，同时引导大家在平台上进行医疗器械质量控制学术交流。

质控中心自成立起建立了《质控中心会议制度》《质控中心医疗器械质量检查制度》《质控中心培训工作制度》及《质控中心专家管理制度》等，对建立质控中心正常的工作秩序具有重要意义。

2019年，内蒙古自治区卫生健康委组织全自治区所有质控中心进行评选活动，医疗器械管理质量控制中心被评为优秀，并在自治区质控中心大会上做经验介绍。

二、主要职责和具体工作

（一）主要职责

质控中心在自治区卫生健康行政部门的指导下，拟定本专业的质量控制程序、标准和计划；负责质量控制工作的实施；定期对外发布专业考核方案、质量控制指标和考核结果；逐步组建本行政区域相关专业质量控制网络，指导各盟、市、县级质量控制机构开展工作；建立相关专业的信息资料数据库；拟定相关专业人才队伍的发展规划，组织对行政区域内相关专业人员的培训；对相关专业的设置规划、布局、基本建设标准、相关技术、设备的应用等工作进行调研和论证，为卫生健康行政部门决策提供依据；完成自治区级卫生健康行政部门交办的其他工作。质控中心定期对医疗机构进行专业质量考核，自治区级质控中心出具的质量控制结论可以作为本辖区辅助检查结果互认的依据。

（二）具体工作

2010年8月6—7日，质控中心召开了第一次工作会议，参会代表120余人出席，会上介绍了质控中心的筹建工作，阐述了质控中心未来的工作方向、工作范围以及五年发展规划，布置了本年度工作重点。会议对《医疗器械使用安全管理规范》进行了解读。质控中心依据规范制定《内蒙古自治区医疗器械使用安全管理督查条例》，布置规范落实和督查情况；开展了血液净化设备的质量控制，制定培训教材和督察条例，布置落实和督察工作；制定了高压氧和压力容器的质量控制要求和督察条例，布置落实和督察工作。

2011年8月12—19日，与中华医学会继续教育部共同举办了"啄木鸟临床医学系列培训——医用急救设备维修实训及质量控制"高级培训班，培训采取集中授课、现场示范、案例讨论和实践相结合的方式，使自治区医学工程学员进一步提高自身的理论水平和实践能力。

2011 年，质控中心组织专家参加了卫生部医院管理研究所项目"急救设备质量检测与风险防护研究"，负责了输液泵和注射泵质量检测的研究。编制了质量检测作业指导书、质量检测原始数据记录表，同时参加了六省、市内开展的急救设备质量检测和报告编制工作。

2012 年 7 月，联合中国医学装备协会在牙克石市进行内蒙古地区大型医用设备［CT、MRI、医用直线加速器（linear accelerator，LA）、数字减影血管造影机（digital subtraction angiogphy，DSA）］工程技术人员上岗资质培训、考核，要求各医疗机构的工程技术人员参加上岗资质培训班，取得合法资质。

2012 年 10 月，申报自治区卫生厅科研项目"医疗设备的应用质量分析与安全风险研究"课题。该项目主要研究医疗机构在用设备如何进行有效的质量检测与分析，以及如何对医疗设备进行科学有效的安全风险管理。

2012 年 12 月 11—12 日，在呼和浩特市召开了《2012 内蒙古自治区医疗器械管理质量控制培训会》，会议主题为医疗器械临床使用安全与不良事件监测。会上，质控中心的专家解读了《三级综合医院评审标准实施细则医学工程部门责任条款》《三级综合医院评审标准实施细则医学工程部门相关条款》《医疗卫生机构医学装备管理办法》《医疗器械临床使用安全管理规范》以及《医疗器械法律法规目录》。

2013 年 7 月 13—14 日，在呼和浩特市举行了《内蒙古自治区医疗器械管理质量控制培训会议》，会上组织学习了《内蒙古 2013 年医疗机构医疗器械临床应用管理工作督导检查方案》。专题培训从国家政策法规出发，对督导检查方案进行了详细的解读，并对督导检查内容和检查细则做了细致的介绍。重点检查内容为植入性耗材、生命支持与急救类设备、医疗支持系统（医用制氧系统、医用水处理系统）管理情况及医院安全。

2014 年 5 月，召开了医用内镜质量与安全研讨会，会上做了医用内窥镜安全风险报告，并邀请医学工程专家共同研讨医用内镜安全使用管理办法。

根据会议决议，质控中心组织了自治区 14 家医疗机构 18 位医学工程师，开展了为期 3 个月，总课时约 80 个课时的消化内镜培训，并在 10 月组织学员赴上海进行理论和技能考试。

2014 年 8 月 29—30 日，参加在浙江省杭州市举办的第一届全国医疗器械使用管理与质量控制高峰论坛，并做了经验交流。论坛主题为"质量控制，为医疗安全保驾护航"。

2015 年 9 月 11—12 日，召开 2015 年自治区医疗器械管理质量控制培训会议，进行了医疗器械应用质量和风险管理培训，对内窥镜工程师能力建设进行了汇报总结，同期开展了监护仪、除颤仪专业技能大赛。专业技能大赛邀请前阶段进行培训的学员，进行了案例分析讨论、质量控制现场操作、故障排查等三方面的内容考核，最后评选优秀工程师 5 名进行表彰。

参加在上海举办的第二届全国医疗器械使用管理与质量控制高峰论坛，并做专题讲座与经验交流。

2016 年，牵头申报国家卫生计生委医院管理研究所"医用内镜的可靠性研究"课题。项目以医用内镜为研究对象，运用可靠性工程理论体系，建立了医用内镜的"故障树"，识别关键部件并基于真实世界数据对医用内镜进行了失效模式与效应分析，以分析评价结果为依据，建立医用内镜设备的质量控制标准。

2016 年 10—12 月，联合公司，组织开展了内蒙古地区监护 / 超声产品临床工程师技术培训。该培训采用线上理论知识培训和线下操作技能培训相结合的方式，并在课程结束后对医学工程技术人员进行培训考核。

2016 年 7 月，参加在武汉举办的第三届全国医疗器械使用管理与质量控制高峰论坛，并做了经验交流。论坛主题为"医疗卫生技术管理的规范与实施"。

2017 年 7 月 28—29 日，由质控中心主办的第四届全国医疗器械质量控制工作会议在呼和浩特市召开。会议结合前期各地质控中心的经验与特色，与浙江、上海、新疆等地质控中心负责人，讨论了医疗器械质量控制工作多省联动机制，包括质量控制设备及其质量控制方案、质量控制信息平台方案以及医疗器械质量控制人员培训方案。

2018 年 4—5 月，在呼和浩特市举办了两期医学工程师质量控制技能大赛，同时进行了技能培训。此次大赛涉及超声、呼吸机、监护仪、除颤仪、消化内镜、输液泵等 6 类医疗设备，参赛人员 90 名，参加培训人员 180 名。并将冠军组成员推荐到大区竞赛和全国总竞赛。

2019 年 8 月，落实中国医师协会临床工程师分会的专业学组工作，在呼和浩特市举办大型影像设备、医用内镜设备、生命支持设备、血液净化设备 4 类设备的培训班，本次培训聚焦在医学工程专业细分和专业技术人才培养。

2019 年 10 月，受自治区卫生健康行政部门委托，医疗器械管理质量控中心编写了《内蒙古自治区三级（二级）医疗机构医疗器械管理部门设置参考标准》。标准对部门的分区布局、人员配置、房屋面积、设备设施、规章制度等都作了统一要求。该标准已作为《内蒙古自治区卫生健康委关于加强医疗机构医疗器械临床使用安全管理工作的通知》的附件下发各盟市卫生健康委和相关医院。

2020年1月16—17日、2020年9月5—6日分别在呼和浩特市及赤峰市开展了两期医疗设备质量控制技术培训,工作内容围绕WS/T 654—2019《医疗器械安全管理》标准解读、三级医院绩效考核要求下的质量控制管理、生命支持设备质量控制原理及方法介绍、区域内医疗设备质量控制基地建设等进行培训。

结合新型冠状病毒感染疫情,质控中心在2020年4—5月线上组织了六期质量控制技术培训,分别就疫情期间的重点器械(呼吸机、除颤仪、方舱CT、医用内镜)、核酸检测实验室与设备、防护物资标准及鉴定等内容开展了培训。

2020年11月,质控中心组织医用耗材的相关专家编写《植入类医用耗材临床使用指南》。依据《医疗机构医用耗材管理办法》要求,规范医用耗材临床使用管理与质量控制,加强临床卫生技术人员培训,严格遵照使用说明书管理。

2021年7月,质控中心在锡林浩特市举办了医用内镜和呼吸机两个项目的质量控制培训。培训邀请了全国医用内镜和呼吸机专业专家前来授课,结合了操作技能培训,并对呼吸机项目进行了质量控制技能竞赛。

2022年4月,由国家卫生健康委医院管理研究所主办,质控中心承办的医疗器械质量控制研讨会在线上举行。会议邀请了4位质量控制专家做了质量控制相关新政策解读与经验分享,并讨论了自治区医学工程质量控制的热点问题。

三、质量控制体系建设

(一)发布质量控制方案与标准

2010年7月,发布了《医疗器械使用安全管理督察条例》、血液透析室(中心)相关设备质量控制方案、高压氧舱质量控制方案、压力容器质量控制方案。2013年8月,发布了《医疗设备临床应用管理工作督导检查评价标准》。2017年7月,发布医用内窥镜、心电监护仪、婴儿培养箱、分子筛纸样系统、B型超声诊断设备的质量控制方案。

(二)检查结果及应用

2013年8—10月医疗器械临床应用管理工作督导检查,根据《内蒙古自治区医疗器械管理质量控制中心 2013 年医疗机构医疗器械临床应用管理工作督导检查方案》，质控中心决定对自治区 12 个盟市所有二级以上医院开展医疗器械临床应用管理督导检查工作的普查和抽查，并于 2013 年 8 月 12 日下发了《关于开展医疗器械临床应用管理工作督导检查工作的通知》，自治区 12 个盟市所有二级以上医院进行为期一周的自查工作。

2013 年 8 月 19 日—9 月 11 日，质控中心抽调了 15 名自治区部分三级医院的专家库成员成立督导检查组，对自治区 12 个盟市的 50 家医院进行医疗器械临床应用管理督导检查。督导检查组共设 5 个小组，每个小组由卫生厅或质控中心领导带队，成员包括 3 名专家。检查工作按照《内蒙古自治区医疗器械管理质量控制中心 2013 年医疗机构医疗器械临床应用管理工作督导检查方案》相关内容执行。督导检查内容包括医疗器械购置管理、临床应用管理、处置管理、临床应用质量控制管理、操作及医学工程技术人员培训管理等。其中，植入性材料与一次性耗材使用管理为本次督导检查重点。具体内容包括医疗设备临床应用管理体系建立与职责落实情况，相关政策法规的落实与执行情况，医疗设备临床应用相关技术人员资质考评及培训情况，医疗设备购置、论证、招标、采购等准入评价情况，医疗设备安装、验收、使用、预防性维护，临床应用效果、处置等管理情况，医疗设备应急预案建立情况，应急调配机制运行情况，生命支持类医疗设备临床应用质量控制情况，医疗器械临床使用安全事件监测和报告开展情况，植入性材料与一次性耗材使用管理情况，医疗设备使用环境，医疗用气、用水情况。

2013 年 10 月，督导检查组将检查情况进行了汇总，分析医疗器械临床应用管理中存在的问题和原因，提出相应的整改意见和建议，由自治区卫生厅进行通报，督促各医疗机构要按照督导检查组的整改意见和建议，制订切实可行的整改方案，限期整改，建立健全保障医疗器械临床应用管理的长效机制。

本次自治区范围的医疗器械临床应用督导检查范围，内容覆盖面广，是近年来质控中心开展的最大的一次督导检查活动。督导检查也对前几年质控中心颁布的设备设施的质量控制标准落实情况进行了检查，总体情况是已经颁布质量控制标准的设备设施在临床应用管理上明显优于其他设备设施的管理，从另一方面验证了开展质量控制工作的必要性。

2013 年 12 月—2014 年 1 月，质控中心受内蒙古自治区卫生厅指派，与盟市食品药品监督管理局联合，对自治区分子筛制氧系统进行安全检查工作。共检查医院 50 家，结果反馈到食品药品监督管理部门统一汇总。

2014 年 5 月—8 月,自治区食品药品监督管理局与卫生厅联合对全自治区所有在用婴儿培养箱进行专项检查。根据自治区医疗机构在用婴儿培养箱设备调查结果进行抽样检测,结果反馈到食品药品监督管理局统一汇总。

2015 年 9 月,质控中心对前期参加消化内镜质量控制培训的 12 家医院消化内镜的质量控制工作进行了现场检查,从日常工作记录、工程师技术水平测试、临床反馈意见、数据分析 4 个方面进行了考核,12 家医院都通过了质量控制检查,并从中选取了内蒙古自治区人民医院、巴彦淖尔市人民医院、内蒙古自治区第四医院 3 家单位进行表彰,在质量控制会议上邀请其质量控制人员做质量控制工作经验分享。11 月,在中华医学会医学工程学分会第十三届年会上,受邀做内蒙古地区质量控制工作经验介绍。该项目被原国家卫生计生委医院管理研究所评为应用推广项目,本年度已在上海、新疆、安徽、四川、福建 5 个地区推广,后期在全国范围进行推广。

2017 年 12 月,开展生物物理治疗仪专项检查。为全面掌握自治区生物物理治疗仪临床使用情况,自治区卫生计生委委托自治区医疗器械管理质控中心对全区各级各类医疗机构生物物理治疗仪购置和使用情况进行核查。2017 年 12 月,依据国家卫生计生委《关于通报生物物理治疗仪有关情况的函》,质控中心组织对自治区各级各类医疗机构使用两款生物物理治疗仪的情况进行核查。2018 年 2 月 26 日,质控中心下发了《关于核查生物物理治疗仪有关情况的紧急通知》,以盟市为单位,对医疗机构生物物理治疗仪购置及其使用情况进行了核查和汇总工作,涵盖了各级各类医疗机构 53 家,其中曾经购置上述两种设备的医疗机构共 18 家,设备数量 20 台。

经国家食品药品监督管理总局审批的生物物理治疗仪共有两种,产品名称均为"生物物理治疗仪",适用范围均为"临床用于患者过敏性疾病的辅助治疗"。经查,目前该类设备在医疗机构使用中存在超范围使用的现象,个别医院用于过敏原的检测。质控中心组织对 53 家医疗机构的医学工程部门管理人员进行培训,要求对各医疗机构医疗设备的使用情况进行摸底自查,对照产品注册证核准的使用范围,严禁超范围使用。

此外,质控中心编写了质量控制工作报告,并对这两类医疗设备的使用进行了后续跟踪。对本次核查的生物物理治疗仪的使用单位,要求严格按照注册的适用范围使用。对于医疗器械注册证过期后生产的产品,应立即停止使用,做好封存工作。

2018 年 5 月,质控中心组织对内蒙古临床工程人员现状进行了调查分析。

共发放问卷92份，涉及12个盟市各级医院92家，其中三级医院33家，非三级医院59家，主要对自治区各级医疗机构临床工程人员的数量、质量和结构进行抽样调查和现状统计。在此样本基础上，通过与国外发达国家临床工程学科和国内相邻学科人员现状对比研究，针对存在的问题与不足，结合实际，提出临床工程人才队伍培养发展的参考建议，编制了全区医学工程人员现状质量报告。

2018年8—9月，开展自治区违规违法使用医疗器械专项整治督查工作。2018年8月6日—9月14日，质控中心受自治区卫生计生委的委托，与自治区食药监局联合开展全区违法违规使用医疗器械专项整治工作。共督查9个盟市、2个计划单列市，各类医疗机构27家，主要检查内容为《医疗器械使用质量监督管理办法》要求的各项内容，发现问题200余个。通过督导检查，各级医疗机构更加明确了医疗器械管理部门的职责，健全了医疗器械管理制度体系，规范了管理工作。

（夏慧琳　迟琳琳　张　虹　贺　丹）

第二节　上海市医疗设备器械管理质量控制中心

一、成立背景和基本情况

医疗设备器械管理是医院管理和临床医学技术的重要组成部分，包括研究和解决医院中有关仪器设备、医疗器械、应用软件和医用耗材的技术管理与应用、工程技术支持、安全、有效和质量保证、与临床共同开展应用研究等。临床（医学）工程已经与医疗、护理、临床药学并列为现代医院的四大支柱，是医疗质量、安全和效率的必要技术保障。

为了进一步健全上海市医疗质量控制网络，完善医疗质量控制体系，保障医疗安全，提高医疗质量，2005年4月，上海市卫生局通过公开"打擂台"和专家评审，成立了上海市医疗设备器械管理质量控制中心（本节简称"质控中心"），挂靠于上海市第六人民医院，是我国最早建立医疗设备器械管理质控中心的省份之一。

质控中心实行主任负责制，由来自全市三级和二级120家医院医学工程专家组成管理专家组，开展日常质量控制工作。质控中心设立中心主任1人，秘书2人,专家委员会成员20人,医学工程专家团队60人,医学工程管理员团队120人,质量控制网络覆盖上海120家二乙以上医院。依托专家管理,实行市、区二级网络管理,覆盖全市各级各类医疗机构。质控中心各区县设备质量控制小组受区县卫生健康委的管理与考核,设备质控中心负责对区县质量控制小组工作进行指导。目前已建立了杨浦、静安、青浦、松江、徐汇、嘉定、奉贤、黄浦、宝山、浦东等区县质量控制网络。

二、质控中心主要职责和具体工作

质控中心以"完善管理规范,推进安全质量,提升学科地位"为己任,旨在提升上海地区医疗机构医疗装备管理质量的标准化、规范化、专业化水平,为上海医学工程团队搭建学习交流的专业平台。其主要任务是对全市医疗机构的医疗设备器械管理工作开展调研、协调、指导、培训和督查等多方面的质量控制工作。具体工作:一是拟定、修订和试行医疗设备器械管理质量控制标准、程序和计划,经市卫生健康委和事务中心批准后公布实施;二是在市卫生健康委和事务中心指导下,负责本专业质量控制工作的实施;三是经市卫生健康委和事务中心同意,定期发布专业质量控制督查方案和督查结果;四是逐步建立本市医疗设备器械管理市区两级质量控制网络,指导区县质量控制小组开展工作;五是推进本市医疗设备器械信息化建设,建立质量控制信息资料数据库;六是拟定医学工程技术专业人才队伍的发展规划,组织对本市医学工程专业人员的质量控制培训;七是对医学装备的配置规划、基本建设标准、人员资质、相关技术、设备的应用等工作进行调研和论证,为卫生健康委决策提供依据;八是完成市卫生健康委和事务中心交办的其他工作。

质控中心强化"安全质量,技术先行"的理念,每年开展各类技能和管理培训班2~3次,年度培训近300人次,培训内容涉及急救设备、放射影像、医用耗材、品管圈工具等。通过培训,发掘和培养了一大批具有专业技术能力的医学装备工程师。2007年,质控中心创新开展上海地区主流医疗设备服务规范化管理和满意度调查及表彰活动,推进了地区性医疗设备生产厂家的售后服务工作。该售后服务监管项目荣获2011年度中国医院协会医院科技创新奖三等奖。2014年又首次尝试引入技术进化理论,开展各类国产医疗设备和新兴医疗器械技术的成熟度评价和普及率调查工作。自2015年起,质控中心探索与卫生监督所、医疗器械检测所等单位联合检查的工作方式,每年开展放射影像、急救设备的现场检测工作，深入临床应用第一线，监督和指导医学装备的安全有效应用。通过连续多年的现场设备检测，设备技术性能合格率明显上升，保障了医师及患者的安全。

三、质量控制体系建设

（一）建立上海市医疗设备器械管理质量控制指标体系

1. 持续开展医学工程队伍人员的基线调研，发布人员管理数据 质控中心利用质量控制平台连续17年开展上海地区医学工程技术人员管理现状行业基线调研，调研医院覆盖全市120家三级医院和二级医院。该项工作得到了全市各级医院的积极响应，年度调研问卷回收率超过95%。质控中心定期发布年度《上海市医疗设备器械管理工作量和人员基本情况调查报告》，提供全市不同级别医院的分类统计数据，为上海地区医学工程技术人才队伍建设和日常管理工作提供数据依据。

（1）人员调研情况：根据2019年和2021年不同级别医院工程技术人员人均管理医学装备资产量数据，不同级别医院工程技术人员人均管理医学装备资产量相较2019年均呈上升趋势如表2-2-1所示。医院工程技术人员的保障任务重大。

表2-2-1 2019年和2021年不同级别医院工程技术人员
人均管理医学装备资产量比较

医院级别	工程技术人员人均管理医学装备资产量 / 万元		增幅 /%
	2019年	2021年	
三级甲等	5 300	7 200	35.8
三级专科乙等	3 100	4 100	32.3
二级甲等	2 600	2 900	11.5
二级甲等专科中医	1 200	1 800	50.0
二级乙等	1 500	1 800	20.0

（2）业务培训调研：质控中心每年组织开展各类培训工作，旨在搭建医学工程技术与管理人员学习和交流的平台，建立持续改进的管理理念，掌握管理工具的使用，从而提高医学装备的管理水平。2019年的调研数据中，三级医院科室业务培训讲座次数平均为6.7人次，参加学会培训和质量控制学习年度平

均 11.2 人次(表 2-2-2)。2021 年由于在线培训更加成熟,大量的会议采用线上方式召开,培训覆盖面和人数有明显增加。

表 2-2-2　2019 年和 2021 年不同级别医院业务培训情况

单位:人次

医院级别	2019 年		2021 年	
	科室业务培训	学会培训和质量控制学习	科室业务培训	学会培训和质量控制学习
三级医院	6.7	11.2	6.8	23.0
二级甲等医院	3.2	6.2	3.8	10.5
二级乙等医院	5.5	6.8	4.8	9.8

(3)岗位结构调研:医学工程部门的岗位结构可划分为工程技术岗位、管理岗位和其他业务岗位三类。如表 2-2-3 所示,近两年不同级别医院在不同岗位的人员配置策略上略有调整,其中,三级医院与二级甲等医院人员配置较稳定,二乙医院则有明显下降。

表 2-2-3　2019 年和 2021 年不同级别医院在不同岗位人员配置情况

单位:人

医院级别	2019 年			2021 年		
	工程技术岗位	管理岗位	其他业务岗位	工程技术岗位	管理岗位	其他业务岗位
三级医院	3.8	5.6	2.8	3.8	4.4	2.9
二级甲等医院	2.5	2.2	2.6	3.9	2.5	2.7
二级乙等医院	2.0	1.8	1.4	1.3	1.8	0.9

2. 持续完善质量控制检查指标和推荐模板,逐步推进量化指标　质控中心根据工作的实践,于 2009 年起组织有关专家汇编了第一版《上海市医疗设备器械管理质控手册》,作为医疗设备器械管理质量控制工作的规范标准。后根据最新的国家政策法规和管理制度的要求,修订形成四版《上海市医疗设备器械管理专业质控标准》,作为本市医疗设备器械专业相关从业人员的行为准则,也是本市开展医疗设备器械质量控制活动的标准依据。

《上海市医疗设备器械管理专业质控标准》结合医院等级评审要求,制订制度类、耗材类、现场巡检等质量控制规范和标准 75 条,制作管理类、急救类、影像类等技术性模板及表单23套。通过十多年的年度质量控制检查活动，上海地区医学装备管理的整体水平有了显著提升。2021年根据上海市医疗质量控制事务中心要求，在检查指标中增加了9项量化指标，涉及人员指标、培训指标、保养覆盖率、唯一性标识覆盖率、病例规范化和应急调配时间等。

3. 建立医疗设备服务质量的评价体系，探索成熟度的研究 2007年，质控中心创新开展上海地区主流医疗设备售后服务规范化管理和满意度调查及表彰活动，推进了地区性医疗设备生产厂家的售后服务工作。该售后服务监管项目荣获2011年度中国医院协会医院科技创新奖三等奖。

2007—2021年，质控中心不断完善调研方式，调查内容从早期的满意度调查、市场占有率调查再到部分设备质量抽查和维护保养数据评价等综合性评价，主要反映了当年度厂商及其授权服务商的售后服务的综合表现。近年利用信息化平台向上海市二级乙类以上120家医院设备管理部门采集售后服务质量的调研数据，调研的主流品牌厂商共计17个品类，分别是：CT类、MRI类、X线类、正电子发射计算机体层显像仪（positron emission tomography and computed tomography，PET/CT）类、放疗直线加速器类、超声类、监护类、有创呼吸类、麻醉类、软式内窥镜类、硬式内窥镜类、血液净化类、供应室消毒与灭菌类、外科能量类、医用手术显微镜类、手术灯及手术床类、输注泵类。参加调研品牌数量达129个，问卷回收率达到95%以上。平台调研的维修质量指标包括：货物到货速度和安装效率；货物、维修技术资料齐全；产品的可靠性（无故障开机率）；对临床使用人员的培训与技术合作；对医学工程人员的培训与维修开放；提供预防性维护计划和组织实施；服务热线工作方式和到场响应速度；现场工程师的技术水平和维修效率；零配件到货和其付款方式；维修人工服务费和零配件价格；保修合同（或预防性维护）所包含的实际内容和价格；对客户投诉的处理效率与处理效果。这12项分项指标从装机与使用、预防性培训与维护、维修效率和价格与投诉4个方面评价总体满意度。

2014年尝试开展基于技术进化理论的医学装备技术成熟度评价研究，首次探索性地将成熟度评价方法应用于医学装备技术评价中，对新兴医疗设备技术和国产医疗器械成熟度进行了应用研究。从专利资讯、文献分析、专家咨询、用户调查等多维度对医学装备技术成熟度加以识别，探索对医学装备技术进行分析评估和进化预测，实现对医学装备技术管理更加高效和科学，从而推动国家医学装备产业发展和医疗卫生事业的发展。

4. 建立大型医用设备保养质量评价指标，开展常态化评价 为了完善对售后服务质量的评价体系,2013年度启动与厂家共同探讨设立大型设备预防保养的核心指标集,对CT、MRI重点参数开展持续监测。2015年度经专家委员会讨论,建立了区域性针对各主流生产厂家大型医疗设备保养质量的评价体系,2016—2021年度应用该套评价体系,对本地区大型医用设备生产厂家的维护保养质量进行更加客观的评价,探索通过发布结果以促进厂家进一步提高大型医用设备的保养质量的机制。结合服务满意度评价指标,建立对大型医疗设备保养质量管理的常态化评价体系(图2-2-1)。

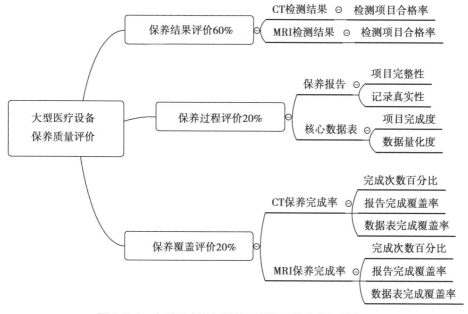

图2-2-1 大型医疗设备保养质量管理常态化评价体系

评价体系包括结果评价、过程评价和覆盖面评价在内的评价体系,通过讨论将上述3项一级指标权重设置为60%、20%和20%,其二级指标分别定义为抽样检测的结果,保养过程记录和全市保养覆盖情况。

逐步推进建立相关的大型医疗设备售后保养数据库,从数据库的质量数据分析来发现质量缺陷,再通过抽查复查以确保大型医疗装备运行质量安全,从而实现医疗设备服务规范化管理。

5. 开展设备和耗材管理环节示范点建设,树立标杆化作用 为了提升本专业管理的核心竞争力,树立标杆作用,质控中心于2011年提出建立管理环节示范点建设的工作计划,建立一批在医疗设备管理环节有特色和规范的示范单位。示范点建设工作分为4个阶段开展。第一阶段：筹备阶段，明确目标和示范对象，制订初步方案。第二阶段：分析阶段。参考医学工程重点学科建设标准，收集上海地区资料数据，专家委员会讨论制订详细的评审内容及评审方法。第三阶段：动员阶段。2011年，质控中心率先开展设备采购与档案管理、耗材采购与库房管理两个示范点申报工作，并将评审的规范要求下发到二级甲等以上70家医院。第四阶段：考核阶段。组织专家检查组进行现场评审和打分，经由专家委员会对申报材料和现场检查结果进行审定后，最后由专家委员会投票产生结果，确定了2011年度示范点单位。设备采购与档案管理示范点单位分别是：复旦大学附属华山医院、上海市第六人民医院、上海交通大学医学院附属仁济医院、上海市第一人民医院、上海市第十人民医院和上海市儿童医学中心；耗材采购与库房管理示范点单位分别是：复旦大学附属中山医院、上海长海医院、上海市新华医院、上海长征医院、同济大学附属同济医院和上海市第五人民医院。第五阶段：宣传阶段。质控中心在年度全市性的质量控制大会上，进行表彰和宣传，扩大影响。2012年，管理示范点单位的上海市第一人民医院和耗材采购与库房管理示范点单位的上海长海医院分别召开相关专题的现场会议。邀请各家医院来到示范医院参观和学习，将示范作用进一步扩大到全市。

（二）年度质量控制检查结果及应用

1. 优化年度质量控制检查方式，建立督查平台，提高检查效率

质控中心组建质量控制督查专家库，每年至少1次对质量控制范围内的医疗机构开展全覆盖的质量控制督查。全市按照区域划分为5个检查组，各督查组不定期轮换检查区域，设备质控中心及时上报质量控制督查结果。随着质量控制工作范畴的不断扩大，收集整理的医疗质量控制督查数据成倍递增，通过手工操作已不能满足当前的质量控制工作需求，数字化医疗质量控制管理的需求日益增加。2015年，质控中心的信息化督查方案启动，构建区域性医疗质量控制管理信息系统，实现市质控中心、医院质量控制部门、临床科室三级医疗质量控制，有效提高医疗质量管理工作的效率。随着质量控制任务深化、细化、多样化的发展，质控中心在信息化建设方面也不断地进行调整和优化。质控中心定期就实际工作中发现的问题以及各种新政策要求，对信息化系统进行功能开发和系统升级，其中涉及现有系统包括质量控制督查、行业调查、大型设备检查等功能。2020年，通过专家论证，在体现质控监督检查的基本要求和工作精神的基础上，首次开展线上资料督查与线下现场督查相融合的模式，将

部分管理类指标以医院上传文件资料的方式上传至质控信息平台,再由质量控制检查组专家开展线上评审,实施两年以来,大大减轻了现场检查的工作量,也顺应了新形势下的检查需求。

质量控制信息平台将原先的纸质化采集改为电子化数据采集,并通过移动便携设备进行自动/半自动化录入,质控中心无纸化督查方式获得了督查专家、督查医院的广泛认可;系统对采集结果自动分析统计生成各种报表,方便了质控中心数据的管理与使用;提供各级机构的医疗质量自评价功能,便于各级机构更全面地理解质量控制的要求和标准,有利于医疗质量控制从终末质量控制向环节质量控制转变,实现了对各级医院质控的宣传贯彻功能;平台积累了大量原始数据,可进行横向、纵向统计分析,便于发现重点、突出的医疗质量问题,为医疗质量控制管理人员提供辅助决策支持,大大提升了质量控制工作效率。

2. 定期发布质控督查结果,开展指标研究,提升质控内涵

(1)根据年度质控指标,开展各年度检查情况分析,发现存在的重点问题,提出整改要求。2019—2021年,督查结果整体呈上升趋势,三级及二级甲等医院管理成果稳定,二乙医院有显著提升(图2-2-2)。

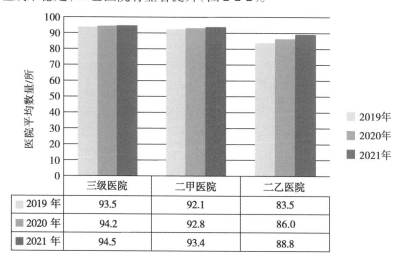

	三级医院	二甲医院	二乙医院
2019 年	93.5	92.1	83.5
2020 年	94.2	92.8	86.0
2021 年	94.5	93.4	88.8

图 2-2-2 2019—2021年各级医院质量控制督查情况

(2)开展定量指标的研究,探索定量检查的方式。除人员指标、人员培训常规量化指标外,自2021年起,质控中心首次尝试将部分督查指标以定量方式进行督查数据的核查,其中包括急救设备保养覆盖率、病例规范化、急救设备调用时间等。提高质量控制督查的技术含量,增加客观指标的评价标准。

3. 开展检查结果对比分析，寻找薄弱环节，反馈改善情况

（1）大型设备维护保养情况持续优化，第三方服务管理还有待完善。大型设备维护保养情况一直是质量控制督查的重点。质量控制指标要求医院在完成设备保养后须上传部分设备保养记录，该举措实施以来，医疗设备维修保养情况已有较大提升，但少数医院质量控制意识尚有待强化，预防性维护保养存在内容过于简单，医院缺乏对报告质量的监督意识，对新安装的设备质量把控不严等问题。在预防性维护保养计划与实施、日常保养和维护实施方面还有待完善，特别是第三方服务模式的介入尚未形成成熟的管理与考核体系，2018年此类问题占比58.02%，经过质控中心进行年度培训、督查引导等工作，2019年此类问题占比下降至47.11%。

（2）稳定性检测尚未纳入常态化管理，操作人员技术水平有待提高。虽然各医疗机构均有相应制度要求使用部门定期做一些日常的校准工作，如空气校准、水模校准，但在实际工作中往往无法落到实处。有的设备长期未做过CT值的校准，或有的校准水模的水不符合规定要求，导致CT值噪声变大，影响诊断的准确性。这里既有使用部门人员的不重视，也有医院工作量较大、设备数量不足的原因，特别是某些只有一台CT的专科医院。部分从事CT、MRI工作的医技人员技术水平仍有待提高，不熟悉国家相关标准和放射诊断质量控制规范，对新设备的性能或新的功能不熟悉、没有掌握，照搬厂家设置的扫描条件，缺乏优化扫描参数的能力，导致CT、MRI影像质量不理想。

（3）开展大型设备使用效益效果评价，应用分析结果改进效果明显。此条款由分析评价报告、报告反馈记录、问题整改与评价结果应用记录3个管理水平递进的资料督查构成，2017年督查中扣分原因多为"未见分析评价报告"，经过质控培训、评价模板交流共享、督查引导后，在2021年督查中，逾93%的医院已经具备了甲乙类大型医用设备使用、社会效益、成本效益等年度分析评价报告。

（4）持续改进条款实施情况有待重视，需加强落实措施和规范记录。持续改进类条款是医院存在比较多的问题。一方面，是医学工程部门缺乏对改进措施的管理意识，缺少记录；另一方面，是不知道如何把改进过程及成果用报告的形式固定下来。2021年，此类问题扣分占比仍居高不下。有36.2%的医院缺少根据特殊装备安全改进的措施及措施得到落实的记录；35%的医院未针对管理与维修中的流程、制度等开展持续改进特定项目；39%的医院缺少医疗器械临床使用安全与风险管理监测结果的改进措施及落实情况记录等。如何常态长效开展持续改进工作，并将其规范记录备案，需要引起管理部门负责人的重视。

（5）医用耗材管理引入追踪检查方法，高值耗材管理问题逐年减少。近年

来,医用耗材管理要求越来越高,2013 年引入追踪检查方法,通过抽查病史记录中的知情同意书和植入物登记表等信息,可延伸到所用耗材的出入库信息和准入流程,从而了解医用耗材管理制度和流程是否完善和实施记录是否规范。近几年,随着管理部门的重视,植入物追溯信息管理上的问题逐渐减少,但库房和冷链管理问题仍需重视,如:未设置专库、专架分类存放;分区不合理;缺少耗材贮存区域温度、湿度等数据的监测和记录等。此类问题需要获得医院的场地支持、人力支持,从而得到改善。

四、质控中心主要成绩

2006 年初,质控中心在全国率先启动"医疗设备维修服务管理"研究课题,通过专家讨论和小样本预试验,在国内率先制订了上海市医疗设备规范合约。制订了上海市医疗设备采购合同、保修合同、预防性维护保养规范等系列文件模板,并于 2007 年正式在上海 70 家医院设备管理中实施。

2007 年,率先开展了上海市医疗设备售后服务满意度评价指标体系研究,利用层次分析法与专家咨询法建立了上海市医疗设备售后服务满意度评价指标体系。自 2007 年起连续 15 年利用问卷调查方式在上海 95 家二、三级医院的设备管理部门和临床使用部门开展了医疗设备售后服务满意度调查,对上海地区的医疗设备售后服务供应商起到了有效的监管,促进了各家主流供应商持续改善服务,对保障医疗设备的使用安全和高效运行起到了非常积极的推动作用。

2014 年起,开展医疗器械技术成熟度评价方法学的研究,根据医学装备研发、投资、规划配置特点,拓展理论解决问题的创新方法的技术进化理论应用适宜性,运用 4 类技术成熟度实践应用:①专家头脑风暴法;②专家德尔菲法;③专利分析法;④文献计量法。综合分析各类技术成熟度评价方法的适用条件,建立覆盖全技术生命周期的技术成熟度评价模型,探索医学装备技术成熟度在总体市场上技术应用成熟度、某类技术前沿子技术成熟度以及国产医疗设备成熟度评价方面的研究。

（一）持续开展 CT、MR 专项检测,设备性能合格率明显上升

为贯彻执行《医疗器械监督管理条例》和《放射诊疗管理规定》,提高 X 线 CT 机、MRI 的应用质量水平,切实保证 CT、MRI 影像质量符合临床要求,减少误诊率和漏诊率,防止受检者接受不必要的照射,督促完善大型医用设备的保

养工作，开展对CT机、MRI进行应用质量检测与评审，及时发现存在的问题并加以解决，以提高CT、MRI大型医用设备诊断质量。质控中心受原上海市卫生和计划生育委员会监督所委托，2015年起开展CT机和MRI的影像质量进行现场质量检测与评价工作，覆盖了上海市超过半数的二级甲等及以上公立医院。2016年，联合卫监所建立全市大型设备保养数据库，专家可以后台查看监测数据，审核保养报告和核心数据表；2017—2018年度实现信息化检查数据采集，扩大评价范围，细化现场评价内容。

2015—2017年度对全市61家二级医疗机构的CT和MRI设备的影像质量进行了质量控制检测与评价工作；2018—2021年度对全市33家二级甲等及以上公立医院的CT和MRI设备的影像质量进行了质量控制检测与评价工作。近7年的检测指标达标率如图2-2-3所示，二级甲等及以上公立医院MRI机的整机检测合格率都达到90%以上；CT机的整体档次、影像质量检测结果、扫描参数设置及操作人员、医学工程人员技术水平几方面综合来看，目前上海市二级甲等以上医院CT机总体上应用质量良好，但还有提升的空间。通过上海市卫生健康委监督所和质控中心的联合督查，上海地区医院的CT、MRI设备的整机检测合格率明显上升。

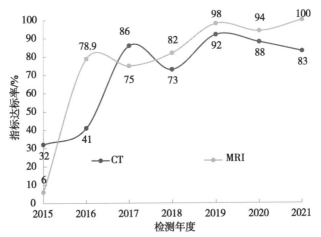

图2-2-3　2015—2021年大型医用设备质量检测指标达标率

（二）持续开展医疗设备服务质量评价，荣获医院科技创新奖

2007年，质控中心在国内率先启动"上海地区主流医疗设备服务满意度调查"，分析了国产替代困难、维修质量评价缺乏、用户意见反馈不畅的现状，以售后服务质量满意度为切入点，创新提出"以用户满意促进售后质量提升"的医疗设备

管理理念。每年汇集上海地区二级以上医院用户的满意度和市场占有率数据,将各家品牌按照产品分 14 类进行满意度排名和公示。这套创新的评价管理体系树立了一个市场标杆,搅动了各大医疗设备品牌厂商的神经,每年排名的"争金夺银"的竞赛客观上促进了厂家售后服务质量的提升:上海地区的医疗设备服务总体满意度指数从 2007 年的 3.4,到 2008 年的 3.8,2021 年的总体满意度指数已经达到 4.2。2011 年,该项目获得中国医院协会医院科技创新奖三等奖。

通过连续 15 年对医疗设备服务质量的评价与跟踪,令人欣喜地发现国产医疗设备已"十年磨砺剑出鞘"。从"上海地区主流医疗设备售后服务质量调查"伊始,通过市场占有率来看,国产品牌的医疗设备能被称为"主流品牌"、被用户纳入调查对象的厂家都凤毛麟角,更别提最终上榜首。十多年一路走来,在国家的政策扶持和国产企业自身提升下,不断有国产品牌汇集到调查群体中来,并以质量和服务重塑国产医疗设备形象,获得医院的广泛认可,在服务质量和市场占有率取得了双突破,也标志着国产医疗设备品牌正式与国际品牌比肩并跑。

此种评价模式也迅速在全国医学工程与医疗设备行业内掀起了波澜,2010年中华医学会医学工程学分会和《中国医疗设备》杂志社开始启动在全国范围内的售后服务调查,目前全国已有 20 多个省市开展了类似调查。

1. 服务质量整体满意度明显提升 通过对 2011—2021 年数据追踪调查,上海地区主流医疗设备售后服务质量满意度有明显提升,同时也形成了上海医疗设备质控中心的品牌效应(图 2-2-4)。

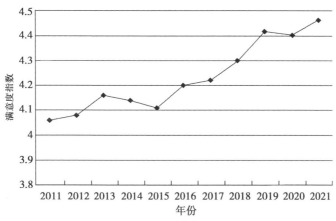

图 2-2-4 2011—2021 年上海地区主流医疗设备售后服务质量整体满意度

2. 各个品类满意度指数明显上升 17 个品类的 3 年的满意度也整体呈上升趋势,说明随着厂商服务质量的提升,越来越多地获得了上海地区用户的认可。其中2019年较2017年的平均上升幅度为4.6%，上升最明显的是硬式内窥镜类，达到6.6%（图2-2-5）。

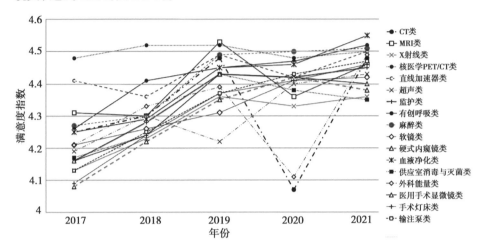

图2-2-5　2017—2021年上海地区17个品类医疗器械整体满意度

3. 各项质量指标维度呈上升趋势　对于上海地区主流品牌医疗设备售后服务质量评价的12个维度的统计分析可以看出，虽然每年各个维度都呈上升趋势，但上海用户对于到货速度和安装效率、货物齐全、机器的可靠性以及培训等服务满意程度较高，但对于保修合同价格、零配件价格等价格因素的指标评价都相对较低（图2-2-6）。

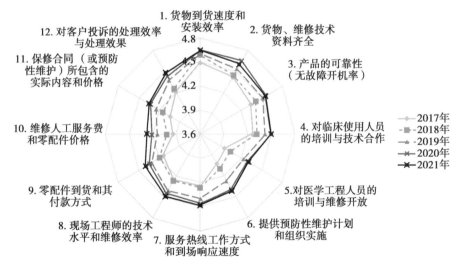

图2-2-6　2017—2021年上海地区主流医疗设备售后服务质量评价维度图

（三）开展持续改进活动，引入品管圈工具，已取得初步成效

为贯彻落实 2016 年国家卫生计生委颁布的《医疗质量管理办法》，持续推进全市二、三级医疗机构质量管理工具运用及医院质量改进活动，不断探索质量管理工具运用的创新模式和方法，分享与交流质量管理工具运用经验，2017 年质控中心启动首届"医工 Q 计划"，制订项目口号——"品管质量 你我同行"，活动得到各家医院积极响应。2017—2021 年累计申报 143 个项目。内容涉及医疗器械环节管理、医用耗材规范化使用、医疗设备维护保养以及与医疗器械相关的质量管理等。质控中心每年邀请行业品管圈专家及企业精益化培训讲师开展形式活泼、内容丰富的小班化专题培训班。同时，质控中心定期进行项目进度跟踪，组织项目指导，并于年底完成项目验收评审会。每年度对上一年度参赛情况进行总结，发布专刊，以书面媒介形式再次科普品管圈基本知识、展示优秀参赛项目。

品管圈的基础理论归结为 PDCA——由 P 计划（plan）——D 实施（do）——C 检查（check）——A 处置（action）组成，内涵为发现问题、真因验证、拟定对策、持续改进和标准化。第一步是利用卫生统计学工具来揭示问题背后的众多原因；第二步运用 7 大手法来找出其中最重要的因素；第三步进行资源的科学配置，通过 PDCA 的反复应用，达到质量改进效果；最后进入标准化流程，起到事半功倍的作用。通过开展医院医学工程品管圈活动，医学工程技术人员学习PDCA 的原理及其细化的 10 大步骤，运用卫生统计学的相关理论和工具，提升医院医疗器械管理服务流程和质量。首先，挖掘在医院管理中持续关注的医疗器械相关主题，覆盖医护人员获得感强、关注度高的主题；其次，突出品管圈项目的科学性、可行性、实用性，用数据说话，确保实效，形成可复制、可推广、可应用的经验成果。品管圈把定性的管理升级为定量的管理，不仅能保障安全，提升质量，控制成本，改善服务，还能锻炼队伍，提升医学工程人员的理论水平和科研能力。

品管圈以参与为主、交流为主、学习为主、提升为主，作为一种自下而上解决问题的有效工具。质控中心开展的"医工 Q 计划"活动实施至今，实现了医院经验管理与粗放管理，向科学管理与精细化管理的方式转变。所有参与到此项活动中的医学工程人员都能借此意识到改进质量的重要意义并投入其中，深刻理解"小品管，大质量"。质控中心还将持续开展此项活动，并鼓励更多的医学工程人员参与国家卫生健康委等部门组织的相关全国性活动。

（四）建立长三角质控联合体，推动医疗器械质控一体化发展

为贯彻习近平总书记关于"推动长三角更高质量一体化发展"重要指示精神，在上海市卫生健康委、江苏省卫生健康委、浙江省卫生健康委、安徽省卫生健康委的领导下，2019年5月，三省一市共同签订《长三角卫生健康一体化发展合作备忘录》，旨在促进医疗服务均质发展，推动大中城市高端优质医疗卫生资源统筹布局，加强优势医疗资源和品牌输出，推进长三角专科联盟建设，开展医疗、教育、科研合作，探索实践高层次医疗卫生人才柔性流动机制，实现疾病诊断标准、治疗方案、质量控制、数据归集和疗效分析"五个统一"。通过制订统一的医疗质控标准，推进医疗质控同质化。

上海、江苏、浙江、安徽医疗设备器械管理质控中心积极行动起来，组成"长三角地区医疗器械质控中心联合体"，就联合体的合作目标、合作重点领域、体制机制建设等问题进行了商讨并达成一致，制订统一的质控标准，积极参与健康长三角一体化发展的各项活动，推进长三角医疗设备器械管理质控精细化、规范化、同质化。2019年9月6日，在由上海市卫生健康委和上海市质控事务中心主办的"第七届长三角地区医疗质量控制管理论坛"上，组织召开了"第一届长三角地区医疗器械管理质控论坛"，会上四方签订了《长三角地区医疗器械质控中心联合体合作协议》。组织三省一市的设备管理专家参与了本市部分三级医院的大型设备使用情况现场检测工作。邀请三省质控中心的部分专家参加了上海医学工程人员年会，与长三角医学工程人员同道共同交流了近年来的质控探索和工作成果。

（五）着眼医疗装备和技术发展趋势，参与政府决策相关工作

2018年，根据国家卫生健康委的工作部署，受上海市卫生健康委委托，牵头组织放射诊断、放射治疗、核医学、医疗设备等专业质控中心的专家，根据国家卫生健康委推荐的测算公式，测算完成《上海市2018—2020年大型医用设备配置需求方案》，并参加国家卫生健康委组织的专家评审会，完成汇报和答辩。2019年，国家卫生健康委医疗管理服务指导中心组织起草了《乙类大型医用设备阶梯配置建议修改稿》，上海市卫生健康委医政医管处组织了质控中心和专家参与讨论并整理提交《乙类大型医用设备阶梯配置分型建议方案（上海建议）》。2021年，牵头各家质控中心测算完成"十四五"期间（2021—2025年）大型医用设备配置需求统计。

五、质控中心工作建议

（一）依托专家和三级网络建设，以点带面，持续完善质控管理体系

定期开展质控规范化培训活动，加强医学工程人员的操作技术及质控技术培训，增强设备质量控制和质量管理意识，带动上海市医疗器械管理水平整体提升。

（二）建立关键环节量化指标，依托信息化平台，完善质控指标体系

针对医疗器械管理的特点，确定易于量化考核的关键指标体系，进一步优化检查方式，依托信息平台建设，落实环节质量控制，提高工作效能。

（三）持续优化服务质量与技术评价体系，助推医学工程高质量发展

在质控中心评价工作基础上，结合医院评审要求和医疗器械产业研究需求，开展相关医疗器械产品多中心评价工作。

（四）加强对大型医用设备应用质量监管，强化卫生行业监管的职能

建立大型医用设备定期应用质量抽查的长效机制。完善全市大型医疗设备应用质量监控平台建设，在目前已经完成的 CT、MRI 质量数据库的基础上，逐步实现对大型影像设备应用质量的动态监控，并加强质量检测结果的现场反馈及整改建议的沟通。

（五）完善长三角质量控制联合体的组织机制，探讨一体化发展工作重点

结合长三角质量控制联合体的组织机制，以医疗设备管理及质量控制为抓手，深入探讨三省一市的医疗器械质量控制联合体的工作重点，强化体制机制建设。

（郑蕴欣　汪黎君　陈　颖　储呈晨）

第三节　江苏省医疗设备器械管理质量控制中心

一、起源和基本情况

江苏省医疗设备器械管理质量控制中心（本节简称"质控中心"）于 2017 年 1 月 3 日经江苏省卫生计生委批准成立。

质控中心挂靠单位为江苏省人民医院（南京医科大学第一附属医院）。首批组成人员来自江苏省内 16 家三级医院的 20 位专家，设主任 1 名，副主任 4 名，兼顾省域内地区分布，便于开展相关工作。

二、主要职责和具体工作

（一）主要职责

质控中心负责制订本专业领域的管理技术规范和开展培训及定期的督查。首先，质控中心的主要工作就是建设一个管理质控网络，组织编写整个行业的标准和专项技术的标准，标准结合了本专业的特点和等级医院评审要求等要素，用来规范从业人员的行为，保证终末质量的稳定性和有效性。其次，对从业人员进行培训，以便让他们正确掌握、领会和使用这些标准。最后，是督察和指导，使标准真正落实到每个从业人员的日常医疗行为中去，保证医疗设备器械在使用中的安全性和有效性。

（二）具体工作

1. 召开工作会议，制订工作计划　每年按计划组织召开工作会议，汇报年度工作完成情况及下一年度工作计划。质控中心主任负责在质控工作会上对质控中心的工作内容和目标进行通报与解读，并通报年度检查和督查情况，各参会人员对工作内容进行讨论，取得共识，并制订下一年质控中心工作计划。

2. 建立工作制度，按章开展工作　质控中心全体成员在首次工作会议上讨论并一致通过本质控中心各项工作制度,如成员年度考核制度、例会制度等,各成员对象按照计划,共同协调开展工作。在质控中心全体成员的共同努力下,编制了《江苏省医疗设备器械管理质控手册》,各质控中心组成单位按照《江苏省医疗设备器械管理质控手册》中的规章制度,开展各项工作。

3. 参加学术交流,参与质控督查 积极组织质控中心人员参加学术交流,例如在镇江举办的江苏省医院协会第六届医疗质量控制论坛暨医院质量管理专业委员会学术年会上,与省内其他优秀质控中心进行交流学习;初步开展区域质控工作督查,如应无锡地区医疗设备器械管理质量控制分中心的邀请,组织质控中心多位专家参与对无锡地区各质控对象的年度质控检查工作,有力地促进了区域之间的质控工作交流。

4. 组织技术培训,提升质控水平 针对重点设备如呼吸机等,按照开展呼吸机质量控制的工作计划,举办"呼吸机质量控制与维护保养技术培训班",通知并组织各质控中心成员单位积极派遣工程师参与培训,培训取得较好效果,为即将开展的呼吸机质控工作打下坚实的技术基础。

三、质控体系建设

(一)质控指标或标准

1. 质控中心检查督查指标 质控中心每年组织人员对质控中心成员单位开展检查督查,年度检查督查的一级指标主要包含:组织机构、甲乙类大型设备、购置质量、使用质量、保障质量等5项指标。

(1)组织机构

1)机构组成

质量和安全管理组织:建立院级主管领导、医疗业务及行政管理部门、医疗器械管理部门、临床使用部门、后勤保障、信息中心、感染管理等共同组成的医疗器械安全管理和质量控制组织。

质量和安全管理规划:由医院质量和安全管理组织建立的医疗器械质量和安全管理规划、计划。

医疗器械质量控制工作应纳入医疗、护理质量监控体系:医疗质量监控考核指标中应包括医疗器械质量控制的内容。

2)人才队伍

质量管理技术人员:有专(兼)职医疗器械质量管理工作人员,定期接受质量管理和技术培训,具有省(市)级以上主管部门或其授权的第三方机构认可的医疗器械质量安全相关培训证书。

特种设备使用人员:有特种设备操作人员上岗证。

计量工作人员:有专(兼)职计量管理人员,并接受计量相关培训。

3）制度与流程

有采购、验收、预防性维护、维修、质量检测、处置、人员培训考核制度与流程,有临床使用部门管理制度、医疗器械医疗不良事件报告与处理制度与流程、急救和生命支持医疗器械应急调配与保障完好待用状态制度与流程、植入和介入类器械和一次性使用医疗器械的使用管理制度和流程、医疗器械应用质量分析与评价制度和流程、使用环境与支持系统质量管理制度和流程等。

（2）甲乙类大型设备

1）配置管理

大型设备配置:甲乙类大型设备应有配置许可证;大型设备配置决策程序应合理,优先配置功能适用、技术适宜的医疗设备;有实施医学装备配置方案的全程监管和审计以及完整的相关资料。

设备论证:大型设备可行性论证。

大型设备安装与验收:大型设备安装和验收合格后方可投入临床使用;大型医用设备的使用信息公示。

2）使用与保障管理

甲乙类大型设备使用人员:有甲乙类大型设备使用人员资质、上岗证;有使用人员和工程技术人员培训、考核记录。

维护保养:大型设备须定期进行维护保养。

计量及质量校验:大型设备须计(剂)量准确、性能指标合格方可使用。

机房安全防护:放射与放疗等装备的机房设计、建设、防护装修和设施符合安全、环保等有关要求。

医疗设备临床使用效果评价:有大型医用设备使用、功能开发、社会效益、成本效益等分析评价,关注大型医用设备检查阳性率;分析评价报告的结果用于调整相关装备采购参考。

（3）购置质量

1）采购前评估

医疗设备可行性论证:有医疗设备临床需求申请记录、实用性与必要性评估记录、技术性能选型论证报告和综合分析论证报告。

医用耗材准入遴选机制：有医用耗材准入遴选方案，遴选方案应包括医用耗材产品自身质量、性能、安全性、价格、供应商服务信誉规模等指标。

2）配置管理

特种设备资质：特种设备应有生产、许可证明，检测合格证书。

厂商与供应商评价：建立医疗器械生产企业和供应商备案资料和综合评价体系（响应速度、不良事件反馈、规模以及信誉评价等）。

3）采购管理

集中招标管理：有集中招标管理和审批流程，确保公正、公开、透明的原则要求。

招标记录：有详细的招标记录，应包括参加招标人员、招标企业或代理供应商、投标、中标情况、招标合同、证明和文件。

4）验收管理

医用耗材验收记录：包括医用耗材产品名称、品牌、类别、生产日期、有效期、批号、序列号、特征编码，以及使用科室、采购价格、收费价格等信息完整，方便质量追溯和管理。

医疗设备验收记录：包括设备的生产厂家、供应商、产品的规格型号、价格、配置等信息，便于追溯与管理。

（4）使用质量

1）临床使用

医疗设备临床使用记录：有急救和生命支持类医疗设备临床使用、状态和一级保养的记录。

急救和生命支持设备完好待用状态：急救和生命支持类设备完好待用状态设备数量 / 设备总数 ×100%。

2）环境

使用环境：医学装备管理部门有设备机房环境自查和监测记录。

库房环境定期检查记录：有定期检查温、湿度，虫、鼠害和防火、防霉、防盗的记录。

3）处置

医用耗材处置记录：应包括医用耗材销毁处置记录。

医疗设备处置记录：应包括设备报废处置记录。

4）不良事件管理

医疗器械不良事件报告机制：有不良事件上报引导、激励措施，以及上报的流程和专职或兼职责任人。

医疗器械引发不良事件例数：统计医疗设备和医用耗材发生的不良事件数量。

不良事件记录和分析报告：医疗器械不良事件的分析报告与改进措施。

5）质量追溯

医用耗材追溯管理记录：将植入和介入医用耗材的患者姓名、手术名称、手术者、患者病案号、住址、联系电话等；产品使用日期（手术日期）、品名、规格、型号、数量、生产批号、灭菌批号、有效期、生产商、供应商、产品包装、单一产品序号等信息保存。

医用耗材临床使用效果评价：植入和介入类医用耗材使用效果评价应包括适用性、安全性、经济性和有效性评价。

（5）保障质量

1）培训

人才定期培训计划：有质量管理技术和临床使用人员培训计划和学时要求。

质量管理技术人员培训和考核记录：有技术保障人员和质量管理人员接受培训、考核和学时等记录；包括接受医院、厂家、第三方、各级学会/协会/质控中心组织的培训班。

临床使用人员培训：由医疗器械管理部门组织的面向甲乙类大型设备使用人员、特种设备操作人员、临床医疗器械管理使用人员的培训、考核和学时等记录。

2）预防性维护

预防性维护计划：有急救和生命支持类设备预防性维护的流程、内容、周期、任务和专职责任人。

设备巡检记录：有巡检设备名称、类别、巡检项目、设备或部件工作状态，以及巡检周期和专职责任人。

急救和生命支持类设备预防性维护完成率：急救和生命支持类设备预防性维护台次/该类设备总数×100%。

预防性维护记录并归档，相应的改进措施：有急救和生命支持类设备预防性维护记录、分析报告、改进措施和落实情况。

3）维修

配置维修场地：涉及有毒有害作业有合适的维修场所和有效防护，维修场地实地查看。

故障设备维修记录：有医疗设备维修记录，内容包括设备名称、资产编号、所属科室、维修工程师、故障现象、故障原因、故障处理、配件信息、维修状态、维修完成时间等。

维修分析报告和改进措施：有设备维修分析报告、改进措施和落实情况记录。

4）应急调配

建立医疗器械应急调配库：有医疗器械应急调配库房，并配备相应设备，有调配流程和专职或兼职的工作人员。

医疗器械应急调配记录：有应急调配的器械目录、临床使用记录、设备维护保养记录。

5）计量及质量控制检测

强制检定计量检测：国家强制计量检定器具，包括血压计、心电图机等，应定期进行计量检测。

质量检测：配备必备的检测和质量控制设备；急救和生命支持设备完成质量检测的情况。

2. 质控中心成员单位年（季）度上报数据指标

质控中心成员单位每季度和每年度根据指标要求进行上报相关数据，由质控中心督促成员单位按时上报，并统计分析所上报的数据。主要分为医疗设备年度质控指标、医疗设备季度质控指标以及医用耗材年度质控指标。

（1）医疗设备年度质控指标

1）医学工程专业技术人员数量（从事医疗设备器械技术管理和保障工作，运用工程技术和管理技能促进患者医护的专业人员）。

2）医院医学工程专业技术人员数量占比（%）。

3）医学工程部门内的医学工程专业技术人员占比全院医学工程专业技术人员数（%）：医学工程部门辖内从事医学工程工作且具备专业技术职称的人员数/全院从事医学工程工作且具备专业技术职称的人员数。

4）医院内医学工程专业技术人员覆盖分布的部门或科室名称：如医学工程科（处、部）、采购中心、医学影像科、血液透析室、内（外）科室、总务处等。

5）医院内医学工程专业技术人员覆盖分布的部门和科室总数。

6）通过欧盟 CE 认证的医学工程技术人员数量。

7）通过注册工程师认证的医学工程技术人员数量。

8）医疗设备器械是否具备唯一性标识码。

9）医疗设备器械唯一性标识码抽检数量。

10）医疗设备器械唯一性标识抽检合格率。

11）除医疗设备器械叫修服务外开展主动预防性维护的设备类别数。

12）巡检和预防性维护的医疗设备器械台次（指有记录的）。

13）质控检测与校准医疗设备器械台次（指用标准质控设备开展检测与校准并有记录的）。

14）医疗设备校时情况抽检数量。

15）医疗设备校时抽检合格率（%）。

16）医疗设备器械接受周期性计量检测台件数。

17）新的医疗器械不良事件填报数量。

18）每万人次平均服务量下医疗器械不良事件数量：新的医疗器械不良事件填报数量/（门急诊人次＋出院人数×3×本院平均住院天数）×10 000。

19）有创呼吸机单机平均使用机时数：全院呼吸机年内总计使用小时数（不含无创辅助通气）/呼吸机总台件数。

20）有创呼吸机单机最长使用机时数（年末各机器记录时数中取最大者）。

21）年末呼吸机总台件数/其中有创呼吸机台件数。

22）呼吸机故障报修例次。

23）呼吸机巡检台次。

24）指导呼吸机应用培训台次。

25）呼吸机质量性能检测台次数（含验收时、维修后及定期）。

26）呼吸机维修支出总金额（不含管路、氧电池等耗材）占比呼吸机原值总额（%）。

27）百元医疗设备固定资产医疗收入：年内实现医疗收入（不含药品收入）/平均医疗设备固定资产总额×100。

28）每万元医疗设备固定资产平均服务量：（门急诊人次＋出院人数×3×本院平均住院天数）/年平均医疗设备固定资产总额×10 000。

29）医疗设备维修支出占比：医疗设备维修支出总额（含保修费用，不含球管、液氦等耗材）/年平均医疗设备固定资产总额。

（2）医疗设备季度质控指标

1）医疗设备器械唯一性标识码抽检数量

定义：本季内对医疗设备器械标识码情况进行抽样检查的总数量。唯一性标识码:医院对医疗设备器械资产依据特定管理规则编制的院内条码,具备唯一性(与原厂序列号互为补充),由其可确定设备器械唯一性。

公式:无。

意义:通过盘点抽检设备器械资产,确保账物相符,反映并促进日常基本资产管理的水平。

2)医疗设备器械唯一性标识抽检合格率

定义:医疗设备器械抽样检查时,唯一性标识码合格的数量占抽样检查总数量的比例。合格标准:唯一性标识码信息完好,无毁损、漏贴等现象。

公式:合格率 = 抽检唯一性标识码合格数量 / 抽检设备器械总数量 × 100%。

意义:通过盘点巡查设备资产,确保账物相符,反映医疗机构医学装备管理质量。

3)巡检和预防性维护的医疗设备器械台次(指有记录的)

定义:本季开展巡检或者预防性维护工作的台次,需有记录材料支撑(电子或者纸质版工作报告等)。

公式:无。

意义:反映医学工程部门主动巡检与预防性维护工作的开展情况。

4)质控检测与校准医疗设备器械台次(指用标准质控设备开展检测与校准并有记录的)

定义:本季开展质控检测或者校准工作的台次,需有记录材料支撑(电子或者纸质版记录表等)。

公式:无。

意义:反映医学工程部门开展医疗设备器械质控工作的能力。

5)医疗设备校时情况抽检数量

定义:本季内对医疗设备系统时间准确性进行抽样检查并校准的总数量。校时:对医疗设备的系统时间进行定期检查与校准,尤其重点关注除颤仪、心电图机、呼吸机等急救与生命支持类设备。

公式:无。

意义:确保医疗设备系统时间误差控制在可信区间内,排除因系统时间与实际时间不符而可能造成的医疗纠纷隐患。

6)医疗设备校时抽检合格率(%)

定义:医疗设备抽样检查时,时间合格的设备数量占抽样检查总数量的比例。时间合格标准：与实际时间误差在1min之内。

公式：合格率＝抽检设备时间合格数量/抽检设备总数量×100%。

意义：反映设备校时精细化管理的质量与水平。

7）新的医疗器械不良事件填报数量

定义：本季内发生并填报的医疗器械不良事件数量。医疗器械不良事件：获准上市的质量合格的医疗器械在正常使用情况下发生的，导致或者可能导致人体伤害的各种有害事件。建议可疑即报。

公式：无。

意义：持续改进医疗器械质量、医疗质量的重要基础工作。

8）季末呼吸机总台件数/其中有创呼吸机台件数

定义：呼吸机总台数：含有创、无创、急救等各类呼吸机的总台数。

公式：无。

意义：反映医疗机构呼吸机设备保有量和结构。

9）呼吸机故障报修例次

定义：本季临床科室报修呼吸机故障的台次，需要有记录材料支撑（电子或纸质版记录）。

公式：无。

意义：反映呼吸机在日常使用中故障情况。

10）呼吸机巡检台次

定义：本季对呼吸机进行巡检情况，需要记录材料支撑（电子或者纸质版记录）。

公式：无。

意义：反映医学工程部门呼吸机巡检工作的开展情况。

11）指导呼吸机应用培训台次

定义：本季对临床呼吸机使用提供培训指导的例次，需要有记录材料支撑（电子或者纸质版记录）。

公式：无。

意义：反映医学工程部门对呼吸机应用的管理情况和业务水平。

12）呼吸机质量性能检测台次数（含验收时、维修后及定期，用标准质控设备开展检测与校准并有记录的）

定义：本季开展呼吸机质量性能检测工作台次，需要记录材料支撑（电子或者纸质版记录）。

公式：无。

意义：反映医学工程部门开展呼吸机质量控制工作的能力。

13）呼吸机维修支出总金额（不含管路、氧电池等耗材）占比呼吸机原值总额（％）

定义：本季呼吸机维修费用支出（不含耗材类备件）总额占比全院呼吸机原值总额的比例。

公式：全院呼吸机零配件和维修费用支出总金额/全院呼吸机原值总额×100％。

意义：反映医学工程部门的呼吸机技术保障能力及开展全面质控工作的成效。

（3）医用耗材年度质控指标

1）资质证件符合率（％）；

2）与长期供应商签订医用耗材供货协议和廉洁购销合同的比例（％）；

3）进货查验记录符合率（％）；

4）温湿度记录规范、应对超标措施处理恰当，且记录完整：是或否（包含冷链运输记录）；

5）百元医疗收入消耗医用耗材的金额＝医用耗材消耗/医疗收入（不含药品收入）×100元（元）；

6）高值医用耗材条形码管理：是或否；

7）医用耗材申请、审批实行无纸化：是或否；

8）医用耗材网上平台采购率（％）（包括省标和已招标的地市标）；

9）高值医用耗材使用记录规范（书写、条形码粘贴和收费清单）、知情同意符合要求（％）；

10）医用耗材使用后处置规范（有资质的企业处置）（％）。

（二）检查结果及应用

通过年度检查督查以及上传季度和年度医疗设备及医用耗材的相关质控数据，可以分析出各质控中心成员单位针对医疗设备和医用耗材所开展的质量控制情况，对于开展较好的单位可以列为标杆，组织各单位学习交流，针对开展不好的单位，找出问题所在，通过质控中心组织专家对其进行培训，达到提升质控水平的效果。

（钱　英　李　鑫　羊月祺　李开良）

第四节 浙江省医疗设备管理质量控制中心

一、发展历程

浙江省医疗设备质量控制工作起源于1984年美国世界健康基金会（Project HOPE）与原浙江医科大学合作，率先在全国医科院校建立了第一个临床医学工程学专业。并在其附属医院建立医学工程科，开展预防性维护等质量控制工作。1983年起，浙江大学生物医学工程专业的毕业生陆续开始走上工作岗位，为全省开展医疗设备质量控制奠定了理论、实践和人才的基础。医疗设备质量控制理念开始进入医院。

1989年，浙江省卫生厅医政处从医院质量管理的角度出发，建立一批医疗质量控制中心。1989年3月，"世界银行区域卫生发展贷款项目"（以下简称"卫贷Ⅲ"）开展，浙江省作为项目地区之一，按照世界银行区域卫生发展贷款项目设备管理要求，需要建立"医疗设备维修中心"（medical equipment management and service center）。原浙江省卫生厅文件（浙卫〔1989〕87号）批准建立浙江省医疗设备管理维修中心（本节简称"中心"），挂靠在浙江医院。中心负责对全省医疗设备的宏观管理，检查医疗设备的行政法规落实，提供决策建议。浙江省逐步开展医疗设备的质量控制工作。

浙江省开展医疗设备质量控制工作实践历经30多年的历程。总结回顾开展质量控制工作，主要分为几个阶段。

（一）1989—1993年，起步阶段

1989年，中心被列入省卫生厅医政处第一批成立的省级质量控制中心。在省卫生厅医政处、浙江医院领导的大力支持下，利用卫贷Ⅲ资金充实人员、配备质量控制设备与计算机系统。按照卫贷Ⅲ项目要求，中心完成了卫贷Ⅲ项目地区医疗设备的规划制订、招标采购及人员培训，开始全省医疗设备质量控制工作的实践。在此期间，全省各级医院相继成立医疗设备管理部门，引进医学工程专业技术人员。

1991年，首次组织了浙江省医疗设备管理学术研讨会，有全省和部分兄弟

省市代表近 100 人参加此次会议,探讨医疗设备质量管理的内容,包括预防性维护和质量控制。

(二)1993—2002 年,管理规范化和质量控制网络建设时期

浙江省开展的医疗设备质量控制工作按省卫生厅要求,实施医疗设备的科学管理,首次制定了《浙江省医疗仪器设备科管理规定》。1993 年,编入浙江省卫生厅《浙江省医院管理若干规定》第七分册,建立了全省医疗设备的统一管理制度。

这 10 年中,在全省 11 个地、市相继建立了市级医疗设备管理维修(质控)中心,初步形成了全省医疗设备管理质控的网络,并组织全省各级医院医疗设备管理人员学术交流、岗位培训,期间共举办三期医疗设备管理岗位培训班,内容包括政策法规、管理规范、业务流程、信息化管理等,并进行统一考试发证。

在开展质量控制方面,从大型医用设备入手,根据《大型医用设备配置与应用管理办法》及原浙江省卫生厅《关于开展大型医用设备质量控制工作的通知》(浙卫〔1997〕422 号),按照国家卫生行政部门要求统一规范开展了全省 CT 的质量检测工作,分两期对全省各级医疗机构 CT 机应用性能进行质量检测、评估。浙江省成为全国第一批开始 CT 质量管理的省份。1997 年,首次完成对全省 CT 应用质量的检测与总结工作。对检测评估合格的 CT,统一发放大型设备应用质量许可证,对不合格的 CT 设备给予通报,限时报废。2002 年完成了全省第二轮 CT 应用质量检测任务,对全省 236 台 CT 逐一进行性能检测。对不合格 CT 进行公开通报。全省全面开展在用 CT 设备的应用质量控制工作。

(三)2003—2008 年,质量控制工作重点转移——"管理模式"转变和信息化

2003 年,中心首次提出"以质量保证为核心"的医疗设备管理理念,改变了以前医疗机构医疗设备以资产管理为主的模式,并组织专家编写了《医疗设备管理与技术规范》,作为"浙江省医疗机构管理与诊疗技术规范丛书"之一,于 2004 年正式出版。作为全国第一本医疗设备管理规范书刊,在全国有较大影响。同时,中心还开展"以质量保证为核心的医疗设备管理信息系统的研究"科研项目,获得浙江省医药卫生科技创新奖三等奖,该"医疗设备质量管理信

息系统"软件与《医疗设备管理与技术规范》配套,在全省近200家医院推广应用,为全省医疗设备质量管理信息化作出重大贡献。《医疗设备管理与技术规范》的主要内容编写入原浙江省卫生厅"等级医院评审标准"设备管理部分,并在第二次医院等级评审检查工作中进一步落实实施。

在这一阶段,中心还多次组织、参与国际和国内医疗设备管理的学术会议,包括组织、参与首届"国际医疗设备应用安全与质量管理论坛(上海)";组织召开"全国医用耗材管理研讨会(杭州)";论坛对我国医学工程学科发展和热点问题讨论起到创新和倡导作用。目前,这两个论坛已经成为中华医学会医学工程学分会学术年会的重要内容。在全国首届(2007年)医疗质量管理中的设备保障研讨会(北京)等大型学术活动中,介绍了浙江省医疗设备管理与质量控制方面的理念和工作实践。

此外,根据原国家食品药品监督管理局开展"医疗器械不良事件监测"工作要求,浙江省在2004年开始开展医疗器械不良事件的监测与评价工作,浙江省食品药品监督管理局、省卫生厅在省医疗设备管理质控中心成立医疗器械不良事件的监测中心,挂靠浙江医院,组织浙江省各级医院上报医疗器械不良事件,调查、分析医疗器械不良事件,指导基层医院医疗器械不良事件的报告工作。不良事件作为医疗器械作为质量保证的一项主要工作内容。

（四）2008—2014年,医疗器械质量控制以医疗器械临床使用安全风险管理为重点,以临床使用及医疗质量相结合的模式开展

在这一阶段,医疗器械质量控制工作进入以医疗器械临床使用安全风险管理为重点,2008年,浙江省作为卫生部医院管理研究所10个"临床医学工程技术研究基地"之一,基地挂靠浙江医院,在6家省市级医院设立临床医学工程研究室。配合卫生部《医疗器械临床使用安全管理规范(试行)》的贯彻与执行,探索在医疗环境下如何保障医疗器械的临床使用安全与质量,承担了卫生部医院管理研究所《在用医疗设备应用质量检测和风险评估》课题研究,选择医院在用应用面广、数量大、临床风险高与患者生命安全关系密切的6类生命支持和急救用医疗设备开展调研,包括呼吸机、除颤器、监护仪、输注泵、婴儿培养箱和高频电刀等。浙江省负责项目数据统计、分析、总结工作,完成了六省市"生命支持与急救用医疗设备临床使用状况"调查分析报告。

质量控制工作与临床使用医疗安全质量相结合。按照原浙江省卫生厅医政处提出的多中心合作开展质量控制的模式,2009年首次与省医院感染管理

质控中心、麻醉质控中心、省危重病质控中心及生产厂商共同讨论呼吸机应用的院内感染因素及质量控制问题,组织召开了呼吸机、麻醉机感染与应用质量控制研讨会。以上活动将医疗设备质量控制工作与医疗安全质量相结合。2010年,浙江省卫生厅发布《浙江省医疗质量控制中心和医疗技术指导中心管理规范》,成立省医疗质量控与评价办公室,统筹管理,统一指挥医疗器械质量控制工作的普及与经验推广。

结合原卫生部、原浙江省卫生厅医院等级评审工作,以及部分医院进行JCI医院认证工作的经验,普及推广医疗器械安全与质量控制工作,开展预防性维护,检测工作。现在有150多家医院已经开展这方面工作。

(五)2014—2022年,医疗设备质量控制转向以信息化管理为中心,健全各类高风险医疗设备质量控制规范

在这一阶段,医疗设备质量控制从信息化角度出发,通过网络平台,初步建立全省医疗设备三级管理质控网络,目前已涵盖11个市级管理质控中心,89个县(市)区中心,83个疾病预防控制中心,300家基层卫生院和社区医疗服务中心,以及400家医疗机构,近千名临床医学工程师。2014年,中心承担省科学技术厅"国家创新医疗器械产品与技术成果转化工程"项目子课题"基层医院数字X线机(DR)应用评价实证研究"工作。为配合国家新的医疗改革和推广国产创新医疗器械产品应用("十百千万"工程),通过调研与对比研究,对国产数字X线摄影(digital radiography, DR)的技术性能、临床应用、可靠性安全等指标的对比评价,研究应用评价体系和相关评价方法,建立基层数字X线系统(DR)临床应用技术规范和临床使用质量保证体系,以提高和促进推广应用,并为基层医疗卫生机构的医疗器械优化配置升级、加快国家创新医疗器械产品的应用普及推广提供科学客观的依据。2016年,中心建立公众号,截至目前累计推送讯息300余篇,关注人员近3000人,累计阅读量10万余次。2018年,国家卫生健康委规划发展与信息化司委托卫生部卫生技术评估重点实验室(实验室设在复旦大学)承担"磁共振MRI设备及其临床应用评价研究"课题。协助课题组在全省开展MRI网络调研与数据普查工作。2019年,建立《大型医用设备使用管理监测系统》,通过建设"浙江省大型医用设备使用管理监测平台",建立完整的本省医疗机构大型医用设备(CT、MRI、LA、DSA等)监管信息平台,开展对CT、MRI、LA、DSA等大型医用设备的全生命周期监管;实现对单台设备从批准配置、完成采购和试运行到正式使用中的维护、维修、强检和年

检记录、设备运行状态的监测和工作量的统计、操作员资质及职业防护、卫生监督检查记录等，直至设备报废更新处置全过程信息化监管；并建立 CT、MRI、LA 等大型医用设备使用的监测预警、设备和医务人员信息的公示机制，为及时地处置大型医用设备临床使用相关突发状况提供信息化管理基础。2021年，中心向中国质量协会，牵头发布申请《医疗机构医疗设备和耗材质量管理成熟度评价准则》团体标准，该标准目前是行业内唯一的团体标准，具有引领性指导地位，该标准的意义是为了更科学、更全面、可持续评估并可持续改进医疗机构医疗设备和耗材质量管理的能力。通过标准的贯彻执行，可以精准识别医疗器械管理中存在的问题、量化各医疗机构医疗器械管理的质量控制能力、降低医疗器械使用环节质量风险、持续改进医疗器械质量管理能力。

二、中心职责及开展工作

浙江省医疗设备管理质量控制中心在省卫生健康委、省医疗质量控制与评价办公室指导下，在主管院长的领导下，开展医疗设备质量控制业务工作。承担的任务与管理办法按照省卫生健康委有关质量控制中心的管理规范执行。

工作主要有开展日常动态管理，促进质控管理网络的完善，定期组织召开工作会议，推进质控检查和技术指导协同开展，及时收集质控信息进行统计分析，为行政管理部门提供决策依据；根据卫生健康行政部门有关规定和要求，结合本区域具体情况，以患者安全为目标，制订本专业的质控标准、工作流程，对本专业的设置、布局、基本建设标准、相关技术和设备的应用等进行调研，建立信息资料数据库，及时掌握动态情况，并提出指导性意见；本着科学、公正、客观的原则，至少每两年一次开展本专业医疗质量的检查、考核、评比工作，至少每年一次开展相关调研工作，并及时上报情况和结果，为卫生健康行政部门的决策提供依据；健全本专业质控网络，定期组织召开质控工作会议，指导下级质控组织开展工作；提出医疗设备管理、医学工程专业人才队伍建设意见，定期组织开展质量管理培训班，提高专业人员的质量管理水平；承担卫生健康行政部门委派的相关工作任务。

三、质控体系建设

（一）质控指标、标准、方法、工具

随着国家有关医疗器械政策法规的调整变化，质量控制管理新的要求，

中心根据省卫生行政部门具体安排,组织编写《医疗设备管理与技术规范》,于 2018 年 12 月正式出版。该书对使用单位开展使用环节质量管理提出了基本要求,并对医疗设备管理技术服务的质量、安全性、可靠性提供了依据。《医疗设备管理与技术规范》的主要着重点在:①规范性,即符合国家法律、法规及标准的各项要求;参考国内外相关标准及其他有关资料,并详细比较标准间的异同情况。②全面性,内容涵盖医疗设备管理的主要方面,使标准制订不留死角,各项工作有据可查,有标准可依。③权威性,有明确的法律法规依据、科学的专业文献支持,需经得住推敲,具有很强的科学性、逻辑性和合理性,充分体现行业协会主导的国家级标准。④可操作性,考虑全省不同等级医疗机构差异性和不同需求,便于不同层次医疗设备管理部门参照执行。⑤兼容性,标准内容不与其他标准或相关的规范性文件矛盾、交叉或重叠。

为加强全省大型医用设备应用质量管理与控制,贯彻执行《医疗器械监督管理条例》《大型医用设备配置与使用管理办法》《医疗器械使用质量监督管理办法》《放射诊疗管理规定》等规定、标准和规范。进一步做好医疗机构大型医用设备的使用管理,保证患者使用质量与安全,中心制订了《X 射线计算机断层摄影装置临床使用管理技术规范(试行)》《800 毫安以上数字减影血管造影 X 线机(DSA)应用管理质量控制技术规范(试行)》《医用磁共振成像(MRI)系统临床使用管理技术规范(试行)》,作为指导全省各级医疗机构在大型医用设备的质量管理与控制工作的评价标准。

为了加强临床检验医疗器械设备的使用管理,2018 年,中心组织专家编写《临床检验设备的使用管理与技术规范》,规定了临床检验设备的购置、验收、使用、维护保养、质控管理和报废的全程闭环管理,确保临床检验设备符合规范,以满足临床检验科室对设备使用的要求。医学装备管理部门负责组织对拟购仪器设备的论证、购置、验收、建档、维护保养、报废和在用仪器设备的监督管理工作,并负责本程序执行情况的监督检查工作。

为了进一步加强医疗设备管理质量控制工作,2020 年,中心联合各市级质控中心,组织编写了《重点医疗设备管理质量控制技术规范(试行)》,针对 CT、DSA、MRI、监护仪、心脏除颤器、呼吸机、血液透析设备、血液透析水处理设备、高频电刀共计 9 类设备的管理质控技术规范,实际落地展开讲解。该规范针对重点医疗设备使用管理的各个要素环节,包括医疗设备准入管理、计划与采购、安装验收与培训、分类与档案、资产与标识、预防性维护、巡检、质量控制、计量管理、运维管理及医疗设备全生命周期管理等；从原则性、全面性和可操作性出发，满足全省各级医疗机构医疗设备管理的实际工作需要。

一直以来，全省各级医疗机构医用耗材实际的管理工作存在着困难，面临着问题；有些问题是系统性问题，有些问题甚至长期存在，在历年管理质控检查，以及药监飞行专项检查中一直存在，属于老大难问题。2021年初，在省卫生健康委医政处的指导下，中心及省医院协会医疗设备管理委员会医用耗材学组组织专家，基于《医疗器械监督管理条例》《医用耗材管理办法》以及《医疗器械使用质量监督管理办法》等条例法规，编写《医疗机构医用耗材管理技术规范（试行）》。该规范针对医用耗材使用管理的各个要素环节，包括医用耗材遴选，资质审核，采购、验收、存储、临床使用和监测评价等；从原则性、全面性和可操作性出发，满足全省各级医疗机构医用耗材管理的实际工作需要。

为加强全省分子诊断检测设备在疫情防控下的应用质量管理与控制，贯彻执行《医疗器械监督管理条例》《浙江省实验室管理办法（试行）》等规定、标准和规范，进一步做好医疗机构分子诊断检测设备的使用管理，保证使用质量与安全，中心制订《分子诊断检测设备质量管理技术规范》，作为指导全省医疗机构分子诊断检测设备质量管理与控制工作的评价标准。

为加强大型医用放射治疗设备、核医学影像诊断设备的管理质控水平，中心组织专家分别起草了《浙江省放射治疗直线加速器管理技术规范》和《PET/CT医疗设备管理技术规范》征求意见稿。这两部规范和发布，为全面做好全省大型医用设备管理质控打下基础。

（二）检查结果及应用

为掌握全省医疗设备配置使用基本情况与管理质控工作现状。根据省卫生健康委对全省医疗设备配置信息采集的文件精神，中心于2020—2021年开展全省医疗设备管理基线调查。调查通过网上填报的方式，整理"资产专业技术人员比""床位专业人员比""维修费用比重""维修自修率""医学装备质量控制覆盖率""高风险设备预防性维护完成率""高风险设备质量控制完成率"七大核心质量指标，对各家单位进行了统计分析，编写了《全省医疗机构医学装备基线调查报告》和《全省医疗机构医学装备配置调查报告》。

四、核心质量指标分析

（一）资产专业技术人员比（单位：万元/人）

资产专业技术人员比是由医学工程科固定在岗（本院）专业工程技术人员总数占同期全院医疗设备固定资产金额（万元）的比例组成，是反映医疗机构医学工程专业人员的重要结构性指标。通过对比 2020 年、2021 年各级医疗机构和各市医疗机构的调查结果箱线图我们发现，省级医院、三级甲等医院、三级乙等医院、二级甲等医院、二级乙等医院的资产专业技术人员比分别为 5 751 万元/人、3 867 万元/人、3 234 万元/人、3 639 万元/人、3 334 万元/人，省级医院的数值明显高于其他医院，即其院内设备资产金额较高，每个专业工程技术人员需要管理更多的医疗设备，而三级和二级医院总体上相差不多，但从数值的离散程度上可以发现二级医院在管理相同资产的条件下专业工程技术人员的配备要少于三级医院，部分二级医院专业工程技术人员明显不足（图 2-4-1）。

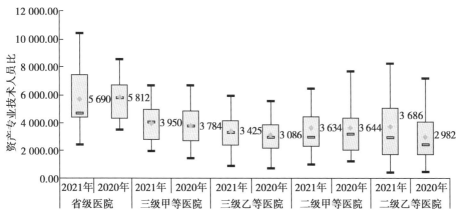

图 2-4-1　2021 年和 2020 年浙江省参加调查的各级医院资产专业技术人员比情况

（二）床位专业人员比（单位：张/人）

床位专业人员比是由医学工程科固定在岗（本院）专业工程技术人员总数占同期全院实际开放床位（张）的比例组成，是反映医疗机构医学工程专业人员的重要结构性指标。通过对比 2020 年、2021 年各级医疗机构和各市医疗机构的调查结果箱线图发现，省级医院、三级甲等医院、三级乙等医院、二级甲等医院、二级乙等医院的床位专业人员比分别为 167 张／人、173 张／人、143 张／人、185 张／人、198 张／人，二级医院的数值明显高于其他医院，即二级医院在专业工程技术人员的配置上明显少于其他医院，每个专业工程技术人员需要管理更多床位数；并且从数值的离散程度上可以发现二级医院数值偏高的原因是其中部分医院在专业工程技术人员的配置上不足，未能重视医学工程在院内的发展。通过对比 2020 年和 2021 年的数据，可以看出在医院床位数基本不变的情况下，院内专业工程技术人员总体上均有增加，二乙医院有所减少（图 2-4-2）。

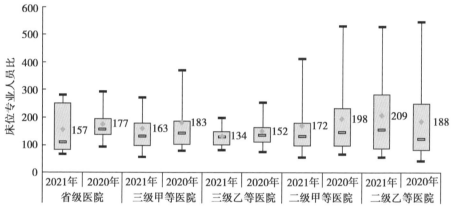

图 2-4-2　2021 年和 2020 年浙江省参加调查的各级医院床位专业人员比情况

（三）高风险设备质量控制完成率

高风险设备质量控制完成率是由高风险医疗设备质量控制完成台数占同期高风险设备总的数量的比例组成，是反映医疗机构医疗设备质量控制工作的重要结构性指标。通过对比 2020 年、2021 年各级医疗机构和各市医疗机构的调查结果箱线图发现，省级医院、三级甲等医院、三级乙等医院、二级甲等医院、二级乙等医院的高风险设备质量控制完成率两年平均分别为 83.69%、87.42%、85.79%、71.57%、70.22%，总体上随着医院等级的降低而降低，其中二级医院由于专业工程技术人员配备不足，高风险设备质量控制完成率偏低，说明二级医院需要增加专业工程技术人员数量，来做更多的质量控制工作，提升高风险设备质量控制完成率；并且从数值的离散程度上可以发现，各级医院均有部分单位高风险设备质量控制完成率偏低，其中部分二级医院未开展质量控制工作，需要加以改进。通过对比 2020 年和 2021 年的数据，可以看出各级医院的高风险设备质量控制完成率都有提升（图 2-4-3）。

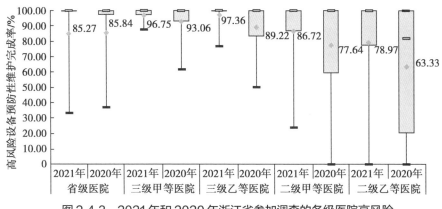

图 2-4-3　2021 年和 2020 年浙江省参加调查的各级医院高风险
设备预防性维护完成率情况

五、主要成绩和工作建议

　　中心作为主要单位负责浙江省医疗设备规划，指导医疗卫生机构制订并实施医疗设备规划和配置使用计划工作，主要包括医疗设备管理的相关技术标准、管理规范和人员要求，以及医疗设备信息化管理平台的建设、运营和管理。中心每年定期开展全省医疗设备质量控制工作会议、医疗设备和医用耗材管理人员岗位培训班、临床工程师技能培训班；通过举办省级医疗设备技能竞赛，以赛促练，提高全省医疗设备管理质控水平；通过信息化管理平台收集一手医疗设备质控信息，为主管部门提供质控考评信息，为推动浙江省医疗设备管理质控的稳步发展作出贡献。

（祁建伟　谢松城　郑　焜）

第五节　广东省医疗设备器械管理
质量控制中心

一、起源和基本情况

　　医疗质量是医院的生命，是医院赖以生存的根本。医疗质量管理是当今医院管理的核心和主题。随着医疗技术的迅速发展，医疗设备器械技术的发展也是日新月异，各类医疗设备器械成为医院诊疗的重要辅助手段，而医疗设备器械质量控制就成了保证医疗质量的重要环节之一。医疗设备器械的质量状况及临床应用情况，直接关系着医院的医疗安全及医疗质量。

根据原卫生部《医疗质量控制中心管理办法（试行）》、原国家卫生计生委《医疗质量管理办法》相关规定，为规范广东省医疗设备器械质量控制工作，建立和完善医疗设备器械质量管理和控制体系，加强医学工程学科发展、人才培养和能力建设，经报原广东省卫生厅审批同意，广东省医疗设备器械管理医疗质量控制中心（本节简称"质控中心"）于 2013 年 7 月正式成立，是全国较早成立医疗设备器械质控中心的省份之一。目前，质控中心挂靠在南方医科大学南方医院，中心设有主任 1 名，副主任 5 名、专家组成员 19 名、秘书 1 名，质控中心成员均为省内各大型三级甲等医院医学工程部门负责人，除医学工程学科专家外，还有临床、护理、财务等多学科专家。

质控中心成立以来，按照相关要求，开展了形式多样、卓有成效的质控工作，有力地推动了全省医疗设备器械管理质量控制工作。

二、主要职责和具体工作

根据广东省卫生健康委的相关要求，结合省内医疗设备器械质量控制管理的现状，质控中心主要职责如下。

1. 拟定医疗设备器械专业的质控程序、标准和计划，制订医疗设备器械专业考核方案和质控指标，报省卫生健康委发布实施，组织相应的质控培训，指导实施。

2. 负责质控工作的实施，组织对医疗机构进行医疗设备器械专业质量控制和质量评价，定期开展医疗设备器械专业医疗质量的质量评估工作，及时将评估结果和整改意见建议报省卫生健康委。

3. 对质量控制存在问题的医疗机构进行指导，督促医疗机构落实质控评估整改建议，追踪复查整改落实情况，对质量控制过程中发现的疑似违法违规情形及时上报省卫生健康委。

4. 对全省各级医疗机构医疗设备器械进行质控管理，包括制订医疗设备器械质控指标、培训基地培训大纲、质控方案和培训基地的考核评估方案。

5. 根据有关法律、法规、规章、技术规范、指南的要求对医疗设备器械专业的学科设置、布局、制度建设、人员要求、相关设备和技术的应用、工作开展情况等进行调研和论证,建立医疗设备器械专业质控信息资料数据库,推进本行政区域相关专业信息化建设,为行政决策提供依据。

6. 负责医疗设备器械专业医疗质量信息的收集、统计、分析和评价,并对质量控制的真实性进行抽查复核。

7. 逐步组建医疗设备器械专业质控网络,主动与国家质控中心联系,做好国家级质量控制工作的承接,指导市、县(区)质控中心开展工作。

8. 拟定医疗设备器械专业人才队伍的发展规划,组织我省健康管理专业人员的培训。

三、质量控制体系建设

质控中心自成立以来,从开始的尝试、探索到现在已经形成了一套以医学工程科为主导,协同护理部与临床科室,涵盖工作方案拟定、质量检测实施以及年度总结与改善提高的完整闭环的成熟质量检测体系。在做好医疗设备周期性检测工作的同时,同步发展新设备验收建立基线值检测与医疗设备维修后功能确认检测。

(一)质量控制指标或标准

1. 医疗设备器械质量检测 按照现有现行的强制性国标、推荐性国标、国家计量检定规程、国家计量技术规范、卫生行业标准、卫生行业推荐标准等,进行医疗设备器械质量检测工作(表2-5-1)。

表2-5-1 医疗设备质量检测依据

设备名称	检测依据
除颤器	WS/T 603—2018《心脏除颤器安全管理》 JJF 1149—2014《心脏除颤器校准规范》
多参数监护仪	WS/T 659—2019《多参数监护仪安全管理》
有创呼吸机	WS/T 655—2019《呼吸机安全管理》 JJF 1234—2018《呼吸机校准规范》
输液泵	WS/T 657—2019《医用输液泵和医用注射泵安全管理》
注射泵	WS/T 657—2019《医用输液泵和医用注射泵安全管理》

设备名称	检测依据
婴儿培养箱	WS/T 658—2019《婴儿培养箱安全管理》
血液透析机	JJF 1353—2012《血液透析装置校准规范》
高频电刀	JJF 1217—2009《高频电刀校准规范》
超声	JJG 639—1998《医用超声诊断仪超声源检定规程》
CT	GB 17589—2011《X射线计算机断层摄影装置质量保证检测规范》
MRI	WS/T 263—2006《医用磁共振成像（MRI）设备影像质量检测与评价规范》《磁共振成像（MRI）质量控制手册》
DSA	JJG 1067—2011《医用诊断数字减影血管造影（DSA）系统X射线辐射源》GB/T 19042.3—2005《医用成像部门的评价及例行试验 第3-3部分：数字减影血管造影（DSA）X射线设备成像性能验收试验》
DR	WS 76—2017《医用常规X射线诊断设备质量控制检测规范》WS 521—2017《医用数字X射线摄影（DR）系统质量控制检测规范》
乳腺机	WS 522—2017《乳腺数字X射线摄影系统质量控制检测规范》

2. 医疗设备器械使用管理质量 质控中心组织专家，根据国家及省里的相关管理要求，制订了《医疗设备器械使用管理质量评估表》，并每年定期在省内医疗机构中进行抽检督导（表2-5-2）。

表2-5-2 医疗设备器械使用管理质量评估表

项目	检查内容	检查结果			存在问题
采购合同执行情况	年度合同签订执行进度	优秀□	符合□	基本符合□	
	采购管理制度中是否明确采购责任部门，是否统一采购	优秀□	符合□	基本符合□	
	抽查医疗设备采购记录，检查是否存在由其他科室、部门或人员自行采购的情况	优秀□	符合□	基本符合□	
	医疗设备供方资质审核与评价制度或其他制度文件中包含相关内容	优秀□	符合□	基本符合□	

项目	检查内容	检查结果			存在问题
医疗设备器械验收情况	抽查医疗设备进货查验记录,应至少包含如下信息:医疗设备名称、规格型号、数量、设备出厂日期、设备出厂编号、设备分类编号、有效期、销售日期、注册证号或备案号、供货方名称、地址及联系方式、产品包装、外观、内部开箱情况记录、按合同和装箱单,产品实际到货情况核对记录	优秀□	符合□	基本符合□	
	抽取医疗设备的档案资料,查验以下资料是否完整:医疗设备生产企业"医疗设备生产许可证"或生产备案凭证(有效期、生产范围)、医疗设备经营企业"医疗设备经营许可证"(有效期、经营范围)、"营业执照"、"税务登记证"、"产品经营授权证书"、产品的"医疗设备注册证"或医疗设备产品备案凭证、出厂检验报告或合格证明、大型医疗设备验收检测报告	优秀□	符合□	基本符合□	
	医疗设备验收管理制度中是否按要求规定进货查验记录的保存年限:进货查验记录应当保存至医疗设备规定使用期限届满后2年或者使用终止后2年、大型医疗设备进货查验记录应当保存至医疗设备规定使用期限届满后5年或者使用终止后5年、植入性医疗器械进货查验记录应当永久保存	优秀□	符合□	基本符合□	
	抽查第三类医疗设备的原始资料是否保存完整:产品注册证书、合格证、说明书、经营公司资质、采购合同、发票等	优秀□	符合□	基本符合□	

续表

项目	检查内容	检查结果			存在问题
医疗设备器械管理制度建立和执行情况	医学装备管理委员会、医用耗材管理委员会、医疗器械临床使用管理委员会的名单、工作制度、岗位职责	优秀□	符合□	基本符合□	
	覆盖质量管理全过程的相关制度,包括但不限于采购管理制度、验收管理制度、贮存管理制度、临床使用管理制度、维护管理制度、报废管理制度、不良事件监测制度等	优秀□	符合□	基本符合□	
	对计量设备做如下检查:(1)设备计量监测管理制度;(2)计量设备清单;(3)抽查计量设备,是否建立下述记录:定期检测记录、维修记录、计量合格标志、计量合格标志显示监测时间与登记记录一致	优秀□	符合□	基本符合□	
	对放射设备做如下检查:(1)放射诊疗许可证;(2)辐射安全许可证;(3)检测报告	优秀□	符合□	基本符合□	
	对大型设备做如下检查:(1)是否建立年度大型设备的风险总结、维护保障与安全评价分析报告;(2)检查大型医疗设备是否建有使用档案;(3)随机抽查大型设备,是否建立下述记录:预防性维护保养计划与实施记录、日常保养记录、维修记录	优秀□	符合□	基本符合□	
	对特种设备(高压氧舱、液氧站、压力容器)做如下检查:(1)压力表检定标识有效;(2)特种设备使用登记证;(3)安全阀校验报告;(4)随机抽查特种设备,是否建立下述记录:预防性维护保养计划与实施记录、日常保养记录、维修记录	优秀□	符合□	基本符合□	

项目	检查内容	检查结果			存在问题
医疗设备器械管理制度建立和执行情况	其他类医疗设备,是否建立下述记录:预防性维护保养计划与实施记录、日常保养记录、维修记录	优秀□	符合□	基本符合□	
	检查医疗设备操作人员是否具备设备操作资质,如大型设备、高压容器、超声使用等及其他医疗设备操作人员上岗证	优秀□	符合□	基本符合□	
	是否建有医疗设备保修、维修合同评估及管理制度,或是其他制度文件中包含相应内容	优秀□	符合□	基本符合□	
	查看医疗设备保修、维修合同,是否明确规定保修期限、保修范围、开机率等质量要求	优秀□	符合□	基本符合□	
	查看医疗设备维修流程	优秀□	符合□	基本符合□	
	抽查委托维修服务机构或者自行维护维修的医疗设备其档案资料,是否包含医疗设备维护维修必需的材料和信息,如维护手册、维修手册、软件备份、故障代码表、备件清单、零部件、维修密码等	优秀□	符合□	基本符合□	
	查看是否建立医疗设备巡检制度,或是其他制度文件中包含相关内容	优秀□	符合□	基本符合□	
	抽查医疗设备巡检记录表	优秀□	符合□	基本符合□	
	针对巡检记录中记录存在安全隐患的医疗设备,查看是否具有与其对应的维护维修记录单	优秀□	符合□	基本符合□	
	查看是否建立医疗设备不合格品处理制度,或是其他制度文件中包含相关内容	优秀□	符合□	基本符合□	

续表

项目	检查内容	检查结果			存在问题
医疗设备器械管理制度建立和执行情况	检查医疗设备使用人员操作培训与考核情况:(1)是否建立医疗设备操作培训与考核制度;(2)是否建有医疗设备验收时针对操作使用的培训记录;(3)是否建有相关学科专业培训记录(公司、学会、科室);(4)是否建有考核记录;(5)是否颁发考核合格证	优秀□	符合□	基本符合□	
经济效益分析	是否建立经济效益分析制度	优秀□	符合□	基本符合□	
	是否做经济效益分析评价表,提供详细的经济效益分析数据表	优秀□	符合□	基本符合□	
	财政或国家发展改革委经费是否执行到位	优秀□	符合□	基本符合□	
	该设备涉及收费项是否合理	优秀□	符合□	基本符合□	
	查看经济效益分析表格,净利润是否优秀	优秀□	符合□	基本符合□	
社会效益分析	是否提高医疗技术诊疗水平	优秀□	符合□	基本符合□	
	是否对学科发展有促进作用	优秀□	符合□	基本符合□	
	医疗水平社会影响力是否得到增强	优秀□	符合□	基本符合□	
医学工程部门情况	医院医疗设备总值____亿,临床工程师配比情况____人				
	临床工程师年龄分布:≤25岁___人;26~35岁___人;36~45岁___人;46~55岁___人;≥56岁___人				
	临床工程师职称分布:高级___人;中级___人;初级___人;其他___人				
	临床工程师学历分布:博士___人;硕士___人;本科___人;大专___人;大专以下___人				
	针对存在医疗设备自行维护维修的医疗机构,需检查维护维修人员培训与考核情况:(1)是否建立医疗设备维护维修人员培训与考核制度;(2)是否建立培训档案;(3)是否建有医疗设备验收时针对维护维修的培训记录;(4)是否建有相关学科专业培训记录(公司、学会、科室);(5)是否建有考核记录;(6)是否颁发考核合格证	优秀□	符合□	基本符合□	

（二）检查结果及应用

以南方医科大学南方医院为例，医院具备呼吸机、婴儿培养箱等 9 类急救生命支持类医疗设备以及 CT、MRI 等 9 类大型影像类医疗设备的检测能力，配备 2 名质控专职人员，拥有 33 套质量检测仪器并建立了占地 $100m^2$ 的质控实验室，划分为检测间、仪器间以及档案室，配备温湿度计保证环境适宜同时按"5S"要求严格管理。2017 年至今，累计获取医疗设备质量检测数据 6 055 台次，形成医疗设备年度质量检测报告 4 份，报告中除常规的检测合格与不合格情况分析之外，还就设备的各项性能参数分不同的品牌、不同的使用年限，进行了横向、纵向的统计分析，给出了相应的性能优劣对比。下一步，还将持续深入地挖掘检测数据同时开发质量控制信息系统，以期采用更先进的手段同时以真实数据为支撑得出有效结论，进而更为科学地落实全省的医疗设备质量管理工作。

1. 医疗设备质量控制的新理论、新方法研究取得新突破　医疗设备质量控制贯穿于医疗设备全生命周期，从质量工程学的视角审视医疗设备质量控制，从医疗设备的质量控制检测方法、质量控制管理、预防性维护及维修管理、安全风险管理、信息化管理、医疗设备使用管理、计量管理等方面进行理论和方法的创新。建立系统完整的医疗设备质量控制体系，提高质量控制和质量保证的水平。医疗设备使用可靠性研究。利用系统可靠性建模来分析和评价在用医疗设备的可靠性和维修性特征。通过机器学习算法实现医疗设备的故障维修数据的分析以及故障模型建立，探索适合在用医疗设备的可靠性分析方法。医疗设备使用风险防范规律研究。根据医疗设备风险管理理论，从风险分析、风险评估和风险控制 3 个方面对医疗设备进行风险管理，通过不良事件监测和再评价工作，进而研究医疗设备使用过程中的风险防范规律，由此改进医疗设备的维护方案，以及制订医疗设备临床应用风险评估体系和相应的医疗设备管理规范。医疗器械物联网技术在质量控制中作用的研究。运用物联网技术，将感知技术、通信技术及软件信息技术融合在一起，构建设备信息化管理平台。通过信息传感设备实时监测设备状态，并通过通信设备传输数据到计算机，进行信息交换和通信，再通过信息管理平台对设备数据进行处理分析，实现医疗设备信息化管理。将设备运行状态及其历史数据与设备的质量控制数据的相关性进行分析研究。

2. 逐步完善医疗设备质量控制标准研究　利用前期工作建立的医疗设备质量控制系统，在医疗设备的采购、验收、临床培训与使用、质量检测、预防性维护等过程中，参考医疗设备相关法规、标准及规范要求，结合理论知识和实践经验，制订医疗设备全生命周期的质量控制标准。医疗设备质量控制和医疗质量/患者安全相关性研究：在前期工作的基础上，通过质量控制系统的软件平台所收集的大量医疗设备质量控制数据，使用机器学习算法对大数据进行相关性分析，得到医疗设备质量控制和医疗质量/患者安全的相关性分析结果。基于设备大数据的分级质量控制方法研究。利用质量控制系统平台上收集的大量医疗设备质量控制监测数据，使用机器学习算法对质量控制数据进行评价分析，并结合所有医疗设备的临床应用科室、使用风险等级、设备价值、设备易损程度等对医疗设备的质量控制过程进行分级管理。医学工程警报标准体系研究。应用质量工程学的方法，对各类医疗设备的警报系统进行深入分析研究，提出适合临床应用的关于警报的标准体系。

四、主要成绩和工作建议

（一）建章立制，制订系列质量控制指南

质控中心积极组织专家讨论并撰写医疗设备器械管理质量控制手册、指南等规范性文件，先后完成了《医疗器械质控指南》《医疗器械使用质量管理工作指南》《医院医疗器械规范化管理工作指南》和《医院医疗器械质量管理工作指南》等，内容覆盖医疗机构医学工程学科建设、规章制度、人员职责、岗位职责、医疗设备维护维修规范、设备耗材管理质量控制要求等众多方面，已作为我省医疗机构医疗设备器械质量控制工作的规范性标准被广泛推广。

2021年12月，组织全省约60家医院撰写国家级团体标准——《医院医疗器械管理规范》，共16个章节，贯穿医疗设备全生命周期管理，目前该项目已完成立项评审。其中，T/GDMDMA 0012.2—2021《医院医疗器械管理规范 第2部分：调配中心运行管理》已正式发布，围绕医院医疗器械调配中心运行管理，从调配中心的组织架构、工作职责、制度流程等几个方面进行了标准制订，可以为全国医疗机构提供参考。

（二）"请进来，走出去"，科学规划中心发展

质控中心多次邀请其他省份医疗设备器械管理质量控制中心专家到广东，与省内专家针对质控中心的建设和质量控制工作的开展进行深入交流；并组织专家赴质控中心开展工作较早的省份进行交流学习。通过总结其他省份质控

中心的经验和教训,组织专家科学规划质控中心的发展方向,尤其是近几年,走出了一条集构建质量控制体系、成立地市质控中心、培养质量控制人才、加强质量控制帮扶、重视质量控制科研于一体的发展道路。

(三)大力支持建立地市质控中心,搭建全省质量控制网络

省质控中心按照省卫生健康委印发的《广东省卫生健康委员会医疗质量控制中心管理办法》,积极支持地市建立市级质控中心,目前珠海、惠州已成立了质控中心,并有多个地市正在筹建中;着力搭建省、市、县(区)三级质量控制网络,共同推动广东省医疗设备器械质量控制工作的开展。

(四)开展培训交流,推进质量控制人才队伍建设

举办省级学术会议和继续教育培训 30 余次,区域性医疗设备质控培训班、学术讲座和质量控制调研等工作足迹遍布珠三角地区(广州、东莞、惠州、中山和珠海),粤东汕头,梅州,粤北韶关、清远和粤西阳江、茂名、云浮等地。培训内容包括医疗设备器械相关政策法规解读、质量控制管理、性能检测、使用评价等方面,并进行现场质量控制检测真机实操培训,理论联系实践,有力地推进了尤其是基层医疗机构的质量控制人才的培养和储备。

(五)发挥职能优势,搭建政府与行业桥梁

2020 年 2 月,积极响应省委省政府疫情防控工作部署,组织专家率先制订《广东省新冠肺炎疫情防控期间加强医疗器械应急保障和质控工作的指导意见》,内容包括医疗器械的采购管理、捐赠管理、调配管理、使用安全管理、人员防护管理、清洁消毒管理等几个方面,为全省医疗机构规范新型冠状病毒感染疫情期间医疗器械的使用质量和安全管理提供了意见参考。

连续 3 年,受某区卫生健康局委托,开展某区区属公立医院大型医学装备管理评估工作。质控中心组织专家团队对区属 12 家公立医院大型设备进行评估,从采购合同执行情况、经济效益情况和社会效益情况等 6 个方面展开调研,并撰写了翔实的调研报告,受到区卫生健康局领导的高度认可。

近两年,质控中心与广东省药品不良反应中心开展了 4 项关于"医疗器械风险预警和评价"的项目合作。该科研项目根据医疗器械不良事件数据,深入分析医疗器械预警信号和评价机制,提高了对全省医疗器械使用质量的把握,对进一步加强医疗器械质量控制具有重要意义。

（六）加强质量控制督导，规范医疗设备器械质量控制工作

2016年，开展医疗机构急诊科医疗器械管理质量专项检查活动。中心很短的时间内完成了检测设备筹备、检测规范和检查方案制订、检测工程师培训等准备工作，并开展了2批共14家医院急诊科医疗器械质量管理的检查工作。

2018年10月，组织开展珠三角地区质量控制督导活动。本次督导珠三角地区5家医院，重点对麻醉及手术设备的使用管理、运行安全、操作流程等方面进行检查。

2021年11月，组织专家团队对粤西地区5家公立医院开展医疗设备器械质量控制督导，涉及粤西地区阳江、茂名、湛江3个城市，包括阳江市人民医院、茂名市人民医院、化州市人民医院、广东医科大学附属医院、湛江中心人民医院等5家医院。本次督导得到了受检医院的高度重视，医院领导和设备管理部门及督导专家在医疗设备器械使用管理、质量控制等方面进行深入交流，对推动粤西地区医疗设备器械质量管理有着积极意义。

（七）深化科研合作，推动创新质量控制工作新模式

2020年获国家卫生健康委医院管理研究所首批十家"医学工程研究基地"之一。基地挂靠在南方医科大学南方医院，由医院医学工程科人员完成相关科研工作。

南方医科大学南方医院医学工程科作为质控中心主任单位，主持和参与国家级科研课题2项、省市级22项，主持了国家重大专项课题"国产创新数字诊疗设备技术保障服务体系研究"和广东省重点领域研发计划项目"粤港澳大湾区突发急性传染病监测预警与紧急医学救援关键技术及装备的研发与示范"的研究。

下一步，质控中心将继续推进医疗设备器械质量控制工作，一是积极主动加强与国家卫生健康医政医管局、国家卫生健康委医院管理研究所的交流与沟通，为国家级医疗设备器械质控中心的筹备与建立建言献策，为国家医疗质量管理与控制工作贡献广东力量。二是与其他省市设备器械质控中心、行业主管部门、相关学术组织机构加强交流与合作，发挥学术地位优势，加强机构横向合作，强强联合，优势互补，进一步完善全省医疗器械使用质量控制标准体系，组建全省医学工程专家库，打造广东省医疗机构医疗设备器械督导检查平台。三是进一步推动市、县（区）级质控中心的成立工作。首先选择一批有影响力有能力的医疗机构，率先在珠三角、粤东西北等地区成立区域质控中心，以点带面，全面铺开医疗设备器械质控工作。争取在5年之内，在各地市成立市级

质控中心,有力推进省、市、县(区)三级质量控制网络的构建,将广东省医疗设备器械质量控制工作推上一个新台阶。

(陈宏文　夏景涛)

第六节　新疆维吾尔自治区医疗器械管理质量控制中心

一、起源和基本情况

新疆维吾尔自治区医疗器械管理质量控制中心(本节简称"质控中心")成立于 2014 年 9 月,隶属于新疆维吾尔自治区卫生健康委医政处。中心现有专家约 30 人,每年承担包括卫生健康委、药监局等多个政府部门交办的行政任务。我中心工作长期在全区近 60 家质量控制中心名列前茅,得到了卫生健康委领导的好评。中心成员由医疗机构临床工程师,医护人员、管理人员以及大学教授组成。

二、主要职责和具体工作

质控中心主要任务是依照自治区卫生健康委的工作安排,制订行业相关标准、开展督导检查、上报相应的质量现状的报告、提供专业建议,为政府建言献策。建立人才培养机制、开展售后服务调查等活动、参加国家相关课题的研究基金项目、参加全国质量控制会议及各类学术会议、召开质量控制专题学术研讨会,开展相关评审工作。

质控中心每年年初召开中心工作会议,讨论和评价去年的工作情况,安排和审议当年的工作方案,分析前一年的工作得失,部署新一年的工作。同时会定期召开专家会议和质控研讨会,对于一些阶段性的工作进行总结。对于一些标准进行讨论和修订,通过组织会议来落实和实施中心的各项工作。

质控中心对专家队伍进行严格管理,建立了完整的中心专家信息库,按照卫生健康委的要求不定期对中心专家进行考核,依照考核结果对人员进行调整。

质控中心重要的工作之一就是对管辖范围内各级各类医疗机构医疗设备应

用质量控制评价、考核、通报，指导质量控制对象开展相关工作。发布标准是推进医疗器械质量控制的抓手。督导的主要方式是组织专家进行现场考核评价，并将评价结果进行通报，发布结果。同时在一个阶段结束以后，召开相关的研讨会，对情况进行反馈，对下一步工作进行讨论，也会对标准中不完善的、不准确的部分进行一些修订。对下一阶段的工作进行优化，形成一个持续改进的工作循环。

三、质量控制体系建设

质控中心成立以后，依据《医疗器械监督管理条例》《进口医疗器械检验监督管理办法》等法律法规，配合出入境检验检疫部门，制定了相应的制度，对辖区内医疗机构进口医疗器械的质量管理提出了明确的要求。中心积极与政府部门沟通，在多个政府部门的认可和支持下，依照《医疗器械监督管理办法》中的第三条和第四条，以及《进口医疗器械检验监督管理办法》的管理要求，制定了检查督导实施细则，并向全自治区发布。之后积极组织专家团队对新疆医疗器械重点进口单位开展了分类评审工作，同时对自治区多家医疗机构医疗器械管理状况进行了督导检查，取得了良好的效果。主要经验包括以下几点。一是整体效果好，现场检查了近30家医疗机构，医疗机构对检查十分重视，很多医院都是主管领导或一把手牵头迎检，对落实医疗机构的管理主体责任有重要现实意义，对医疗机构医疗器械管理有很好的促进作用，聚焦了很多管理不规范的共性问题，下达整改建议书的有18家医疗机构，均按时整改到位。二是政府参与程度高，政府部门（检验检疫局、卫生健康委、兵团卫生局）全程参与这项工作，质控中心技术团队帮助政府主管部门更好地落实了政府监管任务。其间协助医疗机构处理进口设备走私和质量维权案件两起，为医疗机构挽回了损失同时增强了法律意识。三是检查督导活动强化了医疗机构对医疗器械使用质量管理的重视，检查同时就是对医院开展的一次质量安全教育活动，帮助被检各医院医学工程部门解决名称不统一，人员缺乏，缺少检测设备等问题，被检单位普遍加强了医学工程人员队伍建设，部分医院解决了医学工程人员配置和场地问题，很多医院都配备了质量控制检测设备。

通过以上活动的开展，质控中心总结了今后督导检查的工作思路：以评促建，以评促改，评建并举，重在内涵。并在之前评价细则基础上制订了全区医疗机构医疗器械质量控制状况评价标准，并在2018年底由自治区卫生健康委正式颁布《医疗机构医疗器械质量控制状况评价标准（试行）》，共分三个部分。第一部分：组织机构与质量管理体系建设，共计 1 个二级指标，6 个三级指标；第二部分：医疗器械质量控制团队及医疗器械全寿命周期质量控制管理制度与措施，共计两个二级指标，12 个三级指标；第三部分：医疗器械临床使用管理与质量控制，共计 6 个二级指标，34 个三级指标。整个标准形成了 3 个一级指标，9 个二级指标，52 个三级指标的多层评价体系，涉及质量控制工作的组织、管理、人员、措施、方法等多个方面。

2019 年，《国家三级公立医院绩效考核操作手册》颁布后，其中第十二条"大型医疗设备维修保养及质量控制"定性条款，不好评价，自治区卫生健康委就委托质控中心依照该文件进行量化评价，将评价得分作为该项目分数。

在开展督导检查工作的同时，质控中心收集相关医院的设备管理数据，并建立相关数据库。这是中心撰写每年的医疗器械质量管理现状工作报告的数据基础，也是对相关医院医学工程状况的一次普查。

质控中心还会接到包括自治区卫生健康委在内的多家政府部门的工作委托，包括征求意见、法规解读、专题培训等，中心均高效专业地完成政府交办的工作。

在 2023 年 7 月，质控中心承办了全国十四家医疗器械质量控制中心研讨会议，在共同研讨今后质量控制工作方向的同时，学习了兄弟省份的好做法，也让全国质控中心同行了解了新疆医疗器械质量控制工作的一些先进经验，更为国家中心的成立奠定了基础。

新疆维吾尔自治区地域宽广，交通不是很便利，为把新疆维吾尔自治区医疗器械质量控制工作做好，从 2019 年开始在全疆进行质量控制分中心建设，现在已经建立 4 个地州级别分中心，在筹建的有 6 个分中心，目标在接下来的 3 年内在全疆建成一个医疗器械质量控制网络。

质控中心在定期召开质量控制研讨会和学术活动的基础上，也非常重视基层质控工程师培养，每年举办多次质量控制工程师的培训工作，并对合格学员给予质控中心和培训企业的资格认证，多年以来共培养相关工程技术人员、医护 200 余人次，惠及医疗机构近 50 家。尤其是 2023 年，质控中心受国家卫生健康委、自治区卫生健康委委托，在伊犁地区和和田地区举办了两期县级医院医疗设备管理研修班，取得了重要成果，惠及县级医疗机构医疗设备分管领导和管理人员共计 240 余人，对提升基层医疗机构医疗器械管理水平，国家千县工程和县域医疗高质量发展起到了重要作用。

四、主要成绩和工作建议

质控中心通过多年的发展，明确了自身任务目标就是做好政府监管部门的技术支撑，同时对医疗机构进行督导监督，落实整改。促进政府和医疗机构对医疗器械使用管理的关注，对医学工程专业的了解和认知，推进全区医疗器械管理工作的提升。质控中心这些年以来，紧紧抓住医疗器械使用质量与安全这一核心，紧密联系政府部门，做好政府部门的技术抓手。从成立短短几年开展了大量工作，取得了很好的效果，也发现了很多难点和不足。近年来，质控中心的工作方向与《医疗器械临床使用管理办法》里面的很多内容和要求保持一致，并且医疗器械应用质量与安全也不断得到了国家监管层和自治区监管部门的重视和认可，也说明之前中心的工作是行之有效的，抓住了现阶段医疗机构医疗器械使用管理的核心和关键点。相信在今后工作中，质控中心会继续秉承开拓创新，奋进求实的工作理念，为当地医疗机构和患者保驾护航，为全国医疗器械质量控制工作的发展和建设贡献自己的力量。

（王　新　金　磊）

第七节　无锡市医疗设备器械管理
质量控制中心

一、起源和基本情况

（一）起源

2008 年，无锡市医院管理中心成立了无锡市医院管理中心医疗器械质控小组，负责市医管中心直属 8 家市属医院的医疗器械质量管理工作，质控小组挂靠在无锡市人民医院。成立之初，质控小组配合原无锡市食品药品监督管理局制订了《无锡市医疗机构医疗器械质量管理规定（试行）》，并在 2009 年开展了全市二级以上医疗机构医疗器械使用质量管理工作专项检查。

2010 年，卫生部发布了《医疗器械临床使用安全管理规范（试行）》（卫医管发〔2010〕4 号）。为了将市属 8 家医院器械质量管理工作进一步推向全市各级医疗机构,从而全面加强无锡市医疗设备器械的质量管理和使用安全工作,提高区域内医院的整体医疗设备器械管理水平,建立健全无锡市的医疗器械临床使用安全管理体系,对全市医疗机构医疗器械临床使用的安全性与有效性进行监督管理,无锡市人民医院牵头向原无锡市卫生局申请成立无锡市医疗设备器械管理质量控制中心。

2011年,经过市卫生局的讨论、审核,批复同意成立无锡市医疗设备器械管理质量控制中心(本节简称"质控中心"),并挂靠在无锡市人民医院,成为江苏省内第一家市级医疗设备器械管理质控中心。

(二)基本情况

质控中心设主任1人,副主任2人,秘书1人,成员实行聘任制,由市属医院医学工程专业学科带头人和各区县质控小组组长组成。实行主任负责制。设立专家组,成员均是医疗设备、医用耗材管理或者技术方面的专家,具备副高以上职称,人数在20人以内。

目前,质控中心由13人组成,其中主任1人,副主任2人,委员9人,秘书1人。下设管理专家组11人,医学工程血透技术组9人。为了保证质控中心顺利开展工作,无锡市下辖7个区县均成立了质控小组,质控网络覆盖全市105家二级医院机构。

质控中心每年至少召开一次工作例会,讨论上一年度工作总结、经费使用情况及本年度工作计划。并于每年1月底前将上一年度工作总结、经费使用情况、质量意见建议和本年度工作计划等报市质控办。

二、主要职责和具体工作

(一)主要职责

1. 负责制订各类医疗设备和医用耗材管理的质控标准和技术操作规范。

2. 负责全市医疗器械的宏观管理,开展医疗设备的应用质量检测与评审及大型高精尖设备的维修和技术咨询等。

3. 负责全市医学工程专业从业人员的质控培训和业务指导工作。

4. 负责制订医疗设备和医用耗材的质控督查方案并组织实施。

5. 负责组建无锡市质控网络,指导区县质控组开展工作,并开展医疗设备质量控制检查,定期对医疗器械使用安全情况进行考核和评估。

6. 建立相关信息资料数据库,开发专业质控软件,定期通报医疗器械临床使用安全与风险管理监测的结果,为卫生健康行政部门决策提供依据。

7. 对全市医疗器械严重不良事件进行监测与报告的管理。

8. 承担市卫生健康行政部门交办的其他工作。

（二）具体工作

1. 制订地区性医学装备管理规范　2008年制订了各类急救设备应用质量检测和风险评估作业指导用书,研究起草地区性医疗机构医疗器械临床使用管理规范,配合卫生行政部门制订采购合同和售后协议模板。2010年制订了《无锡市医院管理中心医疗装备考评细则》,这是《无锡市医疗机构医学装备管理质量评估表》的基础。

2011年开始着手编制质控手册。在2年时间内多次组织专家讨论、修改医学装备质控手册,内容包括规章制度、人员职责、岗位职责、设备管理质控要求、耗材管理质控要求及各类规范性表单,2013年完成了《无锡市医疗设备器械质量管理手册》(第一版)的编制工作。

2017年,根据国家最新出台的法律法规,结合全市各级各类医院的管理现状和《无锡市医疗设备器械质量管理手册》(第一版)的使用情况,组织专家对第一版进行修订,2019年定稿并下发了《无锡市医疗设备器械质量管理手册》(第二版)。

2. 组织开展全市医学装备质控督查工作　质控中心成立之后,每年年初召开质控中心会议,讨论制订工作计划,根据计划向各区县质控小组下发目标任务书,确定质量控制对象。根据各医疗机构上报质量控制数据,每季度进行数据核查,每半年形成质控通报并抄送卫生健康行政部门,每年10月组织开展医学装备使用质量管理督查活动,由医学装备管理专家、医学工程技术人员组成检查组,根据《无锡市医疗机构医疗设备器械管理质控评估表》进行实地检查,内容包括医学装备管理情况、质控指标完成情况,并抽取部分设备进行质控检测,检查结果上报卫生健康行政部门,卫生健康行政部门发文通报当年度质控检查情况。

除了单独的年度质控督查外,先后与血透、病历、影像等质控中心联合开展血液净化管理、高值耗材合理使用、CT使用质量等专项督查,以及受卫生健康行政部门委托,完成了大型医疗设备配置与使用情况、医用耗材临床使用管理督查、医用高值耗材管理、新型冠状病毒感染疫情期间医学装备使用质量安全情况等专项督查工作。

3. 完善全市医疗器械质控网络　根据市卫生健康委要求,质控中心逐步完善全市器械质量控制体系,2008年在市医管中心下成立市属医院质控小组；2011年成立了市级质控中心,将市属医院和各区县属医院纳入质控网络,随后推动并指导各区县成立质控小组；2016年7个区县均建立了各区县的质控小组,各质控小组组长作为市质控中心成员参加市质控中心工作。

各区县质控小组成立后,逐步将二级医院全部纳入了质控网络,并建立和完善一级医院和民营医院的质控网络,实现了医疗器械质控工作分级分层管理,并落实到全市各家医疗机构中。

4. 开展医学装备质量管理继续教育培训 市质控中心成立后,每年开展医学装备质量与安全管理培训,通报每年质控检查情况,结合存在问题对各级各类医院医学装备管理人员、临床工程师开展培训,并邀请省内外专家进行专项指导,通过培训提高了各级医疗机构医学装备规范管理、风险管理和高值耗材临床应用管理方面的能力,进一步提高临床工程师在医学装备管理方面的业务水平,并且促进业内的学术交流,达到共同进步的目的。

5. 制订器械质控体系质量指标和评价标准 2016年,综合前5年的质控检查情况,市质控中心组织专家反复商讨医疗器械质控指标,并在全市二级及以上医疗机构开展了数据调研,内容涵盖人员配备、医疗器械不良事件上报、培训考核、设备完好等多个方面,通过调研,建立了具有严谨性、针对性、可操作性的器械管理质控体系的质量指标和评价标准。在此基础上,2017年经市卫生计生委、市医院协会组织专家论证,进一步进行了修订和完善,最终确立并下发了2017版医疗器械管理质控指标。各级医疗机构每季度上报质控数据,市质控中心根据上报数据的分析结果开展质控核查并督促整改。2019年质控数据上报系统架构确定,2月份开始网上上报。

2017年,江苏省器械管理质控中心成立；2020年,质控中心组织全体成员及专家组成员,根据2017版质控指标运行情况及3年来全市器械管理现状,结合国家卫生健康委《医疗机构医用耗材管理办法(试行)》、三级公立医院绩效考核指标及江苏省器械管理质控中心2018版质控指标,讨论调整2017年版质控指标,通过3次质控专家工作会议,确定了2021版设备器械管理质控指标及标准。

6. 开展医学装备管理情况调研 为了进一步做好医学装备质量管理与控制工作,摸清全市医疗器械设备管理中的现状,为卫生健康行政部门决策,质控中心先后开展了各类调研工作。完成的部分调研项目包括以下几项。

(1)大型医疗设备基本情况调查:从人员设备基本配置、医疗器械临床合理使用与安全管理、医疗器械购置和维修保障规范化管理等方面开展了调研,调研结果向卫生健康行政部门提交了基线调查报告。

（2）大型医疗设备绩效管理情况：对全市大型医疗设备绩效情况开展调研，对设备配置情况进行评估，探索大型医疗设备效用评价模型，客观、公正评价大型医疗设备配置合理性，对效用不高的大型医疗设备提出合理化建议。

（3）大型医疗设备维修保养和售后服务质量调查：调研主要分为保修情况、保养报告完成情况、设备在用质量与保修状态以及设备使用环境4个方面。通过调研，为质控手册维保管理章节提供了规范性表单和标准流程。

（4）报废医疗设备处置情况：调研内容包括医院报废医疗设备处置流程、处置数量、处置部门、报废设备原值、处置竞价金额、处置方式等。调查中总体上各家医疗机构对于报废医疗设备的处置都较为重视，能够建立合适的国有资产处置报废程序。

（5）社区服务中心在用医疗设备情况：调研内容包括社区服务中心在用医疗设备的种类、数量、状态、使用及维修等情况。调研结果向卫生健康行政部门提交了社区服务中心在用医疗设备调查报告，建立了社区服务中心基础设备配置标准和管理规范。

三、质控体系建设

质控指标、标准、方法、工具

质量管理的核心是质量控制，质量控制的核心是质量控制指标和检测方法。器械质控指标分为技术指标和管理指标。

1. 管理质控指标、标准、方法　按照"结构-过程-结果"建立了三维管理质控指标，目前在我市执行的是2020年修订版，主要指标、标准、方法包括以下几点。

（1）急救、生命支持系统设备完好率

标准：急救、生命支持系统设备完好率100%。

定义：①急救类、生命支持类装备包括呼吸机、除颤器、麻醉机、心肺复苏机、注射泵、输液泵、血透机、洗胃机等；②完好率是指确定时段或时点急救类、生命支持类装备中，发生故障者（例次）数占同期急救类、生命支持类装备总数的比例。

方法：完好率＝完好设备数／同期全院急救生命支持类设备总数×100%。

意义：重要的结果指标。反映确定时段或时点医院急救类、生命支持类装备实际完好情况，为准确掌握医院急救类、生命支持类装备使用现状，采取针对性干预措施及干预效果评价提供基础。

（2）每百出院人次医疗器械不良事件上报率/结案率

标准：≥0.4%/100%。

定义：发生医疗器械不良事件上报数占同期医院出院患者总数的比例。以及每个上报案例的分析、评价完成比例。

方法：每百出院人次医疗器械不良事件上报率 = 上报医疗器械不良事件数 / 同期医院出院患者总数 ×100%，结案率 = 完成案例评价数 / 同期上报总数。

意义：主要过程指标之一。反映医疗机构对医院医疗器械不良事件报告情况及医院医疗器械不良事件监测、管理情况。

（3）室内质控项目开展率

标准：医院大型、急救与生命支持类、高风险设备质控检测开展率≥98%，其他≥60%。

定义：①室内质控是指医院内部利用质控设备，依据各类医疗设备检测标准开展的质量检测工作；②开展率是指医疗设备中开展室内质控的设备项目数占同期设备项目总数的比例。

方法：室内质控项目开展率 = 开展室内质控的设备项目数 / 同期设备项目总数 ×100%。

意义：重要的过程指标之一。反映医院开展的设备质控项目中实施室内质控进行内部质量监测的覆盖度。

（4）预防性维护计划落实率

标准：大型（≥50万元）、高风险设备100%，其他≥70%。

定义：确定时段或时点医院医疗设备预防性维护计划的完成数占该院所有医疗设备总数的比例。

方法：预防性维护计划完成率 = 医疗设备预防性维护计划的完成数 / 同期医疗机构所有医疗设备总数 ×100%。

意义：反映医疗机构医学装备管理质量的主要过程指标之一。

（5）高值医用耗材验收覆盖率

标准：100%。

定义：医院高值医用耗材在使用前应验收合格后才能使用。验收内容应包括证件合格、产品合格、有效期合格等。

方法：验收覆盖率 = 确定时段或时点入库高值耗材验收合格数 / 同期入库

对应物资总数 ×100%。

意义：反映医疗机构医学装备管理质量的主要过程指标之一。

（6）高值医用耗材使用记录规范率

标准：100%。

定义：医院应认真完成病历中高值医用耗材的使用记录，张贴唯一标识码。使用记录包括医患沟通记录、手术记录，三者应该保持一致（病历书写、条形码粘贴和收费清单）。

方法：高值医用耗材使用记录规范率 = 确定时段或时点抽查合格的病历数 / 同期被抽查的病历总数 ×100%。

意义：反映医疗机构医学装备管理质量的主要过程指标之一。

（7）医用耗材重点管理品种点评率

标准：80%。

定义：医院在医用耗材管理中应建立重点管理品种，并定期开展重点管理品种使用情况的分析和点评，确定时间段或时点内点评的数量与使用数量总数的比例应大于80%。

方法：医用耗材重点管理品种点评率 = 确定时段或时点临床使用重点管理品种的点评数 / 同期使用重点品种总数 ×100%。

意义：反映医疗机构医学装备管理质量的主要过程指标之一。

备注：各医疗机构应依据相关文件规范确定重点管理品种。二级医院品种数≤3种时，确定时段内点评病历数≥使用品种数80%；三级医院品种数≥3种时，确定时段内每个品种点评病历数≥5份。

2. 技术质控指标、标准、方法

医疗设备质控技术指标是根据医学装备主要功能和技术参数确定，其主要功能和技术参数对临床诊疗安全性、有效性以及医疗质量具有较大影响，属国家质量与安全以及计量器具法定检测的技术参数。主要参考依据有：医疗器械相关国际标准（国际标准化组织、国际电工委员会标准）、国家标准、行业标准（医药行业标准、卫生组织标准）、规程、规范（国家计量检定规程、国家计量技术规范）等。

检查结果及应用

各医院按季度上报质控数据，质控中心对上报数据进行分析，分析内容包括医院总体指标合格率、各指标的合格率、指标中位值对比，低于中位值占比以及二、三级医院合格率对比等，对质控指标排名后10%的、未上报质控数据的及偏移度较大的质控对象进行现场核查,并出具"整改通告书",接到整改通知书医院须在 1 个月内向市质控中心上报整改报告,短时间内不能完成整改的问题,必须列出整改时间表,市质控中心 3 个月内对整改情况进行复查。根据质控数据及核查情况,每半年形成质控通报。

每年 10 月市质控中心组织全市二级以上医疗机构器械质量管理督查,对督查中发现的问题由市卫生健康委发文要求各单位整改,同时对于共性问题提出建议或整改意见,供卫生健康行政部门参考。

四、主要成绩和工作建议

(一)主要成绩

2011 年以来,无锡地区医疗设备器械的管理水平有了显著提升,规范了各级医院的医学装备管理,实施科学管理,质控工作也推动了医学工程学科的发展。

1. 建立了完善的质控体系 目前全市质控网络已覆盖二级及以上医疗机构和部分一级医疗机构,质控指标已成为各级医疗机构器械管理工作的评价标准,质控手册成为各家医院器械管理者的口袋书,质控工作已制度化、流程化、闭环化。

2. 提升医学装备管理水平 无锡地区二级以上医院均能按照等级医院标准建立相关管理工作制度和机制,使用、维修、评价等工作流程日益规范,根据制度执行的各项工作台账逐步完善。预防性维护工作正在普及,各医院均制订了预防性维护计划,重点设备的巡检和预防性维护正在逐步开展。高值耗材临床应用管理正在逐步开展,绝大部分医院能定期进行医用耗材使用情况的数据统计、分析,建立了重点管理品种目录,均能开展病历专项点评工作。

3. 医学装备使用质量日趋重视 无锡地区各级医院质量管理意识得到了明显的提升,通过自主、委托等不同方式开展了医疗设备质控检测工作,三级医院中开展急救设备质控检测率 100%,放射类设备稳定性检测率 100%,其中开展三类以上设备的质控检测率达 66.67%。医疗设备使用质量分析正在推广。

(二)工作建议

1. 从目前的质控指标来看,侧重于医学装备管理环节,但与医疗关联度不高,建议应研究纳入影响医疗质量的指标,比如:呼吸机相关并发症发生率、器械相关感染发生率、I 类切口手术止血材料预防使用率等。

2. 目前质控工作侧重于管理质量控制，设备质量控制检测重点在于推动医院自身开展，但受限于成本、人员等原因，部分二级及以下医院无法正常开展，建议应建立区域性设备质量控制检测机制，重点解决经费与人员问题，由具备检测能力单位承担下级医院或者医联体、医共体内的质量控制检测。

3. 完整、准确、及时的信息对有效开展医学装备质量控制工作非常重要。目前人工收集、统计、分析医学装备质控数据，从中发现问题，并进行反馈和干预，有较大的局限性，建立信息化平台实现指标实时监控是发展趋势和努力方向。我们已建议卫生健康行政部门在部分医院探索建立全院级物联网信息平台的基础上建立市级层面的信息平台。

4. 医学装备质控工作应明确纳入医疗质量管理范畴，虽然现有文件已提到，但未能像药品那样有明确要求或具体规定，在我国现有法规、标准和规范中也无法找到明确的医学装备质量与安全指标。如何确定通用、规范、标准、可行的医学装备使用质量与安全指标，急需顶层设计，建立国家层面的质控指标并纳入医政管理。

（金 伟）

第三章

医疗器械管理现状

第一节　我国医院医疗器械管理现状

近年来,医疗器械技术迅速发展,新型医疗器械大量投入使用,成为诊断、治疗、手术和护理等方面的重要组成部分,推动了医疗技术的快速提升。同时,大量医疗器械被应用于临床诊疗工作,医疗器械的安全有效使用直接关系到医疗质量和人民群众的健康。

医疗器械的规范合理使用与医疗质量、医疗安全和医疗费用息息相关,受到国家卫生健康行政部门的高度重视。2019年,国家卫生健康委和国家中医药局共同制定了《医疗机构医用耗材管理办法(试行)》,加强医疗机构对医用耗材的管理,推动医用耗材的合理使用。2021年,中华人民共和国国家卫生健康委员会令第8号签署,公布了《医疗器械临床使用管理办法》,自2021年3月1日起生效。作为目前医疗机构医疗器械临床使用管理的最高法律文件,《医疗器械临床使用管理办法》对各级卫生健康主管部门和医疗机构在医疗器械临床使用方面提出了具体要求。

在此背景下,国家卫生健康委医院管理研究所马丽平团队组织开展了医疗器械管理现状研究,通过对106家医疗机构的问卷调查,对医疗机构医疗器械管理现状进行了调查分析,并深入了解医疗器械管理中存在的问题和挑战。

本次调查共获取二级、三级医院共106家的数据,其中二级医院42家(39.62%),三级医院64家(60.38%)。按省(自治区、直辖市)分布情况来看:北京市3家,天津市9家,内蒙古自治区8家,吉林省7家,上海市2家,江苏省1家,浙江省11家,安徽省10家,山东省11家,湖南省10家,广东省1家,广西壮族自治区12家,四川省11家,云南省2家,新疆维吾尔自治区8家。此外,根据我国的七大区域划分标准,106家医院在七大区域中的分布数量,见图3-1-1。其中,华东地区收集样本最多,为34例,占32%。

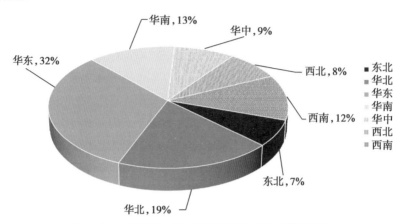

图3-1-1　106家二级、三级医院区域组成情况概览

在对106家医院的问卷调查中，我们对医院部分基本信息做了收集，包含2020年度床位数、医院固定资产总值、医疗设备与耗材年度购置总值、医疗设备年度维修总费用、医院年手术量、职工年平均收入、全院卫生技术人员数量等，结果见表3-1-1。

表3-1-1　106家医院基本信息一览表（2020年）

基本信息	平均值
床位数	1 281.88张
医院固定资产总值	389 642.00万元
医疗设备年度购置总值	7 300.45万元
医用耗材年度购置总值	81 598.35万元
医疗设备年度维修总费用	1 138.10万元
医院年手术量	28 844.61台
职工年平均收入	132 762.40元
全院卫生技术人员数量	1 588.39人

为了解二级、三级医院医疗器械管理现状的差异，以及以我国七大区域为划分的医疗器械管理现状区域差异，研究分别从以医院分级为标准和以七大区域为划分标准分别展开分析。

一、医院基础概况分析

（一）医院床位情况分析

如图 3-1-2 所示，在收集到的 106 家医院信息中，二级医院的编制床位平均值约为 462.46 张，而实际床位使用达到了 550.07 张，超标率达到了 119%；三级医院中的编制床位平均值约为 1 832.64 张，而实际床位使用达到了 2 177.08 张，超标率为 118%。由此可见，无论是二级医院还是三级医院的床位使用均非常紧张。实际床位的使用超出编制床位是大多数医院的常见情况，从医院管理的角度来看，一方面，是由于区域患者数量多，周转慢，或是季节性疾病高发导致床位急需；另一方面，也可能是由于医院管理效率稍低，不足以应对病患的处理及周转。因此，从该部分看，提高医院管理效率仍然是势在必行。

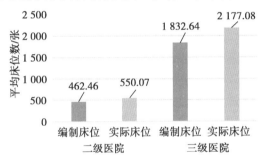

图 3-1-2　106 家二级、三级医院平均床位情况分析

在七大区域的划分中，106 份有效数据按区域划分为东北、华北、华东、华中、华南、西南和西北七部分，见图 3-1-3。从图中可以看出，华东和华中地区平均编制床位（1 550.76 张和 1 628.20 张）和平均实际床位数（1 844.76 张和 1 886.10 张）接近。华南区域平均编制床位和平均实际床位均为最低（874.20 张和 994.67 张），华中地区平均编制床位和平均实际床位均为最高（1 628.20 张和 1 886.10 张）。七大区域的床位紧张情况略有不同，其中东北地区最高，为 147%，西北地区最低，为 113%。

（二）固定资产与医疗设备资产分析

在 106 家二级和三级医院中，固定资产和医疗资产均有较大不同，二级医院的平均固定资产为 2.58 亿元，而其中医疗设备资产约为 1.20 亿元，占比 46.51%；在 64 家三级医院中，其平均固定资产为 64.61 亿元，是二级医院的 25

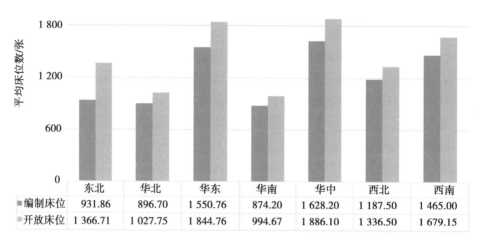

图3-1-3　106家二级、三级医院分区域医院床位情况分析

倍多，其中医疗设备资产约为9.59亿元，占固定资产总额的14.84%。由该数据分析可发现，三级医院虽然在绝对值上对医疗设备的投资更多，可能与其庞大的医疗内容密切相关（图3-1-4），但是比例更低。由此可见，二级医院的大部分资产均投资在了医疗设备上，而三级医院可能在基础建设等其他方面投资高于二级医院。

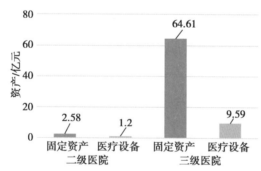

图3-1-4　106家二级、三级医院固定资产与医疗设备资产情况分析

106家医院调研数据分为七大区域时，固定资产与医疗设备资产分析，见图3-1-5。可以看出，七大区域的医院固定资产和医疗设备资产整体构成比差异并不明显，不同区域的医疗设备资产体量也无明显差异。医疗设备资产占总资产比例均在45%~60%，东北最低，为41.23%。

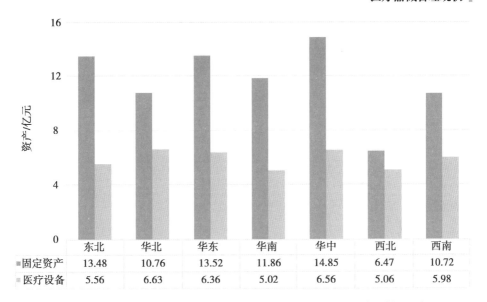

图 3-1-5　106家二级、三级医院分区域固定资产与医疗设备资产情况分析

（三）医疗设备与医用耗材年度购置分析

医疗设备与医用耗材购置是医院每年的预算之一。如图 3-1-6 所示，在 42 家二级医院中，医疗设备年购置仅为 0.19 亿元，医用耗材的购置费用为 0.34 亿元，约为医疗设备的两倍。但是，该数据在三级医院中明显增加，64 家三级医

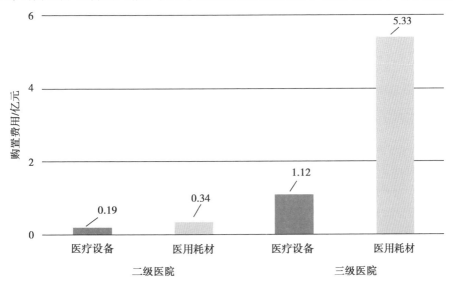

图 3-1-6　106家二级、三级医院医疗设备与医用耗材年度购置费用分析

院的数据表明，医疗设备的年购置费用为 1.12 亿元，而医用耗材的年度购置费用达到了 5.33 亿元。由该数据的结果分析可见，三级医院的年度医疗设备购置费用和医疗耗材的购置费用较高，因此，从管理学的角度看，在后续的耗材管理等方面也需要投入大量的人力物力，从而保证设备和耗材的正常使用。

划分为七大区域后的医疗设备与医用耗材年度购置配比，如图 3-1-7 所示。从图中可以看出，在医疗设备方面，西南地区的医疗设备购置费用最高（0.84 亿元），西北地区最低（0.55 亿元）；在耗材方面，华东地区的医用耗材购置费用最高（5.12 亿元），西南地区最低（1.55 亿元）。

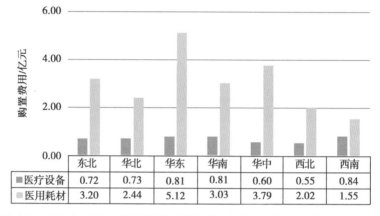

	东北	华北	华东	华南	华中	西北	西南
医疗设备	0.72	0.73	0.81	0.81	0.60	0.55	0.84
医用耗材	3.20	2.44	5.12	3.03	3.79	2.02	1.55

图 3-1-7　106 家二级、三级医院分区域医疗设备与医用耗材年度购置费用分析

（四）医疗设备维修费用

随着医疗设备的损耗，维修是医疗设备保养中必不可少的部分。医院的维修费用也体现了该医院对医疗设备的重视程度。图 3-1-8 中的数据显示：42 家二级医院的数据表明，年度维修总费用平均值为 188.02 万元，其中自行维修的费用为 54.05 万元，占比 28.74%，外包维修费用为 133.97 万元，占比 71.26%；三级医院的维修总费用平均值为 1 565.98 万元，其中自行维修的费用为 374.42 万元，占比 23.91%，外包维修费用为 1 191.56 万元，占比 76.09%。该数据结果发现，42 家二级医院和 64 家三级医院不仅在维修总费用上有明显差别，而且不难发现，三级医院更多的是外包维修，而二级医院有将近 1/3 的维修是在本院内自行维修。我们可以从两个方面分析此结果：一方面，从维修的角度来看，设备维修的质量取决于相关人员维修技术水平，与院内自行维修相比，外包维修人员对特定仪器的了解更深，专业性更强，外包维修可以提高维修效率和质量，在一定程度上节约维修的时

间成本,从而对医院的正常运转有一定的促进作用;另一方面,从成本的角度考虑,二级医院由于资金预算与收入情况均远远低于三级医院,因此设置在设备维修层面的预算往往有限,这就使得部分设备不得不依靠医学工程等部门自行维修。

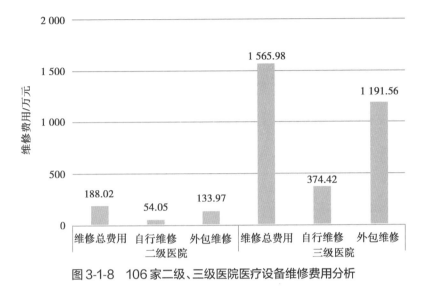

图 3-1-8　106 家二级、三级医院医疗设备维修费用分析

随着医疗设备的损耗,维修是医疗设备保养中必不可少的部分。医院的维修费用也体现了该医院对医疗设备的重视程度。图 3-1-9 中的数据显示:华东地区医疗设备维修费用最高,为 1 360.96 万元;华南地区医疗设备维修费用最低,为 543.48 万元。分析不同区域的外包费用和自行维修费用可发现,东北地区的外包费用占比最高,为 88.84%,而华北地区的自行维修费用最高,占比36.88%。不同区域的外包与自行维修费用占比,在一定程度上反映了该区域的医院维修行为特征。

(五)年手术量情况分析

通过对 106 家二级和三级医院年手术量进行分析,我们可以发现,二级医院的年手术量明显低于三级医院的年手术量,仅为三级医院的 14.59%。64 家三级医院的年均手术量达到了 4.25 万台(最低 2 000 台 / 年,最高 150 000 台 / 年),结合之前的床位数分析,二级医院的实际床位数是三级医院的 25.27%,但是年手术量仅为三级医院的 14.59%(图 3-1-10)。由此可见,与三级医院相比,二级医院的床位紧张情况更多的是来自非手术患者。因此,提高医院管理效果和优化运转流程,有可能缓解床位紧张的情况。

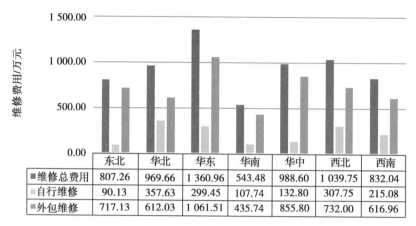

图3-1-9　106家二级、三级医院七大区域医院医疗设备维修费用分析

	东北	华北	华东	华南	华中	西北	西南
■维修总费用	807.26	969.66	1 360.96	543.48	988.60	1 039.75	832.04
▥自行维修	90.13	357.63	299.45	107.74	132.80	307.75	215.08
■外包维修	717.13	612.03	1 061.51	435.74	855.80	732.00	616.96

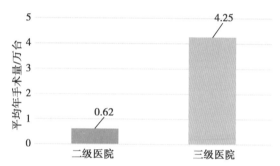

图3-1-10　106家二级、三级医院平均年手术量分析

通过对106家医院七大区域的分布分析,华东地区和西南地区的平均年手术量最多,分别为3.88万台和3.98万台。西北地区平均年手术量最少,为1.05万台,如图3-1-11所示。手术量情况可能与被调研区域内的三级医院数量有关,华东地区内被调研的三级医院数量占比为58.82%,而西北地区内被调研的三级医院占比为50.00%。

（六）职工年收入分析

从收集到的数据分析发现,二级医院的职工年收入约为11.17万元,三级医院的职工年收入约为14.88万元,人均年收入仅有约3万元的差别(图3-1-12)。结合以上数据分析,虽然三级医院的年手术量明显高于二级医院,但是其职工数量和其他支出也明显高于二级医院。

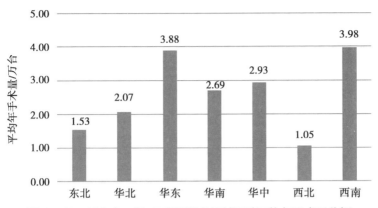

图 3-1-11　106 家二级、三级医院分区域医院平均年手术量分析

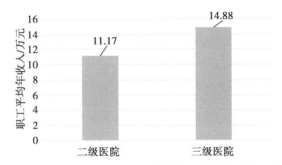

图 3-1-12　106 家二级、三级医院职工平均年收入分析

　　七大区域内的职工年均收入在 8.50 万~16.08 万元。其中东北地区职工平均年收入最低, 为 8.50 万元; 华东地区职工平均年收入最高, 为 16.08 万元(图 3-1-13)。各区域之间的差异或许与该地区的生产总值水平等有关, 仍需后续进一步分析。

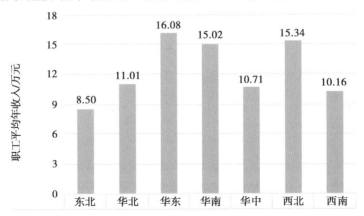

图 3-1-13　106 家二级、三级医院分区域医院职工年收入平均值分析

（七）卫生技术总人数情况

在卫生技术总人口数据调查中，总共回收有效数据89份。从收集到的数据分析，42家二级医院的卫生技术人员总人数平均值约为596人，而三级医院的卫生技术人员总人数平均值约为2 503人，约为二级医院的4倍（图3-1-14）。这也与三级医院庞大的医院体系、繁重的手术量、丰富的科室及扎实的后勤等方面息息相关。

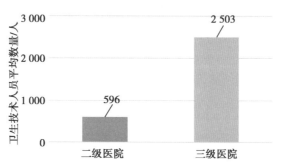

图3-1-14　106家二级、三级医院卫生技术人员情况

在七大区域89家有效数据中，西北区域的卫生技术人员平均数量最低，为1 231人；而华东地区最高，为2 082人（图3-1-15）。该数据从一定程度上反映了医疗资源的配置不够合理的问题，当然也说明地域性特征导致医疗技术人员的配比有待进一步提高。

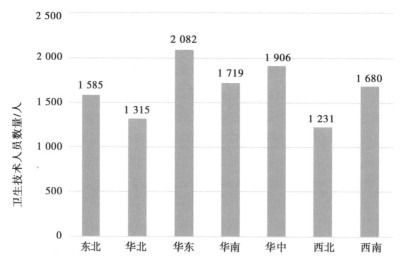

图3-1-15　106家二级、三级医院分区域医院卫生技术人员分析

二、医院医疗器械临床使用管理分析

（一）科室命名情况分析

收集到的 106 份数据样本中,除去 5 例没有填写实际承担本院医疗器械临床使用管理工作的科室名称之外,101 个数据样本的结果中,均对本院实际承担医疗器械临床使用管理工作的科室有明确命名。但二级医院和三级医院的命名也有一定的差异。在二级医院中,以工程处(部、科)、装备处(部、科)、设备处(部、科)等字样独立承担医疗器械临床使用管理工作的单位有 34 家,占比82.93%,其余的与总务科,后勤处等合并处理;在 60 家三级医院中,同样以工程处(部、科)、装备处(部、科)等字样,独立承担医疗器械临床使用管理工作的单位有 57 家单位,占比 95%,有 3 家单位以采购处或供应处为实际承担医疗器械临床使用管理工作的科室。由此可见,三级医院对医疗器械临床使用管理工作的规范使用更加明确,实际承担医疗器械临床使用管理工作科室独立运行。

在七大区域中,以工程处(部、科)、装备处(部、科)、设备处(部、科)等字样独立承担医疗器械临床使用管理工作的单位占比均为 85% 及以上,其余少数将医疗器械临床使用管理工作合并至总务科、后勤处等统一调配处理。由此可见,不同区域内医院对医疗器械临床使用管理工作的规范使用更加明确,实际承担医疗器械临床使用管理工作科室独立运行。

（二）按职称分析管理相关工作的职工情况

管理相关工作的职工是实际承担医疗器械临床使用管理工作的科室的重要工作人员。从调研获得的数据分析来看,二级医院的管理相关工作人员总人数平均不到 4 人,其中,副高及以上管理相关工作人员平均 0.48 人(其中工程师类0.14 人,技师类 0.05 人,医师药师护师类 0.29 人),中级管理相关工作人员平均约为 1.14 人(其中工程师类 0.67 人,技师类 0.21 人,医师药师护师类 0.26 人),初级管理相关工作人员平均约为 1.53 人(其中工程师类 1.29 人,技师类 0.05 人,医师药师护师类 0.19 人),其他职称管理相关工作人员平均为 0.17 人(图 3-1-16)。

三级医院的管理相关工作人员总人数平均约为 15.8 人,其中,副高及以上管理相关工作人员平均约为 2.58 人(其中工程师类 1.84 人,技师类 0.25 人,医师药师护师类 0.48 人),中级管理相关工作人员平均约为 6.06 人(其中工程师类 4.82 人,技师类 0.22 人,医师药师护师类 1.02 人),初级管理相关工作人员平

均约为 5.91 人（其中工程师类 4.66 人，技师类 0.39 人，医师药师护师类 0.86
人）。由此可见，二级医院对管理相关工作的重视不够，人员配比不合理。而三
级医院中有更合理的高级、中级和初级人数分布。不仅如此，三级医院细分的
数据也表明，在所有与管理相关的工作人员中，工程师类的职工占比最多，平
均占比约为 59.57%，由此可以看出，大部分医院对实际承担医疗器械临床使用
管理工作的科室人员技能有一定的专业倾向。

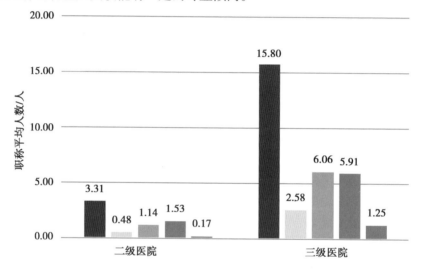

图 3-1-16　106 家二级、三级医院管理相关人员职称情况分析

在七大区域中，华东地区的管理相关人员最多，平均约为 14 人，东北地区
最低，平均约为 5 人（图 3-1-17）。七大区域的职称构成：高级职称在管理相关
人数中占比最少；东北、华南和西南地区的高级职称、中级职称和初级职称构
成占比逐渐升高；而其他区域中，中级职称和初级职称构成比相近，西北地区
和华东地区的中级职称人数高于初级职称和高级职称人数。

（三）按学历分析管理相关工作的职工情况

学历分布体现该单位对人才的需求及重视程度。调研数据分析发现，二级
医院中从事管理相关工作人员的学历平均主要为本科学历，硕士及以上学历仅
占 2.61%；而三级医院中，虽然本科学历依然为实际承担医疗器械临床使用管
理工作的主力军，但是其硕士及以上学历的职工比例占到了 22.10%，高出二级
医院将近 10 倍，见图 3-1-18。

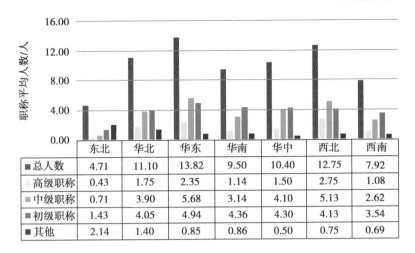

图 3-1-17 七大区域医院管理相关人员职称情况分析

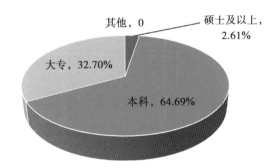

图 3-1-18A 二级医院管理相关人员学历情况分析

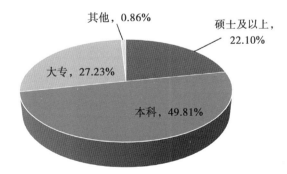

图 3-1-18B 三级医院管理相关人员学历情况分析

不仅如此，通过对学历下的细分专业方向进行细分（图 3-1-19）我们可以发现：三级医院中生物医学和机械专业方向的占比高达 68.9%，很少有临床专业方向的职工从事医疗器械临床使用管理工作。不仅如此，其他专业方向如信息技术、工程等也是医疗器械临床使用管理工作中的重要组成部分。

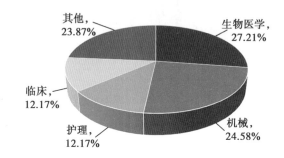

图 3-1-19A　二级医院管理相关人员专业细分情况分析

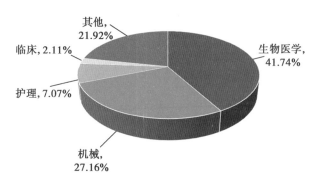

图 3-1-19B　三级医院管理相关人员专业细分情况分析

七大区域中：管理相关工作人员的硕士及以上学历平均人数在华东地区最高，为 4.59 人，占比高达四分之一。而在东北区域中，其管理相关工作人员的硕士及以上学历平均人数仅为 0.25 人。除此之外，不难发现，在七大区域中，本科学历的工作人员为管理相关职工的主要构成人员，占比均在 50% 左右（图 3-1-20）。

（四）开展医疗器械临床使用管理工作的科室，实际承担的相关工作职责分析

明确职责是医院管理工作的重要组成部分之一，只有明确职责才能极大地提高医院工作效率和流程。本次调研问卷，从医院管理工作的组织管理、安全

风险管理、质量控制、医疗器械临床使用评价、信息管理和采购管理共 6 个职责维度对被调研医院进行信息收集。从收集的数据分析来看,三级医院在整体上的职责明确比例数据高于二级医院(表 3-1-2)。

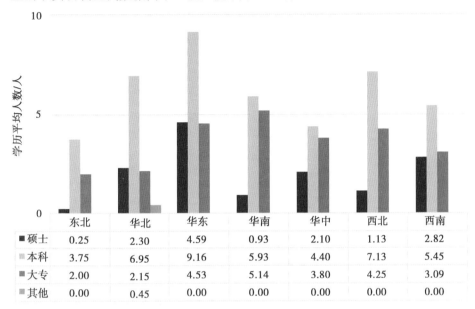

	东北	华北	华东	华南	华中	西北	西南
■硕士	0.25	2.30	4.59	0.93	2.10	1.13	2.82
□本科	3.75	6.95	9.16	5.93	4.40	7.13	5.45
■大专	2.00	2.15	4.53	5.14	3.80	4.25	3.09
■其他	0.00	0.45	0.00	0.00	0.00	0.00	0.00

图 3-1-20　七大区域医院管理相关工作人员学历情况分析

三级医院在组织管理中的各项职责要点实施占比均达到 80% 以上,有 92.19% 的单位成立医疗器械临床使用管理委员会及明确的医疗器械临床使用主管科室部门,这也和本部分概述内容比例基本一致。在安全风险管理方面,三级医院的职责要点实施比例均在 75% 以上,部分内容,如保障生命支持类、急救类和大型医疗器械等处于安全可使用状态能达到 100%,而二级医院在该项的实施比例为 60.94%。同样的,在质量控制方面,三级医院各项职责要点实施占比均在 95% 以上,而相应的二级医院在该部分只有 60% 左右的覆盖率。此外,在医疗器械临床使用评价中,二级和三级医院的细分率都不高,均在 30% 左右,因此也提示了我们作为医院管理工作的研究部门,应该重视医疗器械临床使用评价。不仅如此,在信息管理和采购管理中,三级医院的整体细分率也高于二级医院。该部分提示了在采购和信息管理方面的更应该有明确的职责细分及工作流程,从而提升医院整体的信息管理和采购管理质量并优化预算、决算。

表 3-1-2　开展医疗器械临床使用管理工作的科室，实际承担的
相关工作职责细分表（二、三级医院划分）

职责维度		职责项		职责要点	实施占比 /%	
					二级	三级
一	组织管理	（一）	组织要求	1	成立医疗器械临床使用管理委员会及明确的医疗器械临床使用主管科室部门	53.13	92.19
				2	加强医学工程人才队伍建设	53.13	95.31
		（二）	医疗器械临床使用管理体系建设	3	制定医疗器械临床使用管理制度	65.63	92.19
				4	落实医疗器械临床使用管理制度	65.63	84.38
				5	开展年度医疗器械临床使用管理自查、评估、评价工作，持续改进医疗器械临床使用管理	56.25	87.50
二	安全风险管理	（三）	落实医疗器械临床使用风险识别管理要求	6	进行医疗器械风险评估	48.44	79.69
				7	对生命支持类、急救类、植入类、辐射类、灭菌类和大型医疗器械实行使用安全监测与报告制度	57.81	96.88
				8	建立医疗器械不良事件（不良反应、使用安全事件、环境事件）监测管理制度	64.06	93.75
				9	实行医疗器械分级分类管理要求	59.38	81.25
		（四）	制定并落实医疗器械临床使用风险管理措施	10	开展风险管理	50.00	79.69
				11	建立医疗器械故障应急预案（紧急替代流程）	59.38	95.31
				12	有医疗器械召回响应制度	50.00	76.56
				13	保障生命支持类、急救类和大型医疗器械等处于安全可使用状态	60.94	100.00
				14	医疗器械消毒灭菌符合要求	59.38	82.81

职责维度		职责项		职责要点		实施占比/%	
						二级	三级
三	质量控制	（五）	医疗器械质量保障	15	落实医疗器械验收验证要求	62.50	96.88
				16	落实医疗器械保障维护要求	60.94	98.44
		（六）	规范医疗器械使用行为	17	医疗器械使用要遵循使用说明书的要求	60.94	93.75
				18	医疗器械使用要遵循诊疗规范、操作规程	59.38	93.75
				19	重视培训，确保医疗器械使用相关人员能力水平符合要求	60.94	96.88
				20	按照术式或病种开展医用耗材合理使用分析	34.38	45.31
四	医疗器械临床使用评价	（七）	临床使用安全性评价	21	失效模式及影响因素分析	29.69	45.31
		（八）	临床使用有效性评价	22	临床诊断效果评价：假阴性率、假阳性率	29.69	26.56
				23	临床成像评价：与出院诊断符合率，影像检测指标评价等	29.69	34.38
				24	临床治疗效果评价	28.13	26.56
		（九）	临床使用适宜性评价	25	与医疗器械使用规范的符合率	39.06	43.75
		（十）	临床使用经济性评价	26	成本－效益	45.31	71.88
				27	成本－效果	32.81	32.81
				28	成本－效用	29.69	32.81
五	信息管理	（十一）	信息技术应用评价	29	建立医疗器械临床使用信息系统	43.75	70.31
				30	信息管理工作流程	37.50	64.06
六	采购管理	（十二）	医疗器械采购	31	设备采购	64.06	92.19
				32	耗材采购	60.94	76.56

在七大领域的分析中，我们可以看到，华东地区在各个模块的工作开展率方面均居前列，整体开展情况相对较好；而医疗器械临床使用评价模块是各个区域都相对薄弱的环节，西北地区在该模块较其他地区差距较大（表3-1-3）。

表3-1-3　开展医疗器械临床使用管理工作的科室，实际承担的
相关工作职责细分表（七大区域划分）

职责维度	职责项		职责要点		实施占比/%						
					东北	华北	华东	华南	华中	西北	西南
一　组织管理	（一）组织要求		1	成立医疗器械临床使用管理委员会及明确的医疗器械临床使用主管科室部门	50.00	90.48	94.12	80.00	72.73	100	92.86
			2	加强医学工程人才队伍建设	75.00	95.24	97.06	80.00	81.82	88.89	85.71
	（二）医疗器械临床使用管理体系建设		3	制定医疗器械临床使用管理制度	87.50	95.24	100	86.67	90.91	100	92.86
			4	落实医疗器械临床使用管理制度	87.50	90.48	100	80.00	90.91	66.67	92.86
			5	开展年度医疗器械临床使用管理自查、评估、评价工作，持续改进医疗器械临床使用管理	62.50	80.95	100	93.33	90.91	55.56	78.57
二　安全风险管理	（三）落实医疗器械临床使用风险识别管理要求		6	进行医疗器械风险评估	62.50	76.19	100	60.00	90.91	44.44	64.29
			7	对生命支持类、急救类、植入类、辐射类、灭菌类和大型医疗器械实行使用安全监测与报告制度	75.00	85.71	100	100	81.82	88.89	92.86
			8	建立医疗器械不良事件（不良反应、使用安全事件、环境事件）监测管理制度	75.00	95.24	100	80.00	100	100	92.86
			9	实行医疗器械分级分类管理要求	75.00	90.48	100	60.00	90.91	55.56	78.57
	（四）制定并落实医疗器械临床使用风险管理措施		10	开展风险管理	62.50	80.95	100	66.67	81.82	44.44	64.29
			11	建立医疗器械故障应急预案（紧急替代流程）	62.50	100	100	86.67	90.91	88.89	85.71

职责维度	职责项		职责要点		实施占比 /%						
					东北	华北	华东	华南	华中	西北	西南
三 质量控制			12	有医疗器械召回响应制度	62.50	85.71	94.12	66.67	63.64	55.56	64.29
			13	保障生命支持类、急救类和大型医疗器械等处于安全可使用状态	87.50	95.24	100	100	90.91	100	85.71
			14	医疗器械消毒灭菌符合要求	62.50	80.95	100	86.67	90.91	77.78	71.43
	（五）医疗器械质量保障		15	落实医疗器械验收验证要求	75.00	100	100	86.67	100	100	85.71
			16	落实医疗器械保障维护要求	75.00	100	100	100	90.91	88.89	85.71
	（六）规范医疗器械使用行为		17	医疗器械使用要遵循使用说明书的要求	87.50	95.24	100	86.67	90.91	77.78	92.86
			18	医疗器械使用要遵循诊疗规范、操作规程	75.00	95.24	100	86.67	90.91	77.78	85.71
			19	重视培训，确保医疗器械使用相关人员能力水平符合要求	75.00	100	100	100	90.91	77.78	85.71
			20	按照术式或病种开展医用耗材合理使用分析	37.50	47.62	58.82	40.00	72.73	11.11	57.14
四 医疗器械临床使用评价	（七）临床使用安全性评价		21	失效模式及影响因素分析	37.50	38.10	64.71	53.33	63.64	11.11	28.57
	（八）临床使用有效性评价		22	临床诊断效果评价：假阴性率、假阳性率	37.50	19.05	52.94	20.00	63.64	11.11	35.71
			23	临床成像评价：与出院诊断符合率，影像检测指标评价等	37.50	23.81	55.88	33.33	63.64	11.11	42.86
			24	临床治疗效果评价	37.50	23.81	55.88	13.33	54.55	11.11	28.57
	（九）临床使用适宜性评价		25	与医疗器械使用规范的符合率	37.50	42.86	67.65	60.00	63.64	22.22	35.71

续表

职责维度	职责项		职责要点		实施占比/%						
					东北	华北	华东	华南	华中	西北	西南
		26	成本–效益		37.50	47.62	88.24	86.67	81.82	44.44	78.57
		27	成本–效果		37.50	38.10	50.00	26.67	63.64	22.22	42.86
		28	成本–效用		37.50	33.33	50.00	20.00	63.64	11.11	50.00
五 信息管理	（十一）信息技术应用评价	29	建立医疗器械临床使用信息系统		50.00	57.14	85.29	93.33	81.82	33.33	50.00
		30	信息管理工作流程		50.00	52.38	82.35	73.33	72.73	22.22	42.86
六 采购管理	（十二）医疗器械采购	31	设备采购		62.50	90.48	100	100	90.91	100	92.86
		32	耗材采购		75.00	71.43	85.29	86.67	81.82	100	85.71

（五）专业技师及其专业领域分析

专业技师是临床科室及管理科室的重要技术实施人员。对106家医院的数据处理，见图3-1-21。无论是三级医院还是二级医院，专业技师主要集中于影像技术和临床检验技术两个科室，这也与临床工作相符合。影像技术和检验技术是与临床密切相关的技术科室，且具有流量大、数据多、样本急等特点，因此，数据结果也证实了该两个科室确需专业技术人员支持医疗工作。

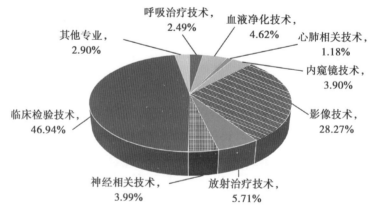

图3-1-21A　二级医院专业技师情况分析

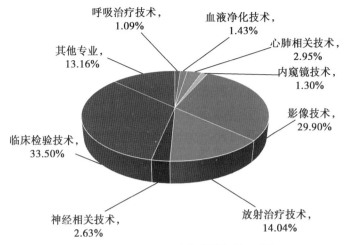

图 3-1-21B　三级医院专业技师情况分析

在七大领域的分析中,医院专业技师人数最多的是华中地区,平均为185.60人;最低的是东北区域,平均为23.17人(图3-1-22)。

此外,本次问卷还调研了专业技师归属科室是属于临床相关科室还是医疗器械管理科室。二级医院中,有82.76%(24/29)的比例将其归于临床相关科室,而三级医院中,该比例为93.62%(44/47)。在七大区域的划分中,各区域对专业技师归属科室有一定的差异,但是总体上都是纳入了临床相关科室。

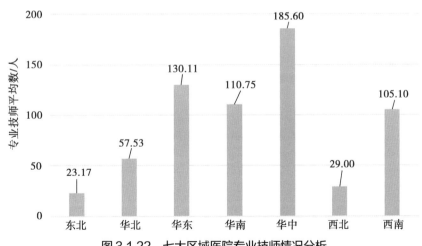

图 3-1-22　七大区域医院专业技师情况分析

该问卷并不能说明专业技师归属于某科室的优劣，更重要的是体现管理模式及管理效率的重要性。以往的研究表明，将专业技师归属于专门的医疗器械管理科室在一定程度上能够提高专业技师工作效率。因此，有必要将医疗器械相关的专业技师与医疗器械管理科室挂钩，纳入医疗器械管理，从而提高医院整体管理水平和运转效率。

（六）医学工程管理人员与医院实际开放床位数的比较分析

医学工程管理人员是开展医疗器械临床使用管理工作的主导者和管理者。本次调查问卷中收集了从事医疗器械临床使用管理相关工作的职工（不包含一线操作技师）人数和医院实际开放床位数，其中对医院的医学工程管理人员数与实际开放床位数的情况进行比较分析。分析结果显示，全国医院平均每百张床位对应医学工程管理人员 1.18 人；从区域来看，华东地区的医院医学工程管理人员数最高（图 3-1-23）。

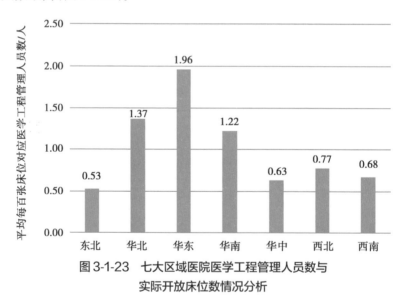

图 3-1-23　七大区域医院医学工程管理人员数与
实际开放床位数情况分析

（马丽平　陈佳亮　郭云剑　张炳珍　孙晓宇）

第二节　中日友好医院医疗器械 临床使用管理情况

一、医院基本情况介绍

（一）医院基本情况

中日友好医院是国家卫生健康委直属大型综合性三级甲等医院，于1984年开院，现编制床位1 610张（含北区、西区），集医疗、教学、科研和预防保健等功能为一体，并承担中央保健医疗任务、国家紧急医学救援任务，附设中日友好临床医学研究所，是国家呼吸医学中心、国家中西医结合医学中心，是国家高质量发展试点医院、国家高水平医院临床研究和成果转化能力试点单位，是国家呼吸系统疾病临床医学研究中心、国家远程医疗管理与培训中心、国家远程医疗与互联网医学中心、国家基层远程医疗发展指导中心、世界卫生组织戒烟与呼吸疾病预防合作中心。医院现有副高级技术职称以上人员500余人，硕士研究生学历以上人员1 200余人。

医院以呼吸医学、中西医结合医学、器官移植、肿瘤综合治疗为主线。内分泌科、胸外科、中医风湿病科、中西医结合肿瘤内科等9个科室及专业被评为国家临床重点专科建设项目。

（二）医疗器械管理概况

作为国家卫健委医疗器械临床使用专家委员会主任单位，医院高度重视医疗器械管理，设置有中日友好医院医学装备管理委员会，下设中日友好医院医疗设备管理委员会、中日友好医院医用耗材管理委员会、中日友好医院医疗器械临床使用管理委员会，负责医院医疗器械管理的制度的审定、医疗设备配置规划的审议、医疗设备配置的审定以及为医院重大医疗装备采购与管理提供决策建议。医学工程处是医院承担医疗器械管理职能部门，成立于1983年，是中国最早成立的医学工程处之一。医院的医疗器械管理包含医疗设备管理及医用耗材管理两大部分。医学工程处下设综合科、设备科、技术科、计量科、耗材科以及分院区管理科等六个科室，现有职工 20 人。其中有博士学历 1 人、硕士学历 9 人，本科及以上学历职工占 70% 以上，高级职称 4 人。部门日常职责主要包括医疗设备管理、医用耗材管理、医工融合创新转化、前沿技术装备引进、人才培养以及教学科研等。

二、医疗器械管理工作

（一）制度建设

根据国家有关医疗器械管理的政策规定，医院具备完善的针对职能部门与临床科室的医疗器械管理制度、管理规范与工作流程，从《中日友好医院医学装备管理委员会职责》《中日友好医院医疗设备管理办法》与《中日友好医院医用耗材管理办法》到《中日友好医院医疗器械临床使用管理办法》《中日友好医疗器械不良事件管理实施细则》等，管理制度覆盖医院医疗器械管理的各个部门、科室、岗位与工作环节，保证医疗器械管理与临床使用有据可依，规范有效。

（二）配置管理

医院医疗设备配置较为全面，种类齐备。目前，医院拥有 1 500 元以上的医疗设备近 2 万台件，医疗设备资产约 30 亿元。配备有直线加速器、PET/CT、单光子发射计算机断层成像（singlephoton emission computed tomography,SPECT）、MRI、CT、DSA 等保障危急重症诊疗需要的大型医疗设备数十台。近年来，为推动医院高质量发展，医院配置了多台手术机器人、一体化介入诊疗平台、智能外科显微镜等前沿医疗设备，其中全国与地区首台配置设备数量近 20 台件，通过大批新技术的应用，有效地促进了临床学科发展，显著提升了医院危急重症的诊疗效果与水平。

（三）使用监管

近年来，医院高度重视智慧化医疗器械管理，根据医疗设备的临床需求，从医疗设备预算、配置、使用效率监管、日常维保与报废等多方面开展全生命周期智慧化管理。借助信息化技术提高医疗设备资产管理、效率效益管理、质量安全管理、临床应用研究、创新驱动研究工作的效率。重视医疗器械的监管，全院 50 万元以上设备共有 769 台，分为科研类、效益类以及基础类，将设备监管工作聚焦效益类设备。通过安装采集器,以及同通过医院信息系统(hospital information system, HIS)、实验室信息管理系统(laboratory information management system, LIS)的收费条目开展对效益设备使用情况的监管。监管内容涵盖设备使用效率、收益、高级功能等的应用频率与效果。

(四)设备共享

自 2015 年医院便率先在国内开展了医疗设备的共享管理,建立了基于物联网等技术的医疗设备共享调配,今天已探索形成了多种共享模式,并同时形成相应的运行机制和绩效管理,开展了对呼吸机、手术腔镜、监护仪、输注泵等全院多种生命支持类、通用类设备实施共享,有效地提升了设备使用效率、降低了医院运营成本。

(五)设备维修

医院非常重视医疗设备的自主维修,临床工程师团队日常工作的目标是在医疗设备维修安全、成本与效率之间找到平衡点。医疗设备的维修质量直接影响医疗安全。通过研发信息化的医疗设备维修管理工具提高自主维修效率。而在维修成本控制方面,工程师们清楚地知道只追求安全和效率会增大医疗设备维修的成本,比如直接请厂家工程师维修,全部用全新原厂配件,请厂家提供备用机,甚至直接请工程师长期驻场都能提高维修的安全性和效率,但带来的成本对医院来说是难以承受的。因此,针对高、中、低风险及不同科室的不同实际情况,工程师能够凭借自身的专业与管理能力作出最合理的决策。实现医院自主维修成本约为保外设备总值的 0.7%,远低于设备厂家或三方医疗设备维修公司保修的成本比例区间(3.0%~10.0%),体现了临床工程师的专业化水平与职业价值。

(六)维保服务

医院购买保修合同的支出约占医学工程部门设备维修维护总支出的 60%以上,主要涵盖放射、放疗等大型设备,约占全部设备的 20% 以上,成本比例在5% 以上。针对购买保修合同的过程中面临的三大问题:必要性——是否应该购买保修,需评估设备的重要性、紧缺性及以前的维修情况等作出决策;经济性——通过保外维修的数据计算保修合同的合理价格价值及选择最经济的保修形式:人工保、配件保还是全保;满意度——执行情况评估,包括成本、效率、技术力量、服务态度、履约情况等。医院探索建立维保决策的信息化平台数据支持，进行全程监管与量化评估相结合，即通过信息化手段，对厂家工程师的服务进行监管并通过相关数据的采集、统计，对合同满意度进行量化评估，为医院医工部门购置保修合同提供决策依据。

（七）预防性维护

临床工程师定期开展包括除尘、除霜、除垢、润滑等日常保养及可靠性维护，在易损部件达到平均无故障使用次数或时间之前，提前更换该部件以预防故障发生，既提高了设备使用效率与安全，也显著降低了设备的维修成本。医学工程师对临床的高风险设备每月定期进行安全性和运行状态的巡检，其他设备在五一、国庆或春节长假前进行安全性巡检，预警设备的故障风险，避免大故障的发生，保障医疗设备使用安全。

（八）计量管理

医疗设备计量管理由计量科承担，其工作职责包括：常规计量、强检组织、特种设备监管与计量政策规范培训等。每年计量设备数量超过 4 000 台件，其中强检和常规计量严格按照国家规定执行。同时，探索建设设备计量管理信息化平台，将医院特种设备管理、放射管理与计量综合管理纳入平台，借助信息化提高医疗设备计量管理的质量与效率。

（九）档案管理

医院拥有信息化的医疗器械档案管理平台，涵盖医院在用全部医疗设备与医用耗材的入院立项、器械采购、验收使用、维修计量记录、供应商资质、产品注册证、产品说明书、使用规范与使用前培训等信息资料。医疗器械档案分为采购与技术卷，可以实现在线查询，更好地服务于临床，提高医疗器械管理效率与科学化水平。

（十）医用耗材管理

1. 规范化管理　医院实行医院耗材管理委员会、职能部门与临床科室的三级医用耗材管理模式，职责明确，分工清晰，从医用耗材遴选评价、使用监管到科室二级库管理完善的制度、流程与标准保证了医院耗材使用管理的规范化。

2. 智能化管理　近年来医院开展了高值医用耗材智能柜、医用耗材共享智能柜、骨科耗材智慧管理、医用耗材智能屋、手术器械追溯系统等一系列医用耗材智能化管理模式,显著提高了医用耗材管理效率,最大限度地降低了耗材管理风险,减轻了医务人员的管理压力。

3. 使用评价与监管 医学工程处建立了医用耗材使用前、使用中、品牌梳理时的医用耗材卫生经济学评价机制,为临床提供质优价良安全有效的医用耗材。同时对医用耗材使用的规范化进行监管,不仅监管使用数量是否出现异动,也对临床是否在医用耗材注册证标明的适用范围内应用进行评价,保证医疗行为的规范化与患者的安全。

4. 成本的控制 医院重视对耗材成本控制的管理,对临床科室医用耗材成本支出进行预算管理,提高科室耗材成本管理意识。对部分耗材科室消耗设定支出目标,超出预警科室说明消耗超量的理由。以提醒科室加强消耗控制。医学工程处采取价格调研、价格谈判以及院内带量等形式有效控制耗材价格,降本增效,实现有效持续的耗材成本控制。

三、医疗器械风险管理

重视医疗器械临床使用风险的识别与评估、监测与报告。建立不良事件及使用安全事件的上报的信息化管理平台,提高不良事件上报与管理效率。对出现的医疗器械相关不良事件及时分析,对出现不良事件的医疗器械及时预警评价,保障临床诊疗安全。

按照《医疗器械临床使用管理办法》要求,对医疗器械按照分级分类进行管理,特别对第三类医疗器械,医院建立了严格的人员使用准入机制,组织定期培训,并进行监管。严禁未取得相关诊疗技术资质的科室、人员开展高风险的诊疗技术活动。从第三类医疗器械入院申请审批、器械申领到使用后的病案记录开展多渠道的审核、监管,保证医疗器械分类管理制度的落实。

四、信息安全

医院医疗器械管理与信息管理部门联合制订了医疗器械信息安全管理制度与工作流程,根据医疗器械信息安全风险程度建立不同信息安全管理措施,并组织人员培训严格落实。

从医疗器械入院开始临床使用便纳入监管,采取医院信息安全系统管理、医疗器械信息安全使用标准、医疗器械使用的信息安全监管到医疗器械信息安全预警机制等，保障医疗器械相关的信息安全。

五、医疗器械质量控制

医院始终坚持采取用专业检测工具按既定标准对设备的电气安全、能量或物质输出、生理参数示值等做高精度检测，并纠正偏差的设备质控工作。考虑到设备质量控制可以在提高医疗设备使用的安全和效率的同时降低医院运行成本。

近年来，医院医疗设备的质控全面覆盖了临床使用的中高风险的医疗设备。其中属国家强检的由国家计量部门来检测，非强检的设备由医学工程处工程师开展日常质控。针对医疗设备使用与管理过程中的人为风险、静态风险、动态风险。通过开展常态化的质控消除一种或多种因素叠加可能造成的医疗安全不良事件。同时通过质控避免因质量问题增加患者诊疗时间、次数和费用，提高医疗效率。借助设备质控确定设备安全性及有效性，延长设备的使用寿命，降低医疗设备的购置成本。

医学工程处还设立了医疗设备质控实验室，配备由医学装备协会培训并发放资质的质控人员，配备常用的质控设备，对临床科室的设备进行常态化质控检测，提高了医院设备的使用安全与质控的效率。

六、医疗器械临床使用评价

开展了 CT、MRI 等设备高级功能的使用评价，促进设备的科学配置以及高质量的临床使用。探索开展基于使用功能与效率评价的大型医疗设备临床选型的评价，提高大型设备配置的科学化水平，促进医疗资源的有效利用。

开展了对留置针、体外膜肺氧合（extracorporeal membrane oxygenation，ECMO）等医用耗材的临床使用前的评价研究，以及不可收费医用耗材院内带量采购前的评价分析研究，既保障医用耗材的有效供应，也能实现医疗运行成本的有效降低。

将医疗设备临床使用评价前置到设备采购立项后，将论证结果及时应用到设备采购环节，高低值医用耗材的医疗器械唯一标识（unique device identification，UDI）的临床应用。

七、前沿技术管理

为促进医院高质量发展,医学工程处主动收集国际前沿的医疗器械技术信息,加强医工融合创新医疗器械技术研发,聚焦国内外具有前瞻性、探索性的前沿医疗技术器械,助力医院优势学科发展。将医疗器械技术创新分为4个等级,分别为院内创新,即医院内尚未开展的,称之为医院内新技术;地区引领,即本院开展而本地区市其他医院没有开展的技术项目;国内领先,即国内第一台投入使用的新技术器械;国际前沿,即国际新进应用临床的前沿技术器械。

采集前沿技术器械的途径有:信息采集,即上网查询及向世界知名企业咨询。学习调研,即了解工信部、国家卫生健康委的政策,学习其他医院的经验。信息交流:举办前沿技术器械交流沙龙,每周一次,邀请厂家、临床专家探讨前沿技术器械的先进性及其临床诊疗技术进展与需求,评价器械的先进性、前沿性与临床需求的契合度,为前沿技术器械的有效引入提供参考依据,自2021年至今已举办123期。近年来,医院已引进近20台件国内、地区首台的前沿医疗器械,诊疗患者数量超过30余万人次,应用效果显著,有效地推动了临床诊疗能力的提升和临床研究工作的开展,增加医院影响力,取得了良好的社会效益与经济效益。

八、医学工程学科建设

(一)教学工作

医学工程处把教学工作开展当作提升学科水平的重要抓手,始终重视教学工作的开展,医院设置了医学工程教研室,配备了教研室主任、教学秘书。教学对象主要为院校学生、进修人员、新员工以及在职员工。中日友好医院是首都医科大学、北京化工大学以及北京航空航天大学生物医学工程临床教学基地,承担本科生实习、本科毕业设计以及硕士课题研究等教学工作。每季度举办一期临床工程师进修培训班,培训内容涉及医学工程专业理论、医疗器械管理以及医学工程技术等学员辐射全国各地各级医疗机构的医疗装备管理人员。教研室承担有关医疗设备、医用耗材管理的2项国家级继续教育项目,通过举办国际医学工程论坛、医工沙龙等相关主题的学术交流活动,促进了医学工程学科发展,提升了医院医学工程专业技术水平。

（二）科研工作

临床医学工程技术与管理研究是学科建设的重要内容，近年来，医学工程处申报获批了科技部、中国卫生经济学会等十余项研究课题。科研工作的开展提升了学科能力与行业影响力，研究结果有力地促进了医学工程专业与管理工作的开展，体现了医学工程人员的专业价值。

（赵　菁　李战国　周闻博　陈学斌）

第三节　首都医科大学宣武医院医疗器械临床使用管理情况

一、医院基本情况

（一）医院基本情况简介

首都医科大学宣武医院（以下简称"宣武医院"）始建于 1958 年，是一所承担着医疗、教育、科研、预防、保健和康复任务的大型三级甲等综合医院。医院设有 33 个临床科室、11 个医技科室、6 个临床研究科室。

宣武医院以神经科学和老年医学为特色，同时是国家神经疾病医学中心、中国国际神经科学研究所、国家老年疾病临床医学研究中心。神经内科是国家级重点学科，神经外科及北京脑血管病中心是国家级重点学科主要参加单位。

（二）医医院医疗器械临床使用管理工作开展情况简介

医学工程处是全院医学装备的专职管理部门，医学装备委员会及其下设若干专业委员会常设机构设在医学工程处，其负责医学装备的管理工作，包含全院医疗设备及医用耗材的购置、验收、技术保障（质控）、维护、维修、档案管理、应用分析和设备报废等全生命周期过程管理。医学工程处现有职工 31 人，其中高级职称 7 人，中级职称 17 人，初级职称 7 人；博士占 6%，硕士占 42%，本科占 48%。

为加强医疗设备临床使用管理工作，保障医疗器械临床使用安全、有效，医院在医学装备委员会下设医疗器械临床使用管理委员会，并制定相关制度与职责。医疗器械临床使用管理委员会以院长为第一责任人、副院长为主要负责人，主要成员包括医学工程处、医务处、护理部、医院感染管理处、信息中心、科研处、财务处等相关职能部门负责人，以及相关临床、医技科室负责人。委员会的日常工作依托医学工程处负责，依法拟订医疗器械临床使用工作制度并组织实施，确保进入临床使用的医疗设备合法、安全、有效；组织开展医疗器械临床使用安全管理、技术评估与论证，确保采购的医疗设备符合临床需求；监测、评价医疗器械临床使用情况，对临床科室在用医疗器械的使用效能进行分析、评估和反馈；监督、指导高风险医疗器械的临床使用与安全管理；提出干预和改进医疗器械临床使用措施，指导临床合理使用；监测识别医疗器械临床使用安全风险，分析、评估使用安全事件，并提供咨询与指导；组织开展医疗器械管理法律、法规、规章和合理使用相关制度、规范的业务知识培训，宣传医疗器械临床使用安全知识。

二、管理组织

（一）管理组织及职责

为加强医学装备临床使用安全管理工作，降低医学装备临床使用风险，提高医疗质量，医院成立医学装备管理委员会，医学装备管理委员会由使用科室的主要负责人、相关职能部门的负责人和医学工程处的负责人组成，由院长、主管院长任管理委员会的正副主任。医学装备管理委员会下设若干专业委员会，包括：医疗设备购置管理委员会、医疗器械临床使用管理委员会、医用耗材管理委员会及计量管理委员会。

医学装备管理委员会对全院医、教、研各部门的仪器、设备购置工作实施统一管理，包括审核购置计划、配置方案和价格情况；对医学装备购置的全过程行使监督职能，同时对已购医疗设备实施绩效评价和考核；负责对全院医学装备临床使用管理工作进行监督检查和评价并制定严格的奖惩措施。

（二）日常工作

医学工程处的日常管理工作有以下几方面：建立档案管理制度，按规定管理档案分库；完成医院医疗设备、耗材购置计划收集、准入审核、论证、审批、洽谈、招标、采购等工作；完成设备使用管理，包括设备安装调试、验收、培训、维修、质控、计量、放射防护、报废等工作；实施医学装备安全管理，监督检查医学装备使用部门日常保养和规范使用，包括使用安全、不良事件报告等，确保医学装备安全使用；制定医用耗材遴选专家管理办法，明确专家选聘标准，组建专家库；建立绩效考核体系，对医用耗材和设备实施动态监测，制定绩效考核指标；定期将绩效评价、绩效指标完成情况反馈科室；建立医用耗材超常预警机制，设置重点监控品种，必要时对异常使用的医用耗材品种采取限制使用等措施。

三、安全风险管理

医疗器械风险包括产品风险（设计、材料、工艺及电磁辐射的危害）、系统风险（临床使用中多种产品集成）以及体系风险（人、机、环境体系）。宣武医院医学装备管理实行医学装备委员会、医学工程处和使用科室三级管理制度。为保证医疗设备临床使用安全，医学工程处对在用的医疗设备进行定期进行风险分析、风险评估、风险控制，定期监测和建档，以保证医疗设备运行时的安全性与有效性。同时制订《医疗设备风险评估管理制度》《计量设备检测管理制度》《医疗设备质量控制制度》及《医疗器械不良事件监测与报告制度》等一系列制度。

四、质量控制

医学工程处制定了《医疗设备质量控制制度》及相关质量控制流程，设有特定的检测场所，拥有特定的检测工具。医学工程处人员按照设备类型或设备所在科室定期对如监护仪、除颤器、呼吸机、麻醉机、输液泵、注射泵、心电图机、高频电刀等设备进行巡检或质量控制，收集一定数据并进行分析统计。在质量控制过程中工程师可以了解设备的运行状态，及时发现问题，及时处理并规避潜在的风险，是医疗器械临床使用安全管理中非常重要的环节。

五、医疗器械临床使用评价

医学工程处制订了《医疗设备验收与使用评价制度》，规定医学工程处对全院医疗设备的效益情况进行监控，以便合理配置和充分利用医疗设备，并为医院医疗设备配置决策提供依据。医学工程处定期对甲乙类大型设备进行使用效益分析和故障分析,收集科室反馈意见并上报医疗设备购置管理委员会审议,作为设备采购计划制订及调整的依据。并对甲乙类大型设备使用情况进行评估反馈。对能够充分利用,效益明显的给予表扬;对长期闲置,开展工作不力,保养保护不当的给予批评。

六、信息管理

医学工程处已建立医疗器械临床使用信息系统,信息系统可记录设备维修信息、质量控制信息、设备巡检等,由医学工程处工程师进行相关工作后填写。除此之外,医学工程处还利用信息化手段实现耗材的精细化管理,建立医用耗材管理系统,并结合疾病诊断相关分组(diagnosis related groups, DRG),按病种分析耗材消耗;为实现使用时长统计、数据分析、设备管理、耗材管理等方面功能建立内窥镜信息化管理平台;并探索支气管镜精细化集中管理模式,建立具备资产管理、清洗消毒、维修、质控保养及租赁运营等五大模块的租赁中心。

七、经验与建议

(一)医学工程处目前开展的工作亮点

1. 支气管镜精细化集中管理模式探索　目前,已建立以医学工程处、供应室为主体,具备资产管理、清洗消毒、维修、质控保养及租赁运营5大模块的租赁中心,通过综合效益分析实现支气管镜的精细化管理。此项改革决议对全院进行公示,并对相关临床科室进行培训。改革后,医院收益有所增加,业务科室对设备随借随用、及时归还。

2. 医用耗材管理系统　利用信息化手段实现耗材精细化管理。管理系统有4个模块,其中资质管理模块实现资质管理无纸化;高值耗材模块采用UDI等统一编码进行管理,并根据不同术式将耗材组套或打包,扫原厂条码进行使用计费核销;低值耗材模块建立临床科室耗材二级库,针对不同耗材采取相应核销模式;使用分析模块对科室、病种乃至医师的多维度分析可视化进行呈现。

3. 内窥镜管理平台信息化建设　系统可自动从手麻系统提取手术信息、患者信息,并记录腔镜设备(主机、采集单元、腔镜)的使用时长,并统计设备(主机、采集单元、腔镜)的使用真实时长、使用频率等信息。

4. 精准放射治疗服务标准化试点　宣武医院是"精准放射治疗服务标准化

试点"承担单位，此项目由医学工程处和放射治疗科共同完成，项目内容针对癌症放射治疗领域建立健全一套集关键技术流程标准与运行质控管理标准于一体的标准化体系；通过落实国家检定规程建立完善医用电子直线加速器量值传递和量值溯源，落实各项定期检测校准与培训评估，确保质量控制各项技术与管理的规程和规范配套落实，从根本上解决精准癌症放射治疗的技术瓶颈和难题。本项标准化试点经过近一年的筹备与资源融合，拟定"五个一"的目标任务：制定一套标准、建立一个数据库、组建一个联盟、形成一批成果、实现一批创新，为在全国推广奠定标准化基础，促进放射治疗领域提升公共服务质量与水平。

5. 医学影像装备首台（套）重大技术装备试验验证平台 "医学影像装备首台（套）重大技术装备试验验证平台"项目是工信部 2021 年产业技术基础公共服务平台项目，此项平台的建设由宣武医院医学工程处牵头，本项目旨在开展医学影像装备临床应用适用性研究与验证，从技术上解决国产医学影像装备进入临床的"最后一公里"问题。本项目的建设内容有：开展医学影像装备可靠性、服务保障性及临床应用效果等共性评价技术研究，建设医学影像装备可靠性与服务保障性评价与测试验证中心、医学影像装备临床应用及效果评价与验证中心，建立医学影像装备适用性评价技术研究与评价体系，开展 2 类以上医学影像装备的验证测试服务；搭建医学影像装备临床信息平台，为产品优化、质量提升和临床应用提供数据和技术基础；搭建培训与推广服务平台，开展技术培训与市场推广服务等。

6. 医疗器械及体外诊断试剂临床试验管理 临床试验是指在人体（生理或病理条件下）进行药物或器械系统性研究是科学试验。医疗器械临床试验是指医疗器械上市前对其安全性和有效性进行验证的试验工作。医疗器械临床试验实施过程的规范性和科学性是临床数据的准确性和可靠性的直接影响因素，因此加强对医疗器械临床试验全过程的质量控制与风险管理尤为重要。我院自 2016 年开始承接器械临床试验项目，截至 2022 年底共承接器械临床试验 155 项，并呈逐年上升趋势，神经科学作为我院的专业特长学科，具有病例数量多、病种广泛、病变复杂、专业组细化、治疗手段多样化等特点，吸引国内外多家申办方启动器械临床试验，其中神经外科 2016 年至今共承接项目 32 项，备案专业人员 16 人，在项目承接数量、专业组备案人员数量等方面均有明显优势。

7. 生命支持类医疗设备集中管理 宣武医院医学工程处开展了生命支持类医疗设备集中化管理模式，打破原有生命支持类设备由各临床科室独立管理运营的瓶颈，建立以医学工程处和临床科室为实施主体的生命支持类设备集中管理中心，全院统筹设备的使用、检测、维修、维护、成本核算等各环节，推进依托数据的医用设备全生命周期精细化管理方式。通过集中管理后,生命支持类设备的使用效率有显著提升,降低了设备的闲置率,设备故障后的维修周期也显著缩短,此项工作得到了临床科室的认可和支持,同时获批局级课题两项。

(二)医学工程处及临床科室对未来工作开展的思考与建议

1. 对《医疗机构医疗器械临床使用管理规范》及《医疗器械临床使用管理评价标准》的认识与建议 大家对于规范和评价标准的及时出台都表示支持和肯定,认为规范和评价标准细化了《医疗器械临床使用管理办法》的内容,明确了医学工程部门具体的工作内容,更易于文件精神的落地实施。《医疗器械临床使用管理办法》涉及的工作内容在一定程度上提高了医学工程部门的业务水平,在具体落实过程中确实存在困难,解决这些困难不仅可以体现群体的智慧,还可以提高医学工程部门的地位,对于医学工程部门和临床工程这门学科来说都是一个很好的发展契机,医学工程部门很愿意看到相关文件精神的落地,也很愿意改进自家的工作。大家认为应设立几家医院作为基地,在技术和操作上面探索更细化的实施办法,其他医院进行学习效仿。此外在设备的临床使用评价方面,希望得到有关专家的培训与指导,目前医院已经开展了针对200万以上甲乙类大型设备的效益分析,分析侧重的是经济方面的,在有效性适宜性方面有欠缺,希望在这部分大家一起探索怎么去做。

2. 临床工程师培养的探讨 访谈中手术室护士长表达了对临床工程师的迫切需要。手术室是设备和耗材的重点使用科室,数量和种类最多,特别是大型设备,使用中会出现各种问题,目前负责设备日常管理的是护士,护士不具备解决和排查问题的能力,只能先跟医学工程部门报修,医学工程部门初步了解问题后再进一步与厂家工程师沟通,这个过程会花费很多时间,如果有临床工程师在手术室就能更直接高效地解决问题,帮助手术室提高设备运行效率。此外在其他医院的临床科室培养了临床工程师,实践中发现临床工程师动手能力强、有工程专业知识和临床技能知识,可以帮助临床解决很多问题,临床工程师得到了临床科室的认可和支持,未来会培养更多这样的临床工程师进入到临床科室工作。其次探讨了临床工程师待遇的问题,一般医学工程部门拿的是医院的均奖,不同医院会有不同的系数调整,但普遍不高,然而临床工程师深入到临床工作,帮助临床科室解决问题,应该得到更多的报酬,但是站在临床科室角度,临床工程师增加了临床科室的用人成本但不创造收益,因此很多临床科室不愿意承担临床工程师的薪酬，这个问题也是阻碍临床工程师发展的一个因素，因此临床工程师的建立也需要医院领导和临床科室领导的支持。

3. 科研成果转化后的设备购置问题　宣武医院非常重视科技创新成果转化工作，院内一些医生也参与到医疗器械创新研发的过程中，但是当这些科研成果完成转化并上市后，医院想要购置这些医疗器械时就会面临一些困难，现有的政策对采购行为有很多约束，其中就涉及阳光采购的问题，会面临相关部门的检查，造成的结果就是自己研发的设备到最后却很难进入自己的医院进行使用，所以在政策方面需要上级领导部门的支持，积极推进相关政策落地。

4. 医疗设备的质量控制应符合国情　放疗科提出，现有的直线加速器质控标准是按照国外的标准来执行的，但是国内外对加速器的使用频次差异很大，国内的使用频次是国外的数倍，针对高负荷的设备，应该制订差异化的质量控制标准，具体问题具体分析，这样才能更好地满足临床需要。

（吴　航　李艳春　庄静文）

第四节　国家电网公司北京电力医院医疗器械临床使用管理情况

一、医院基本情况介绍

（一）医院基本情况简介

国家电网公司北京电力医院（以下简称"北京电力医院"）是一家三级综合医院，隶属于中国通用技术集团有限公司下属国中康健集团有限公司，现有职工1 430人，其中卫生技术人员1 224人，医学工程人员13人，约占总卫生技术人员的1.1%。固定资产总额15.6亿元，医疗设备资产6.95亿元。

（二）医院医疗器械临床使用管理工作开展情况简介

医院设有医疗器械临床使用管理委员会，由医院负责医疗管理、质量控制、医保物价、感染管理、医学工程、财务资产、信息等工作的相关职能部门负责人以及相关临床、医技等科室负责人组成，负责指导和监督医院医疗器械临床使用行为，日常管理工作由医学工程处负责。医疗器械临床使用管理委员会至少每半年召开一次会议,研究讨论医疗器械质量与临床安全使用管理工作职责范围内的各项工作。主要职责为:组织开展医疗器械临床使用安全管理、技术评估与论证;监测、评价医疗器械临床使用情况,对临床科室在用医疗器械的使用效能进行分析、评估和反馈;监督、指导高风险医疗器械的临床使用与安全管理;提出干预和改进医疗器械临床使用措施,指导临床合理使用;监测识别医疗器械临床使用安全风险,分析、评估使用安全事件,并提供咨询与指导;组织开展医疗器械管理法律、法规、规章和合理使用相关制度、规范的业务知识培训,宣传医疗器械临床使用安全知识等。

医院日常医疗器械临床使用管理工作主要有:医用耗材质量监督检查、Ⅲ类高风险植入介入类材料的双向追溯跟踪检查、医疗设备全院巡检质控管理以及医疗器械不良事件的管理工作等。

二、组织管理

北京电力医院医疗器械管理实行医院、专业管理部门和科室三级管理模式。在医院层面设置了医学装备管理委员会,下设医学装备专家委员会、医用耗材管理委员会、医疗器械临床使用管理委员会和计量质控管理委员会4个专业委员会;医学工程处作为医疗器械管理的专业部门全面负责医学装备管理和招标采购工作;科室是医学装备的使用与保管部门,负责医学装备的安全使用与日常管理工作。

三、安全风险管理

医学工程处和医疗器械临床使用管理委员会对在院医疗器械按照风险程度实行三类管理,会定期抽查病历,检查高值耗材使用情况是否符合标准规范。建立了抢救急救类设备地图,方便科室人员及时调取。医学工程处设立了设备调剂中心,配备一定数量的多参数监护仪、呼吸机等急救抢救设备,供临床科室紧急使用。

四、质量控制

医院计量质控管理委员会负责医用设备质量控制等工作,医学工程处配有福禄克生物医学工程检测设备,可以自主对呼吸机、监护仪、心电图机、超声、输注泵等设备进行质控工作。希望可以与辖区内其他医院联合成立区域质控实验室，进一步提升医学装备质控工作管理能力。

五、医疗器械临床使用评价

根据《北京电力医院医疗器械临床使用管理办法》，通过不定期的医疗器械使用巡检工作，对临床科室发现问题器械进行及时地反馈，并予以通报整改。

以呼吸机不良事件开展评价工作举例：患者在使用呼吸机时，突然呼吸机发生黑屏，停止工作，工程师第一时间赶到事故现场进行维修，发现是空气阀内的红宝石磨损严重导致的漏气，更换红宝石后，机器恢复正常工作，事件发生后，医学工程组人员对此次事件做了评价分析，发现使用红宝石控制的流量阀故障率远远高于电磁阀流量计，且电磁阀的使用年限在说明书中有明确说明，而红宝石的使用年限没有具体说明，因此医学工程人员对红宝石阀的呼吸机加强了使用监管，对临床科室人员也进行了相应培训。

六、信息管理

医院自主研发了物资管理系统和资产管理系统，实现了医疗耗材和医疗设备从采购到报废的全生命周期管理。辅助决策系统，系统可实时显示耗占比，科室使用情况、排名等信息。

七、经验与建议

（一）辅助决策支持系统的开发与临床使用

医院自主研发一套算法，根据大量以往购置设备的效益分析和综合净现值算法，创造一套辅助决策系统，当科室提出购置申请，在购置资金有限的情况下，帮助决策者判断优先购置哪种设备提供科学依据。此项目荣获国家电网公司管理创新成果奖三等奖，发表论文3篇。

（二）大力开展医疗器械（设备）使用管理培训

2018—2019年连续两年举办设备使用管理培训讲座，面向全院乃至全北京市丰台区医护人员，站在医护人员使用医疗器械的角度举办培训讲座，医护人员在讲座中获得很大收获。

（三）手术室设备管理

手术室是医疗器械使用的重点科室，设备运行的安全和有效直接关系着手术的成功，因而手术室相关人员很重视设备使用中的安全风险问题。手术室相关人员分3个组对医疗器械进行管理：耗材组、麻醉设备组和手术室设备组。此外，手术室对于医疗器械管理培训非常重视，在医学工程部门的支持下会邀请厂家工程师来给护士做培训，每个月至少2次，至今已持续了3年时间。手术室护士定期会对设备做巡检，设备的管理形式主要依托放置的位置进行记录管理。对植入类耗材进行管理，将原始资料集中保存，梳理了8项文件，如说明书、明细等进行档案式管理，对一次性物品管理严格、不可二次使用，严格按照器械风险分级进行灭菌处理。

（四）医学工程的定位问题

传统的医学工程部门主要负责设备维修、耗材请领等，近几年发展为职能部门，赋予了较多职能管理权限，如医疗器械的采购管理、临床使用安全管理、质量控制管理等。近年来北京电力医院医学工程处主导开展了医疗器械临床试验管理工作，并筹建了医院临床研究中心，尝试开启了临床医学工程科研工作。

（王作涪　王　翠）

第五节　中国科技大学附属第一医院医疗器械临床使用管理情况

一、医院基本情况

（一）医院基本情况简介

中国科学技术大学附属第一医院（安徽省立医院）始建于1898年，是一所设备先进、专科齐全、技术力量雄厚，集医疗、教学、科研、预防、保健、康复、急救为一体的省级大型三级甲等综合性医院。医院由中国科学技术大学与安徽省卫生健康委双重管理，以中国科学技术大学管理为主。实行"一院多区"集团化、一体化和差异化发展战略。目前，共开放床位 5 750 张，设有 47 个临床医技学科。近年来，门诊量 560 余万人次 / 年，出院患者 30 余万人次 / 年，开展手术 17 余万台次 / 年，平均住院日 6.41 天。

医院现有在职职工 7 569 人，其中高级职称近 1 200 人。拥有特聘院士 5 人，国家级重点（青年）人才项目专家 25 人次，省级重点人才项目专家 17 人，一级主任医师 39 人；国务院及省政府津贴专家 124 人次。2021 度全国三级公立医院绩效考核排名第 21，等级 A+。在中国医学科学院发布的"2022 年度中国医院科技量值（STEM）"评价结果中，医院综合排名 67 位。国家临床重点专科建设项目 10 个，省临床重点专科 33 个。获批国家创伤区域医疗中心和国家紧急救援基地建设项目。

（二）医院医疗器械临床使用管理工作开展情况简介

根据《医疗器械临床使用管理办法》，医院成立了医疗器械临床使用委员会，委员会成员涵盖了医疗管理、质量控制、医院感染管理、医学工程、信息等工作的职能部门负责人以及相关临床、医技等科室负责人，主任委员由主要院领导担任，负责指导和监督医院医疗器械临床使用行为，日常管理工作由院医学工程处负责具体执行和落实。

医学工程处的医疗器械临床使用管理工作主要从 3 个方面着手。①建立健全医疗器械临床使用风险管理制度，规范工作流程。针对使用监测发现的问题和隐患，牵头和医务、护理、临床等部门联合开展原因分析评估、措施改进，建立闭环管理和持续改进机制。②建立使用评价机制，促进合理使用。联合相关部门扩大医疗器械临床使用评价的范围和内涵，借助全方位、多维度的评价指标体系，综合评价医用耗材、医疗设备的使用是否合理、是否安全。③加强专业培训工作，提升安全管理能力。内容既包括医疗器械相关法律、法规、政策，也包括器械规范使用操作步骤、安全管理措施和方法等方面。培训对象包括医学工程部门的工程师、耗材管理人员，并直接面向医疗器械使用的临床兼职管理员。同时，充分发挥医疗器械临床使用专家委员会在技术指导方面的作用。

医院作为安徽省医学装备质量控制中心（本节简称"质控中心"）的挂靠单位，受安徽省卫生健康委的委托，负责全省医疗器械临床使用监测、评价等工作。质控中心参照第一届国家医疗器械临床使用专家委员会专家组成，牵头成立了安徽省医疗器械临床使用专家委员会。同时，16 个地市同步建立市级医疗器械临床使用专家库，形成省市联动的医疗器械临床使用管理网络。

二、组织管理

（一）管理组织及职责

医院建立了由院领导、医学装备管理部门和使用部门组成的三级管理制度，成立医学装备管理委员会和医疗器械临床使用管理委员会并履行相关职责。医学装备三级管理的组成部分以及职责如下。

1. 医院医学装备管理委员会和医疗器械临床使用管理委员会　医学装备管理委员会由机构领导、医学装备管理部门及有关部门人员和专家组成，负责对本机构医学装备发展规划、年度装备计划、采购活动等重大事项进行评估、论证和咨询，确保科学决策和民主决策。

医疗器械临床使用管理委员会由本机构负责医疗管理、质量控制、医院感染管理、医学工程、信息等工作的相关职能部门负责人以及相关临床、医技等科室负责人组成，负责指导和监督本机构医疗器械临床使用行为，日常管理工作依托本机构的相关部门负责。

2. 医学装备管理部门　医学工程处作为医院医学装备管理部门，在分管院长的领导下，负责全院医学装备的计划、论证、立项、参数制订、安装、验收、维修、质控、计量、不良事件、培训、安全巡查等的全过程管理，保障医学装备的正常使用。

3. 临床使用部门　使用部门应在医学工程处的指导下，实行科主任负责制，由专（兼）职管理员负责医学装备日常管理工作。

（二）日常工作

1. 医学装备管理委员会和医疗器械临床使用管理委员会依托医学工程处开展日常工作

（1）认真贯彻执行各级各类设备和物资方面管理制度及规定。

（2）根据工作需要，编制各类设备和物资全年计划和预算，并就医院讨论通过的年度计划和预算制订具体的实施办法和实施细则。

（3）全院各类设备、物资的调研和可行性论证工作，采取集团化整合立项、调研、审批，创新预采购公告模式，参数采取4名院外专家和1名律师参与论证模式。

（4）全院各类设备和物资的验收、资质管理、仓储、出入库、统计考核及配送管理等工作，大于200万元以上参与集采的大型医疗设备采取邀请院外专家参与验收模式。

（5）各类设备的建档、使用培训、档案的管理，重点监测现有设备使用率及完好率，建立集团化设备调配模式，发挥仪器的应有效能。

（6）全院计量器具的管理工作，严格按照国家计量法规执行，定期检定和修后检定，建立健全有关计量管理制度及档案。

（7）科学地对设备成本进行核算及效益分析，并根据监测结果做好设备的分配和内部调度。

（8）全院各类设备报废的技术鉴定、核实、统计、上报、处理等工作。

（9）全院医疗设备维修保养工作，定期巡回检查，做到维修及时快速，加强对设备维修工程人员的业务培训，重点抓好各类设备的安全生产工作。

（10）监测、评价全院医疗器械临床使用情况，常态化开展"医疗器械质量抽检"活动，保障医疗器械临床使用质量安全。

（11）监测、识别医疗器械临床使用安全风险，开展医疗器械不良事件监测与报告，分析、评估使用安全事件，提出干预和改进医疗器械临床使用措施，指导临床合理使用。

2. 临床使用科室的日常工作

（1）有医疗设备的科室，须建立使用管理责任制，指定专人管理，严格使用登记，认真检查保养，保持仪器设备处于良好状态。

（2）新进仪器设备在使用前，必须经过专业技术人员的培训指导，在熟悉日常操作和保养程序后，方可独立操作。

（3）操作使用时必须按照仪器的使用说明、操作规程进行操作，操作前应判明其技术状态良好。

（4）不允许搬动的仪器，不可随意挪动。仪器操作使用过程中，操作人员不得擅自离开，发生故障时，及时通知设备维修部门，严禁带故障和超负荷使用。

（5）仪器设备（包括主机、附件）须保持完整，破损的零部件不得随意丢弃。

（6）严格执行交接班制度，做好设备的运行记录和维修维护记录。

（7）使用科室医疗设备应由专人或兼职人员负责，实现与医院管理部门账账、账物相符。

三、安全风险管理

医疗器械安全风险管理是保障医疗器械安全有效的一项重要管理活动，贯穿于医疗器械的全生命周期，结合医院实际，医学工程处主要从以下几个方面开展工作。

（一）建立完善组织体系

医院在 2012 年根据卫生部《医疗卫生机构医学装备管理办法》（卫规财发〔2011〕24 号）的要求，成立了由院领导、各职能部门负责人、各片（区）负责人组成的医学装备管理委员会，负责医学装备计划、采购、使用和处置等相关管理职能。随着 2021 年《医疗器械临床使用管理办法》的颁布实施，医院在 2022 年将医学装备管理委员会调整为医学装备管理医疗器械临床使用委员会。

（二）严把安全入口关

医疗器械的安装验收是医疗器械进入医院的首道关卡，医院制订了完善的医疗器械验收制度，严把医疗器械进入医院的安全入口关。

1. 临床、医学工程、供应商三方共同确认医疗器械配置齐全、功能完善、安全可靠，做好相关记录及其保存工作；对于单价 200 万元以上的大型设备，还须邀请院外专家参与验收；必要时，由医工部门、国资等部门、院外专家、落标企业对大型医疗设备进行四方验收。

2. 确定了验收培训制度，医疗器械验收时，供应商须对临床使用人员进行培训，确保临床使用人员能够熟练掌握医疗器械的使用方法、操作流程。

3. 对于急救生命支持类设备，验收时还须对设备核心监测指标进行质控检测。

（三）规范日常使用管理

医疗器械通过验收入库进入医院后，临床使用人员和医学工程处临床工程师要发挥医疗器械日常使用安全管理的职责。

1. 落实三级管理制度，强化临床管理员责任 医疗机构的医务人员是使用医疗器械及其风险监测、报告的主体，是风险管理不可缺少的组成部分。熟练掌握医疗器械的使用环境程序方法，知悉医疗器械的使用事项，是对医疗器械使用人员的基本要求。医院建立了医疗器械三级管理制度，明确兼职医疗器械管理员职责，定期开展兼职医疗器械管理员培训，提升兼职医疗器械管理员能力。

2. 科学进行风险评估，持续开展预防性维护 预防性维护能够有效地降低医疗器械故障概率，延长医疗器械使用寿命，降低医疗器械使用风险。医学工程处对临床医疗器械使用进行风险评估，来确定医疗器械的预防性维护周期。对医疗器械进行预防性维护，同时进行质控检测，确保医疗器械状态良好。

3. 定期检查巡查，开展监督考核 医学工程处联合总务、保卫、信息等部门，每月及节假日前对全院大型医疗设备进行安全生产检查。重点围绕医疗设备使用环境安全风险管理，包括对医疗设备运行环境中设备供水、供电、供气的安全保障，进行安全检查和测试。以及对特殊医疗设备及运行环境条件的监管，如辐射防护安全管理、特种设备安全管理。

临床工程师每季度对其分管的临床科室的急救生命支持类设备进行巡查，并对临床科室医疗器械的日常使用管理进行考核评分。

4. 及时做好维修维保工作 对于发生故障的医疗器械，首先要求使用科室做好标记，停止使用，分管临床工程师及时赶赴现场排查故障；建立紧急维修制度，对急救生命支持类、临床急用及大型医学装备，发生故障可能（潜在）危及患者生命安全，影响患者治疗与诊断时，通过汇报启动应急预案，进行紧急维修。同时，对于监护仪、呼吸机、血液透析设备等急救生命支持类医疗器械，通过招标配件长期供应商的方式确保维修的时效性。

对于大型影像设备、消毒灭菌设备等影响医院正常诊疗工作的医疗器械，采取购买维保的形式确保维修的时效性。

5. 认真做好不良事件的上报、分析、改进 按照医疗器械不良事件流程上报，医学工程处对问题进行分析，查找出现的原因，同时约谈医疗器械供应商提供解决方案，不能及时解决的坚决予以停用。

（四）案例

一是重症监护室（intensive care unit，ICU）某台呼吸机，氧浓度设置值为45%，测量值显示在75%~85%波动。当时ICU患者较少，科室及时对该机作停机处理。临床工程师现场初步判断系氧电池失效，在采购到新的氧电池更换后发现故障依旧，后来对呼吸机作全面检测，发现控制氧气比例的红宝石阀损坏漏气，引起氧浓度值不稳定。作为医院临床使用人员、临床工程师，能够正确认识氧浓度检测及氧电池在呼吸机中的重要作用，没有因为轻视或侥幸心理而盲目关掉氧浓度监测报警功能、继续使用呼吸机。

二是某品牌多参数监护仪，在进行患者的无创血压监测时，多次出现测量值结果偏大的情况，定位问题原因是监护仪目前的应用设计不能很好地符合科室应用场景导致。该科室内患者流动性较大，血压测量多为单次测量，所以同一台监护仪会被用于不同患者进行血压测量。在测量不同患者时，科室使用人员没有进行解除患者/接收新患者的操作，监护仪现有的无创血压监测测量自适应调整充气的功能会根据前次测量结果调整当次测量的充气压力，当测量的不同患者血压差异较大时，可能会出现充气压力远高于当前患者血压的情况，此时如果存在患者运动或挤压袖套等干扰情况，就有可能导致测量结果偏高。处理办法为根据科室的应用场景，对监护仪软件设计进行调整，在手动无创血压监测测量时，充气压力根据用户设置进行配置，避免上述原因导致的测量偏高问题。

四、质量控制

（一）加强医疗器械使用监管，确保临床使用安全

对生命支持类、急救类、植入类、辐射类、灭菌类和大型医疗器械的使用开展安全监测管。每月对重点科室设备运行、使用状况等方面进行巡查，定期开展医疗器械检测工作，2021 年总共检测台件数 4 926 件，其中压力表类及墙上氧气吸入器 3 140 件，注射泵 751 台，输液泵 281 台，体重秤、电子秤 104 台，温湿度计 103 件，移液器 108 台，离心机 38 台，温度计 28 件，呼吸机 54 台，除颤仪 41 台，冷链探头 85 个，冰箱水浴箱等 56 台，超声诊断仪 39 台，生物安全柜 21 台，电子天平 13 台，其他设备 64 台。

医院始终加强各医疗机构医疗器械使用质量管理，积极开展培训，提升医疗器械质量控制管理意识，确保临床使用人员能够正确操作急救生命支持类设备，按时检查附件的使用情况，做好日常维护工作，减少故障发生。开展临床兼职管理员培训，进一步增强了临床医护人员的医疗器械使用管理当前质量意识、责任意识、法规意识，严格按照医疗器械使用标准来加强医疗器械临床使用安全管理工作，降低医疗器械临床使用风险。积极组织工程师开展预防性维护，针对维护过程中发现的问题，能够及时正确处理，保证设备正常工作。同时，医院积极发挥集团医疗设备调配中心的作用，充分调动集团内医疗设备资源，多措并举保障临床科室诊疗工作的顺利开展。

（二）定期开展医疗器械质量控制管理继续教育培训

医院定期开展医疗器械质量控制管理继续教育培训，近年来，多次举办国家级继续教育项目：医疗设备质量控制新技术、新进展学习班；基于 SPD（供应 -supply、加工 -processing、配送 -distribution）供应链的医疗机构医用耗材全程化管理模式培训班；医学装备临床使用质量控制及新技术新进展学习班；智慧物流模式下医院医用耗材精细化管理培训班和三级医院绩效考核背景下医学装备质量控制及预防性维护管理培训班等。组织开展医学装备管理质量提升系列活动，召开设备维修维保厂商座谈会，邀请生产厂家工程师开展医学装备使用与质量控

制培训。积极与国外医疗机构开展交流，2022 年 8 月 23 日，医院与约翰·霍普金斯医院共同举办的医疗供应链与医学装备管理国际交流研讨会，双方就耗材价值分析、采购论证、供应链储存、供应链弹性等话题进行了深入讨论交流。通过培训传递了医学装备质量控制管理新理念，提升了大家对医学装备质量控制的认知，对促进我省医学装备质量控制与医疗器械行业高质量发展起到重要的促进作用。

（三）加强医疗器械质量控制管理，引领区域内医疗器械质量控制管理水平提升

医院在安徽省医学工程领域处于领头位置，在安徽省医疗机构医学装备质量控制管理中发挥了积极的作用，也推动了全国医疗机构医学装备质量控制工作开展。安徽省医学装备质控中心经过 10 年的发展，质控网络覆盖 16 个地市，100 余家三级医疗机构；制订了安徽省医疗机构的医学装备质控督查评估表；开展了人员的培训和医学装备管理质量控制督查；同时在安徽省创新性开展"医学装备质量月"活动；制订了《智慧医院医用耗材 SPD 建设指南》和《智慧医院医用耗材 SPD 验收指南》等 2 项安徽省地方标准质控中心也分别于 2018 年和 2020 年被评为安徽省"优秀省级质控中心"。连续 2 年举办全省"手术医疗器械展"，搭建临床与企业面对面交流平台。省市联动创新开展医学装备管理"质量月"活动，推进全省范围医学装备质控工作规范化、同质化和标准化。自 2021 年起，安徽省医学装备质控中心连续 3 年被省卫生健康委推荐纳入"全国质量月安徽活动计划表"；2021 年，安徽省医学装备质控中心入选《安徽省争创中国质量奖"重点培养对象"名单》。举办 2022 世界制造业大会高端医疗装备创新发展论坛、"博鳌·外科论坛"——医学工程合专场论坛、好医工直播——中国科大附一院（安徽省立医院）专场论坛，努力扩大学科影响。

五、医疗器械临床使用评价

（一）医学工程部门的职责及日常管理

医院医学工程处在院医学装备管理委员会、医用耗材管理委员会和医疗器械临床使用管理委员会的领导下，负责全院设备物资的保障工作，工作内容贯穿于设备和物资投资计划的制订、立项、调研、验收、仓储、运行情况监测、考核、配送及技术支持全过程，保障医疗、教学、科研、预防工作的顺利进行。医学工程处同时也是安徽省医学装备质量控制中心、安徽省医学工程协同创新中

心/学会,以及国家卫生健康委医院管理研究所医疗器械临床使用管理规范标准项目管理规范基地、医学工程研究基地建设单位的挂靠单位负责部门。主要职责包括如下。

1. 医疗设备管理 ①院医学装备管理委员会决议落实;②医疗设备申购年度计划;③医疗设备申购专项计划;④大型医疗设备配置证申报;⑤医疗设备验收;⑥医疗设备计量管理;⑦安全生产检查;⑧辐射安全管理;⑨医疗器械不良事件监测与上报等。

2. 医用耗材管理 ①院医用耗材管理委员会决议落实;②医用耗材使用监测;③医用耗材异动点评;④带量采购等各类政策落实;⑤医疗器械不良事件监测与上报等。

3. 医疗设备维修维保 ①医疗设备维修;②医疗设备预防性维护;③医疗设备巡检、质控;④医疗设备技术参数论证;⑤医疗设备调配;⑥三级公立医院绩效考核等相关政策落实;⑦医疗器械不良事件监测与上报等。

4. 计划采购 ①医疗设备、医用耗材、后勤物资申购计划的调研、审核与执行;② 10 万以下物资招标采购;③供应商资质审核和管理;④梳理合同到期招标;⑤信息词条维护等;⑥医疗器械不良事件监测与上报等。

5. 仓储管理 ①医用物资验收、存贮;②医用物资出入库;③医用物资配送管理等;④医用物资 SPD 管理模式建设;⑤归口预算执行与管理;⑥医疗器械不良事件监测与上报等。

(二)医务管理部门的职责及日常管理

根据相关政策、法律、规章制度和医院发展的需求,组织协调全院各专业科室正常有序地开展业务,督促医疗服务的实施,履行医疗管理职责;根据医疗需要制订医院各项医疗规章制度,督促检查医疗工作制度、医疗技术操作规程和临床、医技人员工作职责的贯彻执行情况,提高医疗质量和医疗技术水平,保障医疗安全;负责各类医务人员执业准入,全院医师资格考试、注册、处方权监督和执业医师定期考核工作,住院总医师选拔、考核、管理等;负责临床应用技术准入管理,母婴保健技术准入,放射诊疗,三新项目准入,器官移植技术管理,临床路径监控,单病种质量控制,国家临床重点专科建设等;协调院内、外日常医疗工作,主要包括:重大抢救的实施、疑难病例讨论、各类会诊安排、大手术讨论和审批、医师外出会诊管理等;负责制订并落实医疗事故、医疗纠纷的防范与处理预案,及时对医疗纠纷进行调查、处理;负责组织、协调医院应对各种突发公共卫事件医疗救治的实施和完成政府指令性任务；负责所属部门病案统计室、预防保健科、营养部、医患沟通办公室、康复部的管理工作；协助相关部门开发医务信息化管理系统；积极了解国家及省内医院管理信息和医疗工作动态及发展趋势，为院领导提供医疗决策信息。与医疗器械临床使用管理有关的职责包括以下几点：

1. 技术准入评估　医疗新技术准入前，医务处联合医学工程处对技术开展所需的关键医疗设备进行核查，评估开展条件。

2. 特殊临床技术相关设备操作准入许可　部分国家和省级限制性技术在医师操作前，须经规范化培训基地对该技术开展所需设备的专业化培训，具备上岗资质后方可操作相关医疗设备。

3. 实验室标准化认证和准入　人员和医疗设备使用必须符合实验认证标准，比如聚合酶链反应（polymerase chain reaction，PCR）实验和生物安全管理等。

4. 放射诊疗准入　从事放射相关诊疗工作的医师，须有在符合条件的医院经过相关专业和设备规范化操作培训后方可上岗，并定期接受医院放射培训和健康监测等。

六、信息管理

医院医疗设备的信息化管理系统包含固定资产系统和医疗设备管理系统，固定资产系统管理医疗设备入、出库、固定资产折旧等有关账物的事项，医疗设备管理软件管理医疗设备的安装、验收、台账、报修、维修、质控、调配等日常管理，在两个系统之间建立对应关系，系统之间可以对账，使得医疗设备管理方式更加灵活，满足信息化时代下人们对高效率的管理需求。

（一）固定资产管理系统

固定资产系统主管医疗设备卡片，主要负责入库、出库、付款、卡片管理、固定资产折旧、统计各类账物标准等（图3-5-1）。

（二）医疗设备管理系统

医疗设备管理系统是基于设备实物管理的系统，可以灵活建立台账，医疗设备管理系统建立了标准化的台账信息，将设备分类建立标准字典库，且品牌、生产厂商等部分重要字段编成标准化字典，操作者不可随意填写；还增加了拓展属性、通用名称、台账属性、服务商、联系人等字段，规范化、标准化和个性化的字段使得台账信息更加完善,医疗设备台账基础信息页面设计见图3-5-2,可以实现医疗设备台账的精细化管理。

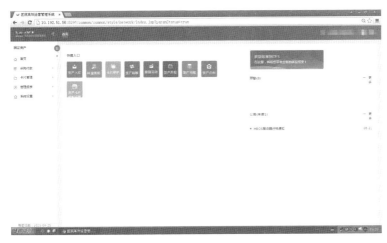

图3-5-1 固定资产管理系统界面

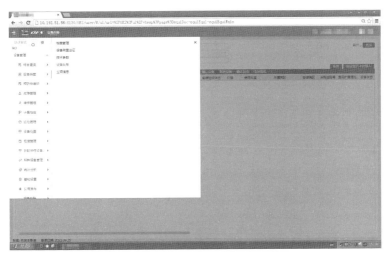

图3-5-2 医疗设备管理系统界面

医疗设备管理系统可以实现全生命周期的跟踪,从采购立项开始,立项号作为唯一标识贯穿医疗设备管理系统和固定资产系统,通过立项号建立医疗设备台账和固定资产卡片的"弱耦合"对应关系,使两个系统之间既相互独立又相互关联,通过系统关联打破信息壁垒,实现互联互通,解决医疗设备在双系统管理中会遇到的账账不符现象,具体流程见图3-5-3。

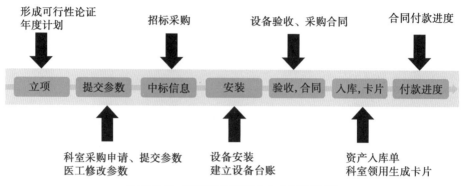

图 3-5-3　医疗设备管理全生命周期流程

医疗设备报修模块实现了从临床报修、工程师派工、维修处理、维修验收全流程管理，临床医护人员只需要扫码设备上的二维码就可以进行报修，并随时查看设备维修状态，工程师可以查看历史维修情况，院领导可以查看维修报表。为内修、外修、内保、外保、预防性维护工单提供标准化的工序管理和物资管理，规范工程师的任务执行过程，确保获得预期的作业效果，减少人为因素的影响（图 3-5-4）。

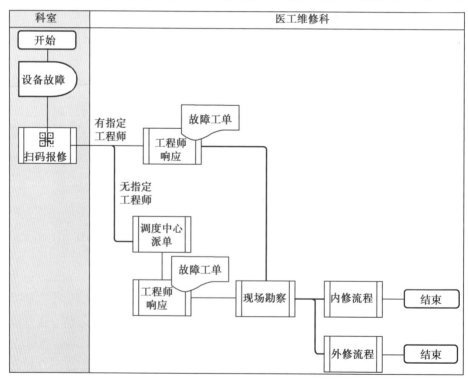

图 3-5-4　医院医疗设备维修报修流程

医疗设备调配模块实现了闲置医疗设备的调配,临床可以通过手机程序租借闲置的设备。系统实时显示所有可调配设备的状态,自动记录租借的科室、人员、时间(图3-5-5)。

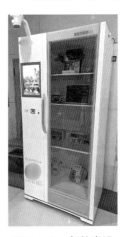

图3-5-5　急救类设备智能共享柜

七、经验与建议

1. 医疗器械临床使用管理工作需要临床部门的参与和多部门的共同协作,总结医院医疗器械临床使用管理实践,有以下几个方面。

(1)落实院级管理委员会、职能管理部门和临床使用部门共同参与的医院三级管理架构,让临床科室主动参与和配合医疗设备临床使用管理工作的开展。

(2)严格执行立项及引进过程的规范化,落实验收管理、注册证查验等,守住医疗设备进入医院的第一关,严禁临床私自试用,确保使用前的各项手续健全、档案完整,对于部分功能复杂的大型医疗设备,采用院外专家验收的形式。

(3)强化医疗设备临床使用培训,安装验收与使用培训同步开展,重点强化临床使用环节要遵循诊疗规范、操作指南、医疗器械说明书等要求,关注医疗器械适用范围、禁忌证及注意事项,主要风险和关键性能指标。

(4)对使用风险较高或有资格准入要求的医疗设备,严禁无操作资质的人员使用。

(5)以医学装备质量控制为抓手,依托原厂的力量开展医疗设备的预防性维护工作,并同质化在全省质控网络体系推广。

(6)重视医疗器械不良事件的填报工作,对医疗器械使用安全事件进行收集、分析、评价及控制,遵循可疑即报的原则及时报告,同时加强同医疗设备原厂沟通协调,通过分析原因、改进工艺,促进国产医学装备的质量提升。

(7)对于辐射安全类、压力容器等医疗设备按规定进行年度检测。对大型设备维修维保的执行进行全面跟踪,包括日常维修、预防性维护及质量控制检测的记录等相关内容。

(8)强化临床工程师的巡检工作,对医疗设备临床使用进行季度考核,将考核结合与绩效相挂钩,督促临床重视和加强医疗临床使用管理工作的开展。

2. 对于全面落实《医疗器械临床使用管理办法》的相关要求,医疗机构医疗设备临床使用管理工作中也存在着诸多困难，主要有以下几点。

（1）医学工程人员人力资源配置不足是多数医院面临的情况，同时医疗设备集成程度越来越高，较大程度需要依托原厂的力量才能更好地保证。

（2）开展成本效益评估，需要相关信息特别是财务运营信息的支撑，对于与收入关联度高的大型医疗设备已经开展，但多数医疗设备的成本效益评估工作开展尚存在困难。

（3）临床使用大型医疗器械以及植入体和介入类医疗器械的，关键技术参数信息以及与使用质量安全密切相关的必要信息记载到病历，由于缺乏相关数据采集标准，物联网尚不普及，实施起来有难度。

3. 对于医疗器械临床使用管理办法的落地，需要医疗机构相应的职能部门像对待教科书一样逐字逐句地研读，对接内容在医疗器械临床使用过程中对照落实，对于医疗机构的相关建议包括以下几点。

（1）建议医院领导的高度重视，医务、护理和临床医技等多部门的共同协作。

（2）进一步解放思想，按照《"十四五"医疗装备产业发展规划》积极探索创新医疗装备产品"购买技术服务"等模式，让先进的医疗设备惠及更多普通百姓。

（3）加强医学工程协同，发掘临床使用者的创新思路和改进建议，完善医疗装备产品"技术创新 - 产品研制 - 临床评价 - 示范应用 - 反馈改进 - 水平提升 - 辐射推广"创新体系，为国产医疗器械的整体水平提升助力。

（陈玉俊　房　坤　童贵显　王　涛）

第六节　浙江省邵逸夫医院医疗器械临床使用管理情况

一、医院基本情况

（一）医院基本情况简介

浙江大学医学院附属邵逸夫医院（以下简称"邵逸夫医院"）于1994年5月2日正式运营，是邵逸夫先生捐资建设的一家公立医院。开院的第一个5年时间，由美国罗马琳达大学医学中心全面主持工作，在国内率先建立了一套与国际接轨的现代医院管理制度。目前,已启用了庆春、下沙、双菱 3 个院区,预计 2024 年启用绍兴院区和大运河院区。20 多年来,医院探索出了一套符合中国国情的"邵医模式",不断推动医院高质量发展。2020 年医院荣获浙江省人民政府质量创新奖、全国抗击新冠肺炎疫情先进集体等荣誉称号。在 2021 年全国三级公立医院绩效考核中,邵逸夫医院位列全国第 11 名,连续 4 年进入 A++ 序列。2022 年,邵逸夫医院获准牵头组建微创器械创新及应用国家工程研究中心。

（二）医院医疗器械临床使用管理工作开展情况简介

近年来,医院的地区影响力不断加大,区域引领带头作用日益突出,医疗器械管理处于国内领先水平,是医疗器械不良事件检测中心国家级哨点单位,也是 2020 年度全国医疗器械不良反应监测评价优秀单位。2015 年、2016 年曾连续两年成功地举办了浙江省医疗设备管理与实践继续教育学习班。2022 年 7 月,邵逸夫医院成为浙江省医疗设备质控中心指定的唯一一个浙江省医疗设备管理质量控制培训示范点。

邵逸夫医院临床工程科在建院之初即已成立,是国内最早一批定位在临床医学工程领域的具有一定专业要求的独立科室。作为全院医疗设备管理的职能部门,在分管院长的领导下,负责医疗器械准入咨询、使用安全与保障,以及与临床相结合的科研和教学等工作,已经成为促进医院医疗技术发展、保障医疗质量和安全的重要管理和服务部门。

邵逸夫医院是国内最早全面开展医疗设备预防性维护的医院之一,并在风险评估的基础上设立了医疗设备预防性维护和检测的标准化流程,建立了院内医疗器械的规范化管理体系。

邵逸夫医院一直致力于大型医疗器械和设备的标准化管理以及临床使用评价等工作。以达芬奇内窥镜手术控制系统(以下简称"手术机器人")的管理为例,为进一步推广手术机器人的使用,提高大型医疗设备使用率,规范机器人手术临床应用,确保机器人手术的安全性,医院制订了机器人手术培训管理规范,设立机器人手术培训导师队伍和拟开展机器人手术的医师培训要求,并按照培训流程要求,对接受培训的学员进行理论知识、实践能力、操作水平训练、测试和评估。培训结束后,对接受培训的学员进行考核、评定,出具考核通过证书。以普外科为技术牵头科室,协同泌尿外科、肛肠外科、妇产科、胸外科组建技术质控小组共同开展。医院各临床科室每年完成的机器人手术例数均居省内前列。邵逸夫医院经过建设和发展，集医疗、科研和教学于一体的临床医疗中心，设有独立教学教室配有相关教学设备，成为浙江省人工智能辅助治疗技术培训基地，也是中国唯一的微创医学博士学位授予点。

邵逸夫医院对于ECMO设备采用临床评价和平台化管理的方式，是医院对于提高高值设备使用效率的新的模式探索。医院从2010年即开展ECMO技术，是省内较早开展此类技术的医院之一。截至2020年累计完成155例，近十年撤机成功率50%，存活出院率40%。医院具有开展心力衰竭心脏功能检测、连续心排量监测、磁共振血管造影（magnetic reconance angiorgraphy，MRA）、CT血管成像（computed tomography angiography，CTA）、移动式多普勒超声心动诊断、食管超声、连续性肾脏替代治疗（continuous renal replacement therapy，CRRT）、有创呼吸机治疗的设备设施和能力。2017年医院成立ECMO中心，设有ECMO技术临床应用专家组，对ECMO技术临床应用实施统筹管理。并且设有临床ECMO组、数据信息组、质量控制小组和培训团队等若干工作小组，保证中心的运行和质量管理。中心统一制订医院ECMO技术诊疗指南和操作规范。建立ECMO技术临床应用监测和评估制度，定期召开质量控制会议。目前，医院拥有ECMO设备共4台，依托医院设备调剂中心建立了ECMO共享平台，各科室可以在平台上实时看到设备状态，手机端即可发起借用申请，调剂中心工作人员立即处理信息将设备送上门，极大地盘活了医院资产，有力地协调了各科在仪器使用高峰期及低谷期的设备使用需求差异。

二、组织管理

（一）管理组织及职责

邵逸夫医院是国内首家实行委员会制度的医院。在医院院务会/党委会下设有医学装备委员会、设施安全委员会、质量和安全管理委员会、医学伦理委员会、医用耗材管理委员会、医疗器械临床使用管理委员会、质量和患者安全委员会等多个与医疗器械管理相关的委员会。

医院医疗器械临床使用管理委员会主任由医院院长担任，多学科分工合作。委员由医务科、质量管理办公室、医院感染管理科、临床工程科、信息中心、采购中心、护理部、心内科、普外科、骨科、超声科、检验科、放射科、放疗科、核医学科等科室负责人及特邀科室代表组成。医疗副院长负责协调和监督各科室医疗器械管理工作,医疗器械临床使用管理委员会对医疗器械使用管理工作进行决策部署。医务科负责医疗器械临床使用质量指导、医疗器械临床使用不良事件处置,医费办负责医疗器械临床使用经济效益评估,质量管理办公室负责医疗器械临床使用质量指导监督,临床工程科负责医疗器械临床使用协助管理,医疗器械临床使用中的质量控制、维修工作实施及管理,医院感染管理科负责医疗器械消毒灭菌规范培训及监管,中心供应室负责医疗器械消毒灭菌设备日常质控实施,采购中心负责医疗器械售前准入监管,信息中心负责医疗器械临床使用评价数据提供,放射科等临床科室负责所属医疗器械日常使用和质控实施及管理。

医院有一整套高标准高质量的制度管理体系,最新第五版《医院管理制度汇编》涵盖 11 个类别 312 项,医疗器械使用管理相关的制度有 77 项,如医疗设备管理制度、医疗设备风险评估管理制度、医疗设备验收制度、医疗设备应用分析制度等。

作为最早在国内提出"平疫结合"思想的医院,医院在庆春院区和下沙院区设立了应急保障物资储备库,全院针对可能出现的各种突发事件建立了40 项突发事件应急预案,其中医疗器械相关的应急预案十项,包括医疗器械安全事件应急预案、医疗设备故障应急预案、压力蒸汽灭菌器突发事件处理应急预案、压力容器管道故障应急预案、突发医用气体故障应急预案、净化水突发事件应急预案、停电突发事件应急预案、停水突发事件应急预案、通信故障应急预案、医疗技术风险预警机制及处理程序等。

(二)日常工作

1. 依法拟订医疗器械临床使用工作制度并组织实施。

2. 组织开展医疗器械临床使用安全管理、技术评估与论证。

3. 监测、评价医疗器械临床使用情况,对临床科室在用医疗器械的使用效能进行分析、评估和反馈;监督、指导高风险医疗器械的临床使用与安全管理;提出干预和改进医疗器械临床使用措施,指导临床合理使用。

4. 监测识别医疗器械临床使用安全风险,分析、评估使用安全事件,并提供咨询与指导。

5. 组织开展医疗器械管理法律、法规、规章和合理使用相关制度、规范的业务知识培训,宣传医疗器械临床使用安全知识。

6. 组织相关科室积极配合卫生健康主管部门的监督检查,并对检查中发现的问题及时进行整改。

7. 协调医院各相关部门工作，以保证医疗器械的安全使用。

三、安全风险管理

医院建立了标准化的预防性维护流程。在新设备使用之前，临床工程科根据风险判定标准来评估和判断风险等级，决定是否加入设备预防性维护清单。然后根据生产厂家或者产品说明书的要求制订相应设备的预防性维护计划。通过定期回顾设备年度维修情况和设备的工作状况，评估该设备预防性维护计划的有效性。表 3-6-1 是医院设备分类及维护情况。

表 3-6-1　邵逸夫医院设备风险分类及维护情况

风险分值	风险等级分类	设备描述	举例	典型的检查周期
3	高风险（Ⅲ）	生命支持设备，急救设备等高风险设备	除颤仪、呼吸机、临时起搏器、内囊反搏泵	半年一次
2	中等风险（Ⅱ）	复杂的监护、诊断、治疗设备	监护仪、注射泵、心电图机	半年/一年
1	低风险 a（Ⅰa）	使用交流电源的风险较低的护理、治疗设备等	立式单头无影灯、电动负压吸引器等	一年/两年
0	低风险 b（Ⅰb）	不用电的康复器材，低电压或用电池驱动的设备	检眼镜、咽喉镜、姿势矫正镜、验光镜片箱	不做定期检查，损坏了进行维修

针对医疗器械的使用，医院有多角度、多层次的安全监测手段。包括：根据不良事件上报信息系统收集医院医疗器械相关不良事件进行分析、通过每月查询国家药品监督管理部门发布的召回信息对医疗器械安全信息进行监视和通报；通过临床、工程、信息多部门联动定期对一些医疗器械监控指标进行回顾分析。医院每季度印刷质量管理简报，定期公布止血材料、防粘连材料等耗材使用的各项指标，以及每个季度医疗器械不良事件报告分析情况。另外，还有院长领导下的设施安全巡查。

通过医疗器械安全监测，医院开展了多个质量改进项目，如病区电铃呼叫系统 PDCA 持续质量改进项目、微量注射泵 PDCA 持续质量改进项目等。2022 年，邵逸夫医院《提高医用耗材字典库准确率》质量改进项目获得浙江省第四届医疗设备质量管理持续改进项目评比一等奖、全国"精益医工"持续质量改进(PDCA)优秀项目。

医院重点打造了一个完善的生命支持/急救设备应急调配优先响应流程,并且定期开展生命支持/急救设备应急预案演练,提高医护人员应急处置能力(图3-6-1)。对于大型医疗设备故障的应急预案,医院设立了大型医疗设备故障的患者应急转移流程,提升了患者就医体验,并且每次的医疗设备故障应急演练都有记录、有改进、有追踪(图3-6-2)。

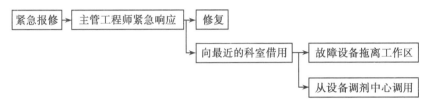

图3-6-1 生命支持/急救设备的应急调配优先响应流程

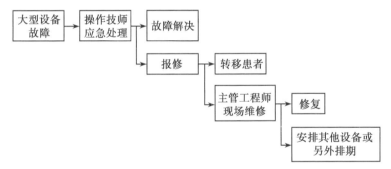

图3-6-2 大型医疗设备故障患者应急转移流程

邵逸夫医院同时还在医疗技术、权限、资质方面就安全风险管控做了许多探索。《医院智慧管理分级评估标准体系(试行)》文件明确指出,医院智慧管理是"三位一体"智慧医院建设的重要组成部分。制订医院智慧管理分级评估标准体系,是为了加强智慧医院建设的顶层设计,充分利用智慧管理工具,助推医院管理精细化、智能化水平。

医院智慧管理分级评估项目中,对医疗权限(手术、治疗、处方权等)的审核、授予、执行管控与记录,作出了明确的分级评价指导要求:①有统一管理医务人员岗位职责和业务权限的机制与工具;②能够将岗位职责和业务权限记录与运营管理、医疗、患者服务相关业务系统共享,并能用于相关管理控制;③医务人员能够在系统中申请、查询自己所需的岗位职责和业务权限。

传统医务相关的管理系统众多，但非常分散，缺乏统一整合协调。医院通过优化医疗技术与权限管理系统，打破原有多个业务系统相互隔离、数据孤岛的情况，打造真正具备医院特色的"数字医务平台"。以数字化和网格化管理人员两个抓手，构建精细化、网格化医疗权限管理体系。医务科负责督导，科室管理专员对科室人员的权限管理和院级层面对系统的管理。

四、质量控制

邵逸夫医院临床工程科是我国较早开展医疗设备质量控制的部门，在建院之初，就配置了包括电气安全测试仪、心电信号模拟器、除颤器分析仪等在内的一批检测设备。现有检测设备13种37台套，是检测设备配备品种最多数量最多的医院之一。已制订包括除颤器、监护仪、CT、MRI、B型超声、数字病理等20多种医疗设备的质控检测和预防性维护内容模板，借助医疗设备信息管理系统将它们进行结构化，临床工程师据此开展相关医疗设备质控检测和预防性维护工作并取得了良好的应用效果。表3-6-2为医院部分检测设备清单。

表3-6-2　医院部分检测设备

序号	器具名称	型号	数量／台套
1	电气安全测试仪	SECUTEST S3	3
2	心电模拟器	LIONHEART6	1
3	无创血压模拟仪	BP Pump 2	1
4	数字温度计	51 II	2
5	转速表	SZG-441B	2
6	血透分析仪（电导率仪）	90DX	2
7	血氧饱和度模拟仪	Index 2	1
8	除颤器分析仪	QED-6、IMPULSE	3
9	输液泵质量检测仪	IDA 4 Plus	3
10	高频电刀分析仪	QA-ES II	2
11	呼吸机分析仪	VT-PLUS HF	3
12	生命体征模拟仪	PROSIM 8P	2
13	黑体辐射源	9600 Plus	2

医院建立了一整套消毒灭菌管理电子化追溯系统,是浙江省内较早通过条形码追踪灭菌物品处置各个环节信息的医院(图 3-6-3)。

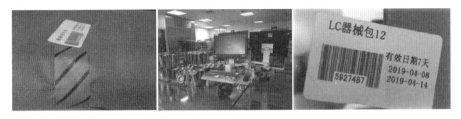

图 3-6-3　邵逸夫医院条形码追踪灭菌物品

邵逸夫医院建立了一套标准化的人员培训体系,包括:新员工岗前培训、新设备使用前培训、临床科室继续教育培训以及临床工程科针对使用过程中发现的问题对相关科室进行的个性化培训等,确保医疗器械临床使用的科学、规范、高效。医院医学模拟中心定期举行针对临床医护人员的医疗器械操作培训和考核。此外,医院还首创了依托互联网医院平台的医疗器械管理及临床使用的咨询服务。基层协作医院的管理人员、普通医护人员以及患者都可以通过这个开放的平台发起咨询申请(图 3-6-4)。

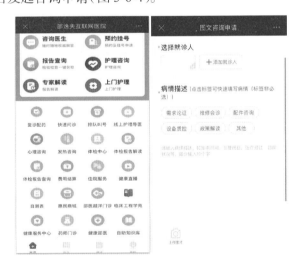

图 3-6-4　邵逸夫医院依托互联网平台的临床工程咨询服务

为了保证设备使用环境安全,医院有专职人员全程参与设备选址,定期进行年度检测。并且根据不同种类放射性环境的防护要求,针对不同人群制订个人防护用品的配置清单(表 3-6-3)。

质量控制与医疗安全管理密不可分，在没有健全的医疗安全质量监控手段情况下，可能潜在更大的医疗风险。这就要求我们从新的高度和新的角度认识、重视医疗安全质量问题，并切实加强医疗安全质量管理。

表3-6-3　邵逸夫医院部分个人防护用品清单

名称	个人防护用品				辅助防护用品
	工作人员	成人受检者	儿童受检者	陪检人员	
DR机房	隔室操作，无须配备	成人规格铅橡胶帽子、铅橡胶颈套、铅橡胶围裙各1件（不低于0.25mmPb）	儿童规格铅橡胶帽子、铅橡胶颈套、铅橡胶性腺防护围裙各1件（不低于0.5mmPb）	铅防护衣1件（不低于0.25mmPb）	可调节防护窗口的立位防护屏（不低于0.5mmPb）
CT机房	隔室操作，无须配备	成人规格铅橡胶帽子、铅橡胶颈套、铅方巾各1件（不低于0.25mmPb）	儿童规格铅橡胶帽子、铅橡胶颈套、铅方巾各1件（不低于0.5mmPb）	铅防护衣1件（不低于0.25mmPb）	—

现代管理面临的问题庞大而复杂，"系统"观念具有总揽全局的优势，为现代管理提供了有效的思维方式。医疗安全管理是指通过对医疗组织和医疗行为的科学综合管理，在医疗机构、医务人员和患者三方之间形成和谐有序、良性健康、理性合法的运作体系，以保障医疗安全完满实现的过程和机制，它既是动态的管理活动，也是静态的管理制度。医院构建全周期医疗安全质量管理体系，推动医疗安全风险防范和医疗决策，解决以下几个问题：①标准化、信息化的系统，与HIS打通，可直接复制病历文书，采用大量预设项，提高办公效率。②规范并优化了医疗纠纷事件处理流程，报告内容流转便捷，提高医院医疗安全信息管理水平。③原因定位准确，根据不同事件类型，预设不同的原因分析，帮助研究医院医疗安全（不良）事件及医疗投诉争议发生的危险因素和发生的规律。定期开展医疗安全质量数据分析，建立医疗质量与安全评价体系，七大维度：责任程度、损害后果、事件缺陷、违反相关制度、改进措施与建议、闭环管理、医疗安全预警。④控制和减少医疗投诉争议的发生，通过系统数据分析，设定不同医疗争议预警值以警示相关医务人员和医院管理层，以便

及时采取必要措施,将不安全因素抑制在萌芽状态。改善医患关系,为医院的安全管理提供全面、自动化的管理及服务(图3-6-5)。

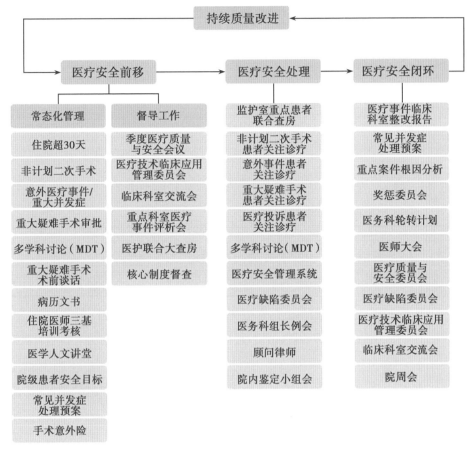

图 3-6-5 邵逸夫医院医疗安全思维导图

五、医疗器械临床使用评价

(一)医学工程部门的职责及日常管理

职责:①组织开展医疗器械临床使用管理的继续教育和培训,开展医疗器械临床使用范围、质量控制、操作规程、效果评价等培训工作。②加强医疗器械信息管理,建立医疗器械及其使用信息档案。③开展医疗器械临床使用管理自查、评估、评价工作,确保医疗器械临床使用的安全、有效。④建立医疗器械临床使用技术评估与论证制度并组织实施，开展技术需求分析和成本效益评估，确保医疗器械满足临床需求。⑤购进医疗器械时应查验供货者的资质和医疗器械的合格证明文件，建立进货查验记录制度。妥善保存购入第三类医疗器械的原始资料，并确保信息具有可追溯性。⑥建立医疗器械验收验证制度，保证医疗器械的功能、性能、配置要求符合购置合同以及临床诊疗的要求。医疗器械经验收验证合格后方可应用于临床。⑦建立医疗器械临床使用风险管理制度，持续改进医疗器械临床使用行为。

日常管理：医院建立大型设备季度应用情况分析、年度效益评估定期评价体系，根据评估结果提出购置、报废或改进建议。

通过汇集所有设备整个生命周期的信息，定期对高风险设备性能检测结果进行分析评估，了解设备性能状况，及时更新、换代医疗设备，保持设备性能稳定，满足临床使用部门的诊疗需要。

（二）医务管理部门的职责及日常管理

职责：①牵头制定医疗器械临床应用管理的政策、规范和流程，落实国家医疗管理制度、诊疗指南、技术操作规范，遵照医疗器械使用说明书、技术操作规程等，促进医疗器械合理使用。②与临床工程科、医保办公室等部门合作，根据使用科室对医疗器械配置或试用的必要性、可行性以及安全保障措施进行论证，按照诊疗规范、操作指南、医疗器械使用说明书等，遵守医疗器械适用范围、禁忌证及注意事项，注意主要风险和关键性能指标，评估医院对医疗器械的需求，为医院领导层确定医疗器械配置或使用方案提供合理化建议。③负责医用耗材临床使用管理工作，通过加强对医疗器械临床使用的监测和评价，针对临床科室在医疗器械使用过程中出现的问题，和临床工程科一起组织展医疗器械的培训和教育活动，培养医护人员对设备的正确使用方法、操作技巧、安全注意事项等的认知。

日常管理：医院遵照国家有关医疗器械标准、规程、技术指南等，对医疗器械进行日常监督管理，特别是高值医疗器械的使用评价进行质量改进。例如，医院为进一步提高手术机器人的使用率，规范机器人手术临床应用，确保机器人手术的安全性和有效性，医院从质量控制与风险管理多维度进行改进。根据各科的手术例数情况，为其提供充足的空间和人力资源配比。经过管理部门和临床科室共同努力下，达到了非常好的效果。编写了机器人手术培训管理规范，建立了人工智能辅助治疗技术培训基地，机器人手术量持续增长，2021 年机器人手术量 1 885 例，已远超申请设备时的预期使用情况。

医院通过委员会联动机制,探索全院全医疗周期监管与评价模式。例如,2022 年,在日常医疗管理中发现某一种止血材料在头颈外科和肿瘤外科手术病例使用过程中,一类切口感染率较高。通过横向比较,使用该止血材料的患者,术后发热比例升高,经过院感委员会讨论建议暂停使用此材料,进一步与临床科室、手术室、采购中心沟通协调,顺利完成了止血材料的过渡阶段,同时临床科室反馈术后患者感染率明显下降。

六、信息管理

2018 年,邵逸夫医院采用新的共享技术架构——云技术,建立了一整套功能模块最全的医疗设备管理信息系统,将医疗设备整个生命周期的信息都汇集在一个平台上,实现了电脑 web 端和手机端的同步操作,使医疗器械临床使用管理更加专业化、综合化、精细化。

2019 年,医院开始把监护仪、微量注射泵、呼吸机连入医院电子病历系统;2021 年开始对 CT、MRI、DSA、超声等影像设备的运行数据进行实时采集分析。2022 年,医院把这些设备信息整合到一个平台,利用先进的物联网技术进行医疗设备使用情况的实时监管。图 3-6-6 为医疗设备使用实时监管平台信息展示大屏。

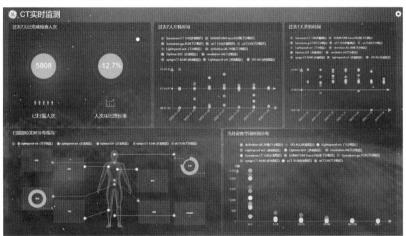

图 3-6-6　邵逸夫医院基于物联网的医疗设备使用实时监管

七、经验与建议

随着医院规模的扩大,医疗设备资产的增多,相应的设备及耗材的维护、管理、资产处置等工作也变得越来越繁重和复杂,传统的手工统计式的管理方式存在效率低下、查询困难、无法追溯管理、数据无法有效利用等问题。利用信息化搭建一个与医院发展规模相适应、规范并优化工作流程的医疗器械信息管理软件，有利于提高医疗机构医疗器械临床使用管理水平，也是推动医院整体效益提高的重要举措。

邵逸夫医院在医疗器械管理工作的良好开展得益于多学科参与和合作的委员会工作形式和完备的医院规章和制度。电子病历系统、DRGs点数付费管理系统、医院信息系统、临床技术评估系统等应用信息系统与医用耗材库房管理系统、医疗设备管理信息系统互联互通，为医疗器械的使用管理提供了有效手段。

医院在医疗器械管理信息化过程中深刻地体会到建立一个标准化的管理规范是信息化建设的基础。它可以使管理更为严谨，极大地减少各种人为因素的影响；也便于多维度统计分析和监测，为医院领导层的科学决策提供了询证基础。目前国内还没有一套全面的医疗器械精细化管理的标准规范和等级评价体系，建议国家组织各单位协作开发医疗器械临床使用管理分析模型，帮助医疗机构快速有效地分析判断医疗器械临床使用管理的合理性和有效性。

在新政策和新技术的推动下，医疗机构的医疗器械临床使用管理取得了较大成绩，但在发展的过程中也仍然存在一些问题，主要体现在以下三方面。

1. 专业技术人员不足、人员比例不完善。

现代化医院对于医疗设备和相应的医学工程技术的依赖日益凸显，但在一些区域性的调查统计表明医疗机构临床工程专业技术人员数量相对不足、专业职称结构比例失衡、配置不合理，导致医院医疗器械临床使用相关保障工作无法有效开展，成为阻碍医院高质量发展重要制约因素。因此，建立一套医疗机构临床工程人员配置和准入规范作为医院医疗器械使用管理规范的保障措施，并进行有效实施，已成为当前的一项重要任务。

2. 检测设备价格昂贵，各级医疗机构不同程度地存在医疗器械使用质量检测设备短缺的问题。

随着检查检验结果互认工作的推进，实现各级医疗机构医疗设备同质化的质量控制要求越来越高，但是各级医院医疗设备检测工具短缺给医疗设备质量控制工作带来了不同程度的困难，成为阻碍检查检验结果互认工作推进的一大问题。质量控制用检测工具单价成本高、投入产出少，例如，DR、CT、MRI、DSA、PET/CT、超声等大中型设备检测用体模和标准源的单价在几万元至几十万元不等；不同检测项目所需要的模体不同，单一医疗机构配齐的代价过高；用于检测同一类大型影像设备的模体也存在不同的技术标准，不能满足同质化的质量控制要求。建议借助检查检验结果互认体系建设大背景,各家单位共同组建医疗设备质量控制的医学工程师培训队伍,通过医疗器械监管部门和医疗机构共同参与的区域医疗设备质量控制工具共享平台,建立检测工具调剂机制,既可满足医疗设备同质化质量控制要求,又可充分整合利用各级医疗机构资源。

3. 各级医疗机构对主动脉内球囊反搏(intra-aortic balloon pump,IABP)泵、ECMO、呼吸机等高值抢救设备的储备差异较大,在应对重大公共卫生事件时应对能力不足。

邵逸夫医院从 2012 年开始成立专门的医疗设备调剂中心,逐步将一批通用医疗设备和高值急救设备如 ECMO、除颤器、监护仪等纳入调剂项目,大大优化了资源配置,提高了各院区设备利用率和设备投资效益。根据国家平战结合思想,在国家应急调配体系的基础上,建议在各级医疗机构之间设立区域性的 IABP 泵、ECMO、呼吸机等高值抢救设备的共享平台,提高各级医疗机构应对紧急状态的能力。

(戴　胜　刘　琳　顾冠力　潘灵霞)

第四章

医疗设备临床使用管理

第一节　CT 临床使用管理

X线计算机断层成像系统(computed tomography, CT)通过球管发出 X 线，X 线穿透人体组织后被探测器接收并转换为数字信号，经计算机变换处理后形成被检查部位的断面或立体图像，从而发现人体组织或器官病变。CT 在确定病变大小和位置方面较敏感且高效，其检查结果甚至成为某些疾病诊断的"金标准"，因此被广泛应用于临床诊断和引导治疗，也是当今临床上最常用的断层成像方法。

一、临床功能应用

(一)技术现状与发展趋势

1. 硬件创新技术　以扫描一圈所得到的图像数作为分类，CT 可分为小于 16 层、16 层、64 层、128 层、256 层等；根据采样方式(射线源/探测器)不同，CT 可分为 6 代：第一代采取旋转/平移方式进行扫描和收集信息，只有 1~2 个探测器；第二代 X 线束改为扇形，可旋转/平移扫描，探测器增至 30 个；第三代采用滑环机制实现螺旋旋转，采用多排探测器；第四代将众多探测器形成一个闭合的圆环，仅由射线源转动实现扫描，而探测器保持静止；第五代采用电子束扫描方式，即 EBCT(electron beam computed tomography)或 EBT(electron-beam tomography)，是一种多源多探测器用于实时检测的 CT 系统(速度快，可用于心脏检查)；第六代为静态 CT，在数据采集过程中，源还是检测器都是静止不动的。目前，在商业 CT 的应用中，第三代多层螺旋 CT 是主流，而第六代静态 CT 还存在科学工程问题需要解决。

CT的发展目标是在有限的单位时间和单位 X 线能量输入的条件下，获得更精细，更准确的人体解剖和功能信息。与 X 线成像系统(X-ray imaging system, XR）相比，除了同样关注高压功率、球管热容量、探测器材料之外，CT还关注机架旋转速度、探测器采样率、单圈扫描层数、机架孔径等。技术趋势是向更快的采样速率、更多维的信息、更高级的探测器方向发展，以期在最少剂量辐射下获得更好的成像效果。

近年来，出现了人工智能影像、光子计数探测器、光谱成像等新技术，而光子计数CT是当今最受瞩目的热点之一。因此，人工智能影像、光子计数探测器、快速成像技术、双能CT、超高分辨率CT、多模态CT有可能成为未来发展趋势。

（1）光子计数探测器：在间接转化方向，随着互补金属氧化物半导体（complementary metal oxide semiconductor, CMOS）探测器技术的成熟，采用CMOS技术的探测器已经广泛应用于口腔科锥形束计算机断层扫描（cone beam computerized tomography, CBCT）系统，并被部分应用到各种用于四肢的专科CT中。在直接转化方向，光子计数CT具有极高的时间分辨率、空间分辨率和低剂量辐射。与传统CT系统中将X线转换为图像的两步过程不同，光子计数CT技术采用了一步转换过程，由X线光子直接转换为电流，然后生成医疗图像。跨国巨头与国产企业均致力于加快对光子计数探测器的研发，加速相关CT产品的商业化落地，力争抢占光子计数CT赛道的主导权。最近两年国际多家跨国公司光子计数CT相继获批或已进入临床试验，国内企业也在积极布局光子计数CT的研发。

（2）快速成像技术：从20世纪90年代以来一直遵循的技术升级主线，主要通过提高机架旋转转速来实现，多家公司高端产品机架转速可达到0.25s/圈，层数可以达到640层，未来随着新一代CT球管将液态金属轴承、双重四极磁聚焦、平板灯丝、大直径分裂靶盘、多级磁控飞焦技术等先进技术融于一体，转速有望继续提升，螺旋CT的能力将更进一步。

（3）超高分辨率CT：CT图像相比DR或MRI空间分辨率较低，如CT与DR的分辨率差距达数百倍，CT的空间分辨率在0.25~0.50mm，而DR已经达到100μm。为了满足心脏、血管等精细检查的要求，超高分辨率CT技术逐步发展。2019年，发布的临床应用的超高分辨率CT——Precision，其空间分辨率高达150μm。

（4）双能CT：能量成像是未来必然趋势，其中，双能CT发展较早，通过双源、高压快速切换、双层探测器、同源双光束、kV慢速切换等方式获得两种不同能量的射线，对应两个以上的测量值，从而实现了对不同物质成分的鉴别。

然而双能 CT 在临床使用过程中仍然有诸多问题需要解决，如数据量大让医师无所适从，双能 CT 临床扫描标准，双能 CT 临床共识等。因此如何挖掘双能 CT 的临床价值，让双能 CT 更好地服务临床仍然是一个亟待发展的方向。

（5）相位对比 CT：利用折射、相移或超小角度散射的 X 线特性，通过物体时产生的吸收衰减和相位移动差，增强软组织之间衰减的微小差异，从而获得高对比分辨率，在乳腺癌、肺癌以及肺实质疾病、心血管疾病等中会有较大的应用价值。与传统 CT 相比，相位对比 CT 可以将空间分辨率提高 3 倍，同时将辐射剂量降低至 1/25。但此技术目前尚处于原型机阶段。

2. 应用软件创新

（1）智能扫描：在扫描方面，智能定位摆位和智能扫描协议，不仅大幅提高扫描效率，还能提供高标准化图像，为临床多中心科研合作提供标准影像保证。

（2）智能成像技术：包括压缩感知、迭代重建等技术的运用扩大。在图像处理方面，由于计算能力的不断增强，统计迭代重建已成为 CT 的研究热点，其重点是研究噪声消除、伪影抑制以及双能与能量敏感成像，同时，基于深度神经网络的 CT 重建也是最近的热点之一。

（3）与其他设备融合性应用：多模态 CT 将 CT 和 MRI、超声、正电子发射型计算机断层显像（positron emission computed tomography，PET）等多种影像学技术中一个或多个成像技术进行融合，如 PET/CT 系统。目前，国内多家企业等纷纷朝多模态 CT 方向发力，打造超高端 CT 领域的国产品牌。

3. 与人工智能、虚拟现实（virtual reality，VR）、5G 等融合

（1）与人工智能的融合

1）人工智能辅助诊断：在辅助诊断方面，通过人工神经网络、深度学习等技术构建的一些人工智能诊断系统已经在多种不同的疾病诊断中取得了优异研究成果，如外伤探测、肺结节诊断、肺炎诊断等。

2）检查流程改进：人工智能的加入相信可以帮助医师更好地优化检查的流程。新的后处理技术，如 Cinematic Rendering 将帮助医师更好地跟患者以及临床医师交流。

（2）与 VR 融合

1）术前模拟/规划/培训：先利用 CT 对患者进行扫描建模，然后在 VR 手术室中将患者的器官模型或病灶进行重建。这样医师即能在术前仔细观察器官构造或病灶细节，从而能够对病变部位进行较精确的测量和估算，预见手术的复杂性和风险点。以此为依据，制订、修改手术方案。还可以此技术对医学学员进行解剖培训。

2）术中诊断／导航／手术：手术前通过 CT 扫描建模，手术时以增强现实（augmented reality，AR）技术呈现在手术医师的眼镜上，为医师提供即时诊断建议或为手术提供三维影像的操作过程指导辅助。AR 眼镜可以帮助医师看到直视术野中不易观察的部位或器官，并对下一步操作提供指引。

（3）与 5G 融合

跨地区的远程 CT 需要传输大量的医学图片、信息数据，对网络的传输速率和时延要求都非常高，上下行速率要求 30~50Mbps，时延要求 50ms 左右，而5G 高速率、低时延的技术特点就可以很好地满足医学应用。特别是在疫情暴发的特殊时期，可以迅速搭建远程 CT 协作系统。实时传输 CT 图像信息，及时进行诊断，甚至不同地区的医师可以通过 5G 网络实时在 CT 影像上对病灶进行判断和标记。2022 年北京冬奥会期间 5G+CT 的系统得到了广泛应用。

4. 应用场景创新

一些疫情所需的特定环境或场景，需要因地制宜、因环境制宜在原有技术和设备基础上开发新的解决方案。如方舱 CT 应急放射科，箱体设计、快速拆装，可灵活配置于救灾一线；核酸快检 +CT，车载发热门诊医疗车，形成县域临时或应急场景下的移动医学检查中心；一站式发热门诊专用 CT 影像解决方案融合可快速搭建的发热门诊专属场地方案，以及可以无接触引导的定位系统、人工智能新型冠状病毒感染自动分析系统。

复合手术室，可以包含 DSA、滑轨 CT，集成 5G、区块链、人工智能等技术，实现高精尖外科手术的全数字化复合诊疗，医师可以在实时影像学的指导下，边做手术边准确清晰地查看手术效果，从而有效降低复杂手术的风险和并发症，保障患者的安全。

精准治疗时代，CT 图像引导的介入治疗、机器人微创治疗、肿瘤放疗等越来越受到重视，再如一体化直线加速器能够将 CT 与医用直线加速器相融合，实现治疗精准规划，可优化放疗流程，大幅提升放疗效率，实现精准放疗，也是未来主要发展方向。

（二）国内临床应用现状

1. 主要应用领域　根据相关报告显示，CT 设备在胸部、腹部、五官及盆腔领域应用较多，主要用于中枢神经系统、头颈部、胸部、心血管系统、腹盆部及骨骼肌肉等。

（1）不同等级医疗机构分布：根据相关研究报告，2017年我国CT总保有量约19 100台。从医院等级上看，二级医院CT保有量最多，占45%左右；三级甲等医院CT保有量占比23%左右，其余三级医院CT保有量占比9%左右。但就院均保有量而言，三级甲等医院院均CT保有量最高，达3.2台；而二级医院院均1.0台，仅为三级甲等医院的1/3左右。

（2）公立、民营医院配置比例分析：2017年我国公立医院CT保有量大概为13 000台，民营医院CT保有量约为6 000台。从院均台数上分析，公立医院院均CT保有量约为1.1台，而民营医院院均仅有0.3台。

2. 开展业务量

（1）典型省市业务量分析：以上海为例，2020年上海市医疗机构平均每天每台CT完成检查160人次，其中二级甲等以上公立医疗机构全年共完成CT检查1 000余万人次，较2019年增长25%。

以北京为例，根据北京市卫生健康委月报表数据显示，2017年4月—2018年3月，北京89家三级公立医院门急诊CT检查3 898 714人次、住院检查1 542 723人次；78家二级公立医院门急诊CT检查721 455人次、住院检查238 903人次。

（2）典型医院业务量分析：以某三级医院为例，根据从2019年6月21日至2021年1月28日的统计结果，每台CT设备日均工作量为206人次，每台CT设备日均累计扫描时间493min（约8.22h）。总业务量中CT平扫占比为96.26%，业务量最高的5个拍片部位为：胸部、头部、腹部、腰椎、四肢/关节。内蒙古自治区某三级医院128排CT在2016年12月—2017年11月，平均每周检查量为2 678人次，开机率为99.42%，单个球管平均曝光时间为1 292 700s。

（3）基层医院的业务量分析：对于基层医院而言，其大型设备配备较少，平均每家基层医院不足一台。就CT来说，上海地区平均每家基层医院下设的社区卫生服务中心一天业务量大概在3.5人次。

二、使用性能管理

（一）配置数量

数据显示，全国CT保有量从2016年的23 029台增长至2019年的33 600台，年均复合增长率为13.4%。2019年，全国人均保有量每百万人口约为18台。2020年全国新增CT突破7 000台，涨幅约90%。2021年增长虽减少约200台，但新增仍突破 7 000 台,2020 年和 2021 年两年共配置了约 1.4 万台,超过前 5 年(2014—2019 年)CT 销量的总和。到 2021 年年底,全国 CT 保有量 47 600 台,全国人均保有量每百万人口约 34 台。

1. 经济合作与发展组织每百万人口配置数量分析 据经济合作与发展组织(Organization for Economic Cooperation and Development, OECD)统计,截至 2020 年年末,全球每百万人口 CT 保有量前 5 分别是日本(115.7 台)、澳大利亚(67.7 台)、冰岛(46.4 台)、希腊(43.7 台)和美国(42.6 台)。某全球产业数据分析聚合平台的数据显示,2020 年我国 CT 保有量大约在 28 320 台;结合《第七次全国人口普查公报》我国 31 个省、自治区、直辖市和现役军人的总人口数计算,我国 2020 年每百万人口 CT 保有量为 20.1 台,较 2019 年数据(18.0 台)有较大提升,驱动力主要来源于新型冠状病毒感染疫情暴发下对 CT 需求的快速上涨。但是和主要发达国家比较,我国每百万人口 CT 保有量仅为日本的约 1/6,不到美国的 1/2,仍有较大提升空间。

2. 国内各省市的配置数量 根据《国家卫生健康委关于调整 2018—2020 年大型医用设备配置规划的通知》(国卫财务函〔2020〕315 号),我国各省份 64 排及以上 CT 规划数量并不均衡。结合各省市人口数测算,每百万人口 64 排及以上 CT 规划数排名前 5 的省份分别是:北京市(16.5 台)、上海市(14.4 台)、天津市(11.5 台)、吉林省(10.1 台)和辽宁省(10.0 台),排名后 5 的省份分别是广西壮族自治区(3.9 台)、湖南省(4.4 台)、广东省(4.7 台)、安徽省(5.1 台)和西藏自治区(5.2 台),第一名和最后一名相差 4 倍多(图 4-1-1)。

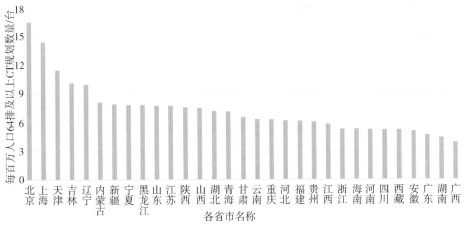

图 4-1-1 我国各省每百万人口 64 排及以上 CT 规划数量

3. 近8年内CT新增装机数量

2014—2021年，随着我国居民生活水平的提高和医疗保健意识的增强，我国大型医疗设备市场在政府利好政策和庞大稳定的市场需求下，保持着良好的增长势头，已成为推动经济高质量运行的重要力量。尤其近几年受疫情影响，在防疫物资需求旺盛、产业国际化等多种因素的拉动下，加之人口的结构性变化，我国大型设备新增装机数量较前十年呈快速增长的状态。

我国CT市场在这8年间持续增长，复合增长率高达18.5%。需要特别注意的是，2020年由于新型冠状病毒感染疫情暴发带来的需求上涨，CT新增装机数量急剧上升，但整体市场在2021年已逐渐回落正常水平。

（二）管理制度建设和遵循

1. 配置许可管理　根据国家卫生健康委2018年发布的《大型医用设备配置许可管理目录（2018年）》《大型医用设备配置与使用管理办法》，64排及以上CT列属乙类大型医用设备监管，实行配置许可管理，由省级卫生健康行政部门负责配置管理并核发配置许可证；而64排以下CT无须进行配置许可证申报。

2. 配置规划　2018年10月29日，国家卫生健康委《关于发布2018—2020年全国大型医用设备配置规划的通知》，指出规划配置基本原则是"问题导向、统筹协调；公平优先、兼顾效率；统一规划、分级负责；阶梯配置、资源共享；安全有效、保障质量"。

文件规定大型医用设备实行阶梯配置。引导医疗机构根据功能定位、医疗技术水平等因素按阶梯、逐级有序对应，合理配置功能适用、技术适宜、节能环保的设备。支持区域性医学影像中心等卫生健康领域的新业态、新模式发展，促进资源共享。

根据《关于发布2018—2020年全国大型医用设备配置规划的通知》，到2020年年底，全国规划配置64排及以上CT共计8 119台，其中新增3 535台，分3年实施。各省（自治区、直辖市）分布，见表4-1-1。

3. 准入标准　《关于发布2018—2020年全国大型医用设备配置规划的通知》要求配置64排及以上CT需遵循以下标准。

（1）严格把握128排及以上CT配置条件。配置机构应当具有提供高水平专科疑难病症、急危重症诊疗服务的能力，具有较强人才培养、承担重大项目和课题研究、开发新技术应用和临床转化能力等。

（2）主要用于全身各器官、各系统常见病、疑难重症的疾病诊断和疗效评估等。

表 4-1-1　2018—2020 年全国各省（自治区、直辖市）大型医用设备配置规划分布表

区域	省（自治区、直辖市）	总量 / 台	新增 / 台
华北	北京	355	134
	天津	139	100
	河北	370	100
	山西	203	100
	内蒙古	196	83
华东	上海	359	127
	江苏	554	200
	浙江	329	200
	安徽	214	92
	福建	242	120
	江西	251	70
	山东	600	200
东北	辽宁	386	120
	吉林	184	70
	黑龙江	227	100
中南	河南	447	150
	湖北	325	120
	湖南	270	120
	广东	547	260
	广西	196	150
	海南	53	26
西南	重庆	176	80
	四川	384	200
	贵州	193	100
	云南	232	150
	西藏	15	10
西北	陕西	223	100
	甘肃	156	90

续表

区域	省（自治区、直辖市）	总量/台	新增/台
西北	青海	42	20
	宁夏	56	35
	新疆	140	70
	新疆生产建设兵团	55	38

（3）具有相应诊疗科目，具有3年以上的X线检查和诊断经验。

（4）配套设施完善。具备符合环保部门要求和临床需求的场地和基础设施；具备完善的辐射防护设施等。

（5）具有相应资质和能力的放射影像医师、技师等卫生专业技术人员。各专业技术人员数量应当与设备数量相匹配。

（6）质量保障措施健全。具有相关安全事件的应急机制、能力；具有健全的质量控制和保障体系等。

（7）社会办医配置应当具备以上第（2）（3）（4）（5）和（6）规定的条件，重点考核人员资质和能力等保障医疗质量安全的相关指标。新建机构相关人员应当具有相应专业技术从业经验。

（三）技术成熟度

为了更好地了解设备进展情况，上海市医疗设备器械管理质量控制中心自2015年起，持续向全国医学工程专家咨询国产和进口医疗设备应用情况，采用专家问卷咨询法和用户问卷调查法，以技术进化理论为基础理论，结合医疗设备技术创新特点，运用技术就绪度（technology readiness level，TRL）、文献计量、专利分析和综合法进行成熟度评价，并借鉴引入技术成熟度的评价方法，将产品技术成熟度分为五级，分别用胎儿期、婴儿期、成长期、成熟期和衰老期五级量表来表示，具体见图4-1-2。

以2021年评价为例，参与调查研究的医学工程相关专家共有73名，其中上海专家51名，其他13个省市专家22名。所邀请专家分布在三级甲等医院79%、三级乙等医院13%、二级甲等医院8%；工程、管理、医师背景分别是75%、9.72%和11.11%。

评价结果显示，光子计数CT目前处于"胎儿期"，仅有概念性产品或实验室阶段产品，有公司开始研发技术产品，尚未有正式产品获批进入市场。进口高端 CT（双源 / 能谱）目前处于"婴儿期"，第一代市场产品已出现，已取得中国医疗设备器械注册证，具备基本功能，开始获批进入市场应用。国产高端 CT（双源 / 能谱）、国产 256 排以上 CT 设备目前处于成长期，第二代产品或多家取得中国注册证，市场快速增长。进口超高端 CT 256 排以上 CT 设备、介于 64 排与 256 排之间的 CT 目前处于成熟期，市场下沉价格下降，市场覆盖率扩大。进口 64 排以下 CT 处于衰老期，已有替代技术产品，市场逐步萎缩（图 4-1-3）。

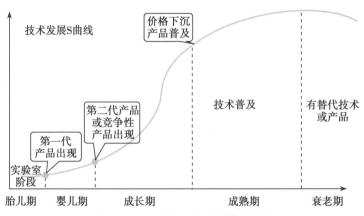

图 4-1-2　医疗设备技术成熟度曲线

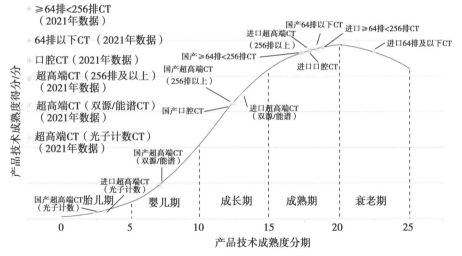

图 4-1-3　国产与进口医疗设备器械成熟度发展图（CT 设备类）

（四）质量控制现状

1. 以上海市为例　上海市医疗设备器械管理质量控制中心于 2021 年 11

月对上海市21家二级甲等及以上公立医院35台在用CT机进行了质量控制检测与评价工作。其中，进口CT机23台，国产CT机12台；探测器排数≤16的临床实用机型5台、探测器排数≤64的临床科研机型18台、探测器排数>64的科学研究机型12台。检测采用美国模体实验室生产的某型CT性能检测模体，根据WS 519—2019《X射线计算机体层摄影装置质量控制检测规范》，对高对比分辨力、低对比可探测能力、CT值（水）、均匀性、噪声等5个项目开展了质量控制，结果如下。

（1）上海地区三级医院80%的设备为64排以上（含64排）高端CT，但通过对近3年检测数据的对比，我们发现CT机的应用质量和其是否属于高端机器并无太大关系，无论是属于临床实用型、临床科研型还是科学研究型，若无有效的CT机日常质量控制和维护保养工作，最终都将导致CT机的检测项目不合格。

（2）近3年的检查数据可以发现，上海市三级医院在用CT机使用年限大于6年的设备数量约为在用CT机总数量的50%左右，各医疗机构对大型医疗设备的维保工作都较为重视，基本购买了原厂保修服务，但CT机的应用质量总体来说依然起伏不定，仍有提升空间。

2. 以甘肃省为例　根据文献调研，甘肃省对110台医用螺旋CT机进行检测，检测结果显示：①检定不合格的设备大部分分布在甘肃省相对比较偏远、比较贫困的地州市；②部分医院未能按期对设备开展预防性维护保养，导致技术指标不符合检定规程要求；③部分医院质控与维保意识淡薄；④部分医院设备操作人员对操作程序不熟练，对设备参数不了解，不能及时发现问题、及时开展维护；⑤部分地区设备超使用年限，未能及时更换，导致影像质量变差。

3. 以山东省为例　根据山东省2017—2019年专项调查，该省64排及以上CT的保养工作主要由厂家完成，二、三级医疗机构60%的设备每季度保养一次，20%每半年保养一次。该省半数以上的64排及以上CT每年质检一次，存在部分老化设备。

三、问题与挑战

（一）使用环境问题

北京市2014年进行的三级医院使用现状调查分析中关注到了影像设备使

用环境问题,如医师办公室等环境照度偏高,不利于诊断;医学影像诊断报告室的照度影响到胶片或图像观察,同时影响观察者视力。

(二)管理队伍

1. 人员培养和教育

北京市的调查中提出对于低年资技师,应加强 CT 扫描前准备工作常识指导,如体表影响扫描异物的去除、患者体位的合理摆放、口服造影剂的配置、是否需要进行呼吸训练等,从而保证扫描图像质量,并提高扫描效率。

2. 继续教育

在这方面,四川大学华西医院的做法值得借鉴。根据文献调研,四川大学华西医院放射科技术组常年有 100 余人学习,有规范化培训技师、实习生、进修生,学历覆盖硕士、本科和专科。放射科技师实行岗位大轮转,为了避免人员轮转过快可能出现的图像质量下降或安全隐患,需要及时对每组新轮转人员进行全面培训。培训内容包括设备安全使用、常见故障排除和处理、检查流程、设备操作规范、各类检查操作要点等。每周四晚进行集中理论培训和学习讨论;每位操作技师每年进行 2 次异常断电处理及常见故障排除的集中培训。

(三)配置与使用

随着中国人口老龄化、分级诊疗制度的推行、基层医院与非公立医院大型医用设备投资力度的加强、64 排以下 CT 无须配置许可的政策引导等,我国 CT 设备配置量提升仍有较大空间。

另有来自武汉市的分析建议,明确 CT 设备检查适用年龄,分析认为 CT 检查很可能对老年疾病的诊断更有意义。分析还指出,加强 CT 设备资源的整合和共享的重要性,例如三级甲等医院利用特殊 CT 设备对各种特殊病种进行特色诊疗;针对包括肺癌在内的多种肿瘤性疾病引入低剂量 CT 设备进行早期诊断和早期治疗等,对于单病种、临床路径以及医疗保险市场有更好的指导意义。

(李　斌　郑蕴欣)

第二节　　MRI 临床使用管理

MRI 是继 CT 后医学影像学的又一大进步。MR 的工作原理是将人体置于强磁场内，通过射频脉冲激发人体内的质子，获得图像。MR无电离辐射，对人体无损害。MRI具有丰富的对比度和优异的软组织分辨率，多参数、任意角度成像，获得的诊断信息更为丰富，除解剖成像外，还可以获取功能和代谢信息，在神经系统、心血管系统、体部器官、肌骨关节等均有广泛的应用。

一、临床功能应用

（一）技术现状与发展趋势

MRI设备根据磁体类型分为永磁型MRI和超导型MRI，也可根据磁场强度分为小于1.5T、1.5T、3.0T、3.0T以上等。自1978年第一台MRI仪诞生以来，医用MR技术经过50余年的发展，获得了长足进步，成为影像学四大常规检查手段之一，并在临床场景中受到越来越多的重视。未来MR有望向低液氦、超高场、快速扫描、智能化等方向发展。

1. 硬件创新技术

（1）低液氦：常规低温超导MRI主要用液氦制冷，一般需要约1 000L以上液氦。该类MR需要额外布置失超管，安装较为复杂，对场地要求较高。一旦发生失超则需要补充液氦，费用较高。液氦是不可再生资源，近年来液氦价格持续走高。对医院来说，低液氦甚至无液氦磁共振具有重量轻、场地要求较小、对液氦资源依赖度较低等优点，因此，低液氦甚至无液氦成为MRI技术领域重要的研究方向。该技术目前仍在起步阶段，有许多问题需要攻克，临床应用稳定性也需进一步验证。

（2）超高场：MRI的信噪比与主磁场强度成正比，场强越高，MR信号越强、扫描速度越快，可以大幅提升图像质量。在疾病的发病机理、早期诊断以及治疗效果评估上，有着巨大的潜力。2002年，主磁场强度3.0T的超导MRI系统进入临床；2018年，7.0T MRI系统已获批进入临床，受限于物理原理及当前技术水平，目前只能应用在头部和膝关节的扫描中，一定程度上限制了临床应用。超高场MRI系统在具有显著优势的同时，也需要克服大量的技术挑战，如由于介电效应导致图像不均匀、更高的射频能量沉积导致的热效应，以及超高的磁场和梯度切变带来的生物安全性问题等。当前，国际知名高校、科研院所和公司均投入了大量精力研发超高场MR。超高场MR技术突破也是我国高端医疗装备发展的重大方向。"十三五"期间，科技部项目"数字诊疗装备研发专项"中成功研发全身超高场5.0T MR。7.0T人体MR也在攻关中。2022年5

月，中国科学院院士、中国科学院电工研究所研究员王秋良团队成功研制出9.4T超高场人体全身MRI超导磁体。这些重要突破，打破了国外对该技术的垄断。

（3）快速扫描：一次完整的MR扫描耗时可长达数十分钟，患者等待/检查时间长，是当前临床使用的瓶颈之一。快速MR扫描技术的开发和应用，一方面，可以有效降低患者的就医时间，增加患者流通量；另一方面，能减少患者运动、呼吸造成的图像伪影，提升图像质量。结合先进的射频发射/接收技术、采样方案和图像重建算法，突破当前快速MRI方法仅依赖低维数据先验信息的局限。实现在保证图像质量的前提下，提高采样效率，加快成像速度。

（4）大孔径：大孔径MRI设备在放疗模拟定位、术中、运动医学、妇幼等成像场景和肥胖、幽闭恐惧等患者人群使用中具有明显的优势，方便患者摆位并提升扫描舒适度。目前，我国已于2020年推出世界首台75cm超大孔径3.0T磁共振成像仪，相较传统设备扩大了25%空间。扩展了MR在放疗模拟定位、术中MR、运动医学、妇幼等场景的使用。

（5）静音：MR设备在扫描过程中，梯度线圈在运行过程中会因受到洛伦兹力产生振动，进而发出噪声。这会导致患者不适、焦虑，影响患者体验及配合度。为了提升患者和医师的检查舒适度，各厂商都在积极开发低噪声技术。如智能切换梯度、阻断声音传播、主动降噪等。

（6）超柔线圈

传统MR线圈为硬塑材质，重量较大、不易弯折，在贴合度和患者摆位上有诸多不便。近年来，多家MR厂家推出了超柔线圈技术，可随意弯折，重量比传统线圈大幅降低，如毛毯一般。方便线圈放置并提升扫描舒适度，并在临床特殊场景，如强迫体位等具有很好应用前景。

（7）小型化

现场医护（point of care，POC）场景开发，打破了放射科、影像科的围墙，从以设备为中心到以患者为中心，拓宽影像设备的使用场景。小型化、可移动的MRI设备可以在急诊、ICU、床旁诊断等场景中发挥作用，让MRI从影像科转移到患者所在的任何地方，节约诊断时间、减少患者转运风险。目前，小型化MR设备仍在起步阶段，由于场强较低，在成像质量、扫描速度等方面与传统MR设备有较大差距。真正满足临床的需要还需克服重重挑战。

（8）定量成像

以定量、精准成像为目标，发展极化增强的"超灵敏"MRI技术，发展光遗传／化学遗传脑功能成像、定量磁敏感成像、扩散成像、化学交换饱和转移成像、代谢成像、基于新型探针分子的细胞影像／分子影像等定量成像新技术。突破现有的成像原理和技术瓶颈，发展新的MRI对比度。发展MRI与纳米材料技术、干细胞治疗／基因编辑等生物技术相结合的细胞影像与分子成像技术。

2. 应用软件创新

主要发展方向为快速成像，即发展面向高维多源数据的快速MRI方法，从高维和多维数据中提取先验信息辅助快速成像。采用流形学习或张量空间表达高维MR信号，在保留信号特征的同时，挖掘信号各维度之间的相关性。研究有效融合多源先验信息的快速成像方法，化图像重建算法，缩短图像重建的时间和复杂度，满足临床实用的需求。在数学原理和实现算法的层面，寻求突破目前快速MRI方法仅依赖于低维数据先验信息局限的途径。在代谢谱成像、运动器官（如心脏、骨骼、肌肉等）成像、动态血流成像等临床应用方面实现突破。

3. 与人工智能、VR、5G等融合

（1）与人工智能融合：人工智能技术的快速发展，为MRI技术革新提供了新的机遇。利用人工智能与大数据挖掘，能够突破传统MR扫描的极限，加快成像速度、提高图像质量。同时，在大数据基础上建立个体化的疾病特征，利用人工智能提取共性的特征，提高临床诊断效率与准确度。目前，人工智能已应用在MRI的各个环节，包括扫描定位、数据采集、图像重建和后处理、诊断、随访等。诸多事实证明，人工智能与MR设备的结合将成为必然的技术趋势，未来具有人工智能技术的MR设备将成为市场的引领者。

（2）与VR融合：新型核MR兼容虚拟现实系统，利用眼球追踪技术和VR技术结合，实现了沉浸式体验。采用凝视追踪引擎，可以对目标进行渐进校准细化，识别患者面部特征和头部姿势，先自动定位眼睛所在区域，然后跟踪视线方向，匹配沉浸式场景。其能够扩大人的视觉空间，让患者有更舒适的体验。除了视觉之外，有的系统还配备有耳塞以及能够对话的降噪耳机，给患者构建主题环境，或者提供数字娱乐方式。

（3）与5G融合：在进行MRI检查时，需要操作人员现场根据患者情况设定序列参数组合，对下级医院的技师操作水平有一定要求，同时在远程协作或转诊时不同级别医院间序列参数的同步也是一个问题。5G 技术可以使技师进行扫描序列编辑、针对性的参数调整在内的多种操作,产生的大量图片、数据也可以迅速进行诊断,数据、标准的及时联通可以帮助不同区域不同级别医院在扫描流程、影像质控、高级磁共振扫描应用方面高度同步。

4. 应用场景创新

(1)重大疾病的 MRI 研究:MR 由于其出色的软组织分辨率及丰富的对比,在神经系统疾病、癌症、心血管系统疾病等的诊断和研究中具有不可替代的作用。以神经系统为例,功能 MRI、纤维束追踪等技术的应用,为揭开人类大脑的奥秘及阿尔茨海默病、帕金森病等疾病的产生原因提供了研究工具。随着我国人口老龄化进程加快,神经退行性疾病、心脑血管疾病患者数量持续增加,迫切需要对这些疾病进行研究、认识并开发相应治疗手段。此外,推动 MR 应用于疾病早筛,能够降低发病率和死亡率,尽早进行干预治疗,提升人民群众的健康质量,节约医疗资源,助力"健康中国 2030"。

(2)MR 导航与诊疗一体化:将 MR 从单纯的影像诊断模态拓展到诊疗一体化使用场景是未来发展的重要方向。目前已有的 MR 诊疗一体化技术包括术中 MR、MR 模拟定位系统、MR 引导超声聚焦系统等。其特点是将 MRI 技术与人工智能算法、手术机器人以及介入治疗等技术相结合,使重大疾病的临床治疗进入新的阶段。以术中 MR 为例,MR 在诊疗全过程中除精准诊断外,还将提供手术计划中三维空间中的多功能信息,用于优化手术方案;在手术过程中提供实时的可视化导航;在治疗间隙或结束后提供及时的疗效评估,以及时调整治疗方案,获得最佳的治疗效果。

目前,临床应用前景良好的诊疗一体化技术包括以下几点:1)与手术机器人结合,提供器官组织内病灶穿刺和治疗的实时导航;2)与相控型高强度聚焦超声技术结合,提供体内无损测温和实时疗效评估;3)与多模态肿瘤射频治疗技术结合,提供实时温场监控,智能化校正治疗参数;4)与神经调控及脑刺激技术结合,解析神经环路基础,寻找治疗靶点,对治疗效果进行影像学表征。

(二)国内临床应用现状

1. 主要应用领域

MRI 设备主要用于中枢神经系统、头颈部、乳腺、纵隔、腹挫伤、关节软骨退变和韧带损伤等检测。

（1）不同等级医疗机构分布：根据中国医学装备协会《2018 年 MRI 市场研究报告》，2017 年我国 MRI 保有量总数在 8 300 台左右。其中，二级医院分布最多，占比高达 35% 左右；一级医院和三级甲等医院同样分布较多，各占 26% 左右。然而，就院均保有量而言，三级甲等医院院均 MRI 保有量最高，为 1.6 台；二级医院院均 MRI 保有量约 0.3 台，不及三级甲等医院的 1/4（图 4-2-1）。

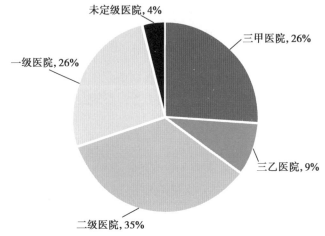

图 4-2-1　2017 年不同等级医疗机构 MRI 保有量占比

（2）公立、民营医院配置比例分析：根据中国医学装备协会报告，2017 年我国公立医院 MRI 保有量近 6 300 台，民营医院则仅在 2 000 台左右。院均 MRI 保有量公立医院为 0.5 台左右，民营医院仅约 0.1 台。

2. 开展业务量

（1）典型省市业务量分析：以上海为例，2020 年上海市医疗机构平均每天每台 MRI 完成 55 人次，其中二级甲等以上公立医疗机构全年共完成 MRI 检查 200 余万人次，较 2019 年增长 20%。北京市卫生健康委数据显示，2017 年 4 月—2018 年 3 月，北京 89 家三级公立医院门急诊 MRI 检查人次为 1 308 079 人次、平均每百门急诊人次 MRI 检查量为 1.34 人次、住院检查 636 623 人次、平均每百出院人次中 MRI 检查量为 22.41 人次；78 家二级公立医院门急诊 MRI 检查人次为 188 814 人次、平均每百门急诊人次 MRI 检查量为 0.62 人次、住院检查 70 530 人次、平均每百出院人次中 MRI 检查量为 14.11 人次。

（2）二、三级医院的业务量分析：根据文献调研，某省 2013—2017 年数据显示，二级医院门急诊患者中 MRI 检查比例平均为 2.37%，住院患者中 MRI 检查比例平均为 10.26%；三级医院门急诊患者中 MRI 检查比例平均为 1.17%，住院患者中 MRI 检查比例平均为 19.37%。二级医院与三级医院 MRI 体检检查人数占比均为 1.3‰。该省参与调研的二级医院有 22 家，三级医院有 13 家。某三级医院 MRI 设备 2017 年平均月工作量为 4 574 人次、6 249 次部位，年平均开机率为 98.2%，临床平均使用率为 157.8%

二、使用性能管理

（一）配置数量

根据国家卫生健康委发布《关于调整 2018—2020 年大型医用设备配置规划的通知》，《2018—2020 年大型医用设备配置规划》调整后的数据显示，2020 年底我国 1.5T 及以上 MRI 设备保有量达到 9 846 台，其中 2018—2020 年的规划数量合计达 4 451 台。

1. OECD 每百万人口配置数量分析

据经济合作与发展组织（Organization for Economic Cooperation and Development, OECD）统计，截至 2020 年末，全球每百万人 MRI 保有量前五分别是日本（57 台）、美国（35 台）、韩国（34 台）、希腊（34 台）和意大利（31 台）。而根据健康界研究院《2021 中国医用 MRI 设备市场研究报告》，2020 年我国每百万人 MRI 保有量为 12.6 台，约为日本的 1/5、美国的 1/3，说明我国 MRI 设备总体配置仍处于较低水平。

2. 国内各省市的配置数量 我国各省份 1.5T 及以上 MRI 设备规划数量仍存在较大差异。根据各省市人口数测算，每百万人 1.5T 及以上 MRI 设备规划数排名前五的省份分别是北京市（15.4 台）、上海市（14.8 台）、吉林省（11.4 台）、天津市（11.1 台）和黑龙江省（10.2 台），排名后五的省份分别是西藏自治区（3.8 台）、广西壮族自治区（5.6 台）、海南省（5.8 台）、广东省（5.8 台）和云南省（5.8 台），第一名和最后一名相差 4 倍多。

3. 2014—2021 年新增装机数量 随着人们健康意识的提高以及生活水平的持续提高，MRI 每年装机量一直处于稳步增长的状态（图 4-2-2）。

（二）管理制度建设和遵循

1. 配置许可管理

根据国家卫生健康委《大型医用设备配置许可管理目录（2018 年）》《大型医用设备配置与使用管理办法》，1.5T 及以上 MRI 列属乙类大型医用设备监管，实行配置许可管理,由省级卫生健康行政部门负责配置管理并核发配置许可证。

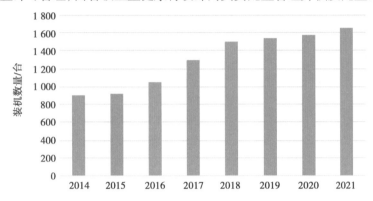

图 4-2-2　2014—2021年我国 MRI 新增装机数量变化

2. 配置规划

2018年10月29日,国家卫生健康委发布《2018—2020年大型医用设备配置规划》,指出规划配置基本原则是"提出问题导向、统筹协调;公平优先、兼顾效率;统一规划、分级负责;阶梯配置、资源共享;安全有效、保障质量"。

《2018—2020年大型医用设备配置规划》规定大型医用设备实行阶梯配置。引导医疗机构根据功能定位、医疗技术水平等因素按阶梯、逐级有序对应,合理配置功能适用、技术适宜、节能环保的设备。支持区域性医学影像中心等卫生健康领域的新业态、新模式发展,促进资源共享。

根据该文件要求,到2020年底,全国规划配置1.5T及以上MRI共计9 846台,其中新增4 451台,分3年实施。各省(自治区、直辖市)1.5T及以上MRI分布,见表4-2-1。

表4-2-1　各省(自治区、直辖市)1.5T及以上MRI分布

单位:台

区域	省(自治区、直辖市)	总量	新增	区域	省(自治区、直辖市)	总量	新增
东北	辽宁	407	220	华北	北京	338	120
	吉林	232	100		天津	139	100
	黑龙江	309	138		河北	465	200
华东	上海	318	120		山西	248	110
	江苏	747	328		内蒙古	195	80

区域	省（自治区、直辖市）	总量	新增	区域	省（自治区、直辖市）	总量	新增
华东	浙江	534	220	西北	陕西	268	130
	安徽	388	170		甘肃	135	70
	福建	311	143		青海	42	20
	江西	275	118		宁夏	57	30
	山东	653	280		新疆	172	80
中南	河南	565	200		新疆生产建设兵团	47	30
	湖北	384	114	西南	重庆	234	110
	湖南	385	160		四川	519	250
	广东	686	375		贵州	218	100
	广西	281	200		云南	227	100
	海南	58	30		西藏	9	5

3. 准入标准 《2018—2020年大型医用设备配置规划》要求配置1.5T及以上MR需遵循以下标准。

（1）严格把握3.0T及以上MR配置条件：配置机构应当具有提供高水平专科疑难病症、急危重症诊疗服务的能力，具有较强人才培养、承担重大项目和课题研究、开发新技术应用和临床转化能力等。

（2）主要用于全身各器官、各系统常见病、疑难重症的疾病诊断和疗效评估等。

（3）具有相应诊疗科目，具有3年以上的X线、CT检查和诊断经验。

（4）配套设施完善：具备符合国家相关要求的专用机房；具有满足电磁防护需要的基本设施和设备；具有符合国家相关要求的质量检测、控制设备及应急抢救设备等。

（5）具有相应资质和能力的放射影像医师、技师等卫生专业技术人员。各专业技术人员数量应当与设备数量相匹配。

（6）质量保障措施健全：具有相关安全事件的应急机制、能力；具有健全的质量控制和保障体系等。

（7）社会办医配置应当具备以上第（2）（3）（4）（5）和（6）规定的条件，重点考核人员资质和能力等保障医疗质量安全的相关指标。新建机构相关人员应当具有相应专业技术从业经验。

（三）技术成熟度

为了更好地了解设备进展情况,上海市医疗设备器械管理质量控制中心自2015年起,持续向全国医学工程专家咨询国产和进口医疗设备应用情况,采用专家问卷咨询法和用户问卷调查法,以技术进化理论为基础理论,结合医疗设备技术创新特点,运用TRL、文献计量、专利分析和综合法进行成熟度评价,创新引入医疗设备技术成熟度的评价方法,将产品技术成熟度分为五级,分别用胎儿期、婴儿期、成长期、成熟期和衰老期五级量表来表示。

2021年对现有各类进口和国产MRI设备进行了技术成熟度的评价,结果显示见图4-2-3。

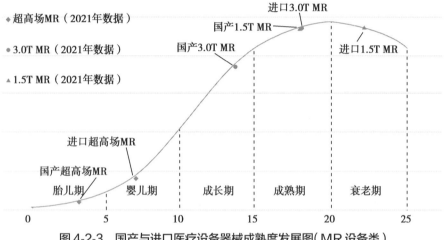

图4-2-3　国产与进口医疗设备器械成熟度发展图（MR设备类）

目前国产超高场MR设备处于"胎儿期",仅有概念性产品或实验室阶段产品。进口超高场MR设备处于婴儿期,第一代市场产品出现。国产3.0T MR设备处于成长期,国内有多代产品并取得注册证,市场快速增长。进口3.0T MR设备与国产1.5T MR设备处于成熟期,市场下沉价格下降,市场覆盖率扩大。而进口1.5T MR设备已经处于衰老期,已有国产替代技术产品,市场逐步萎缩。

（四）质量控制现状

以上海为例。上海市医疗设备器械管理质量控制中心于2021年11月对上海市21家二级甲等及以上公立医院的50台新安装与在用MRI设备进行了质量控制检测与评价工作,其中:进口机23台,国产机12台;35台均为公立医院设备;磁场强度1.5T的临床科研机型10台,磁场强度3.0T的科学研究机型

25 台。根据 WS/T 263—2006《医用磁共振成像（MRI）设备影像质量检测与评价规范》，对信噪比、均匀度、几何畸变率、层厚、高对比分辨率 5 个参数进行质控，结果如下。

（1）虽然上海地区二级甲等及以上公立医院基本配备了高场 MRI，扫描速度和影像质量有所提高，但有些老化设备仍在使用，有 6 台设备使用时间达到或超过 10 年。

（2）通过多年来上海市医疗设备器械管理质控中心的督查，近 3 年（2019、2020、2021 年）二级甲等及以上公立医院 MRI 设备的 5 个检测项目的整体合格率均为 90% 以上。

（3）另外，第三方保修的维护质量明显提升，MRI 设备各项指标平均值与原厂保修无明显差异。

三、问题与挑战

（一）标准化与同质化发展

根据文献调研，建议应围绕国家战略，结合技术自身特点，强化科学管理，提高配置和使用效率，加强大型医用设备的信息化建设，应用 MRI 服务体系框架并推广到其他大型医用设备，搭建"全国 - 省市 - 医疗机构"多层级的大型医用设备全生命周期信息平台，运用自动化及智能化方式抓取关键监测指标，提升相关数据的可获得性与准确性，服务宏观与微观的精准决策。使其更好地满足人民群众的健康需求，服务于"全民健康"和"健康中国"国家战略的实现。

有文献提出，MRI 操作规程应规范化、同质化，例如检查前，应详细了解检查是否含有禁忌；针对不同部位扫描时，应选择适宜脉冲序列等。另从设备质控角度而言，同样需要标准化、同质化发展，有相关文献指出具体表现为：①质控装备的标准统一，包括统一标准体模、标准测量仪器等；②质控技术的标准化；③质控环境的标准化；④质控管理的标准化，包括周期、内容、分析手段、结果形式、参考依据等。

（二）优化设备运行环境

MR 设备运行对周边环境比较敏感，周边区域的磁性物体的变化，会导致局部磁场均匀性破坏，从而影响到 MR 影像质量。有文献研究指出，维修人员需要定期开展 MR 运行的质量监控，必须严格检查设备所在地点的磁场均匀性，如发现附近有磁性较强的物质，须妥善处理，从而改善MRI设备运行环境。

（三）配置数量

根据文献调研，我国一直缺少一个标准的大型医用设备信息管理平台对在用大型医用设备进行持续动态管理，缺乏将MRI置于卫生服务体系中开展系统研究。目前，国内针对MRI配置使用开展了诸多研究，但是由于数据可得性，配置使用研究多是局限于某些指标或者某几方面开展的研究，并未将MRI置于卫生服务体系中，综合考虑卫生服务体系的多种因素，如不同医院级别、不同医院举办主体、不同所有制形式、不同类型及不同场强、进口与国产MRI配置使用现状，因此所得证据难以为MR宏观管理提供充分的决策依据。

随着中国人口老龄化、分级诊疗制度的推行、基层医院与非公立医院大型医用设备投资力度的加强等，我国MRI设备配置量提升仍有较大空间。

（李　斌　郑蕴欣）

第三节　医用内窥镜临床使用管理

内窥镜（endoscope）是指深入人体自然的或通过外科手术打开的孔道进行检查、诊断或治疗的医疗器械。在医学领域中，通常基于结构特征和医学应用2个方面对内窥镜进行归类。

内窥镜的发展经历了硬式内镜、半可屈式内镜、纤维内镜和电子内镜4个阶段。从某种程度上讲，内窥镜的发展历程反映了内窥镜成像结构的变化，依据其成像结构，医用内窥镜可以分为硬式内窥镜、纤维内窥镜、电子内窥镜、超声内窥镜、胶囊内窥镜等种类。

医用内窥镜能够深入到全身各个系统的外腔、管腔内或闭合式的体腔内（胸腔、腹腔、关节腔等）进行诊断和治疗，依据其应用部分可以分为：呼吸系统内镜（包括鼻内镜、喉镜、支气管镜、胸腔镜和纵隔镜）、消化系统内镜（包括胃镜、结肠镜、小肠镜、十二指肠镜、胆道镜）、泌尿系统内镜（包括膀胱镜、经皮肾镜、输尿管镜和前列腺电切镜）、运动系统内镜（包括关节镜和椎间盘镜）、妇科系统内镜（包括阴道镜、宫腔镜）、普通外科的腹腔镜，以及其他内镜（包括神经内镜、超声内镜、CT仿真结肠镜、共聚焦激光显微内镜等）。

医用内窥镜属于三类医疗器械，使用中具有高风险。涉及操作的临床工程师和医护人员要严格按照内窥镜系统的使用条件要求来进行操作和管理,引入必要的信息化和物联网管理方式。此外,内窥镜检查作为一种侵入性的操作,在医院感染控制措施和使用场地方面也需要进行严加管理,要做好内镜的清洗消毒灭菌的工作,防止因内镜侵入性操作导致的交叉感染和其他感染控制问题。在进行内镜检查时需针对抢救患者的仪器、药物、场所进行准备,为因意外情况导致的现场抢救作保障。

医用内窥镜在临床使用中应建立健全的相关管理制度,按照不同种类内镜的使用方式、功能结构及注意事项等条件,进行对应的场地管理和人员培训管理。在使用内镜进行检查后,应按照正确的方式对内镜进行清洗消毒灭菌与维护保养,并定期对内镜进行质控,保证其功能的精准性,延长内镜的使用寿命。

一、相关人员管理

(一)内镜医师培训管理办法(以消化内镜为例)

1. 初级内镜医师培训管理办法

(1)系统学习基本理论:初学者需要较为系统地学习各方面的知识,包括各种内镜检查的术前准备工作、适应证、禁忌证、基本检查流程,常见并发症的诊断及处理;内镜的结构与原理、基本操作流程、清洗与消毒流程、维护与保养;常见病的内镜图像特征。

(2)参与内镜清洗与消毒、维护与保养工作:初学者通过参与这部分工作,可以对内镜的结构与使用方法有感性认识,所需时间为1~2周。

(3)观摩阶段:带教老师示范普通内镜检查,并在操作过程中须向学员讲解内镜操作要领,所检查部位重要解剖标志的辨认、普通疾病的内镜图像特点等,所需时间一般为4周。

(4)实操阶段:一般由带教老师先行插镜,到达目标部位后,在带教老师协助下,由初学者操作退镜观察,经过1~2周的退镜练习,初学者可在带教老师指导下开始学习插镜,进而开始进行基本的内镜检查,但是诊断还须由带教老师做出。

(5)独立操作阶段:经过上述实操阶段训练后,初学者可以在带教老师现场指导的情况下开始独立进行内镜诊断性操作,在操作过程中遇到任何问题,可以即刻向带教老师申请指导与帮助。

2. 中高级内镜医师培训管理办法

完成初级培训的内镜医师,需在内镜中心继续训练。训练内容主要包括进一步提高内镜的操作技能和诊断水平，以及普通内镜的治疗项目。

（1）学习基本理论：掌握常用内镜治疗技术的适应证、禁忌证、并发症及对应处理办法和主要操作流程；常用内镜治疗仪器及附属设备的各种原理和使用方法。

（2）观摩阶段：在进入实操阶段之前，必须先观摩带教老师示范操作每一种基本内镜治疗方法，掌握操作步骤和技术要领。可以先从基本的治疗技术开始，循序渐进地学习。

（3）实操阶段：内镜医师经过内镜治疗的观摩学习，掌握了基本的技术步骤和动作要领，可以在带教老师的协助下，开始独立操作简单的内镜诊疗技术，如非静脉曲张出血内镜下治疗、大小在2cm以下息肉的切除、消化道异物取出等，经过一定数量病例的操作，使自己的技术和心理素质达到能完全独立完成各种诊疗技术的程度，再开始学习其他较为复杂、技术要求较高的诊疗技术，如曲张静脉破裂出血的治疗、消化道狭窄的内镜治疗（包括支架置入术）、大息肉（直径超过2cm）及亚蒂或无蒂息肉的切除。内镜医师具体要经过多少例次的基本诊疗技术操作才能进一步学习较复杂的技术，不同的内镜医师可能并不相同，只能由有经验的带教老师通过平时的观察，对初学者进行评估和考核。考核方法包括平时的操作记录和现场操作考核。

在中高级内镜医师学习阶段，内镜医师还要学习掌握一些特殊的内镜诊治技术，具体内容要根据内镜医师对基本内镜技术的掌握程度而定，如窄带成像内镜技术、放大内镜检查术、荧光内镜检查术、各种内镜染色技术，也要开始进行急诊内镜诊疗术的训练。观摩了解操作较复杂、技术要求较高的特殊内镜治疗技术，如黏膜切除术、黏膜剥离术、内镜隧道技术的操作、经自然腔道的内镜手术、经内镜消化道内引流术等，这些技术需要内镜医师专门学习、探索和长期自我训练方能掌握。

（二）内镜护士培训管理办法（以消化内镜为例）

1. 初级内镜护士培训管理办法

（1）护士资质：从事所包含内镜系统科室临床护理工作2年或以上，按照护理部规范培训计划培训。

（2）培训时间：6个月。

（3）培训教师：内镜工作经验为3年以上的护师。

（4）培训内容：主要为认知技能的学习，包括《内镜学》《内镜操作指南》

《内镜清洗消毒技术操作规范》(2004年版)的相关基础知识学习。

(5)培训方法:理论培训、一对一、师带徒、手把手实际操作示范。

(6)培训考核:理论知识(包括专科操作知识、基础护理知识、内镜清洗消毒知识)、实践操作(内镜基础操作护理配合)、内镜清洗消毒技能操作等。

(7)培训目标

1)了解消化内镜中心布局情况,熟悉内镜中心内部环境。

2)熟悉内镜中心管理制度、工作制度、安全管理制度、护理人员培训制度和相应的医院感染管理制度等。

3)熟悉内镜工作流程及各种岗位人员的职责。

4)熟悉内镜和附件的清洗、消毒及保养,常见故障的处理。

5)熟悉各种内镜系统的构造及工作原理。

6)熟悉内镜检查前准备工作、内镜检查后处置方法。

7)熟悉消化系统疾病的诊疗常规。

8)熟悉内镜检查的适应证、禁忌证和并发症。

9)熟悉普通内镜与无痛内镜的并发症预防,内镜操作并发症的处理、抢救配合及复苏护理。

10)掌握内镜检查护理配合及病理活检的方法。

(8)培训要求

1)参加内镜中心岗前教育,熟悉工作环境、工作流程。

2)参加内镜中心相关管理制度的学习与培训。

3)参加内镜检查护理技能培训,包括上消化道内镜检查、结肠镜检查、上消化道异物内镜处理、急诊内镜检查、非食管静脉曲张出血内镜治疗、消化道息肉钳除术等,考核合格。

4)参加内镜及附件的清洗、消毒及保养等护理技能培训,考核合格。

5)参加消化系统疾病的诊疗常规,普通或无痛内镜检查的适应证、禁忌证、并发症及处理、抢救配合及复苏护理等培训,考核合格。

2. 中级内镜护士培训管理办法

(1)护士资质:从事内镜护理工作6个月以上。

(2)培训时间:6个月。

(3)培训教师:内镜工作经验为5年以上的高年资主管护师及高年资主管工程师。

(4)培训内容:主要为实践技能的学习,包括患者体位的摆放,熟悉内镜器械的功能,熟练配合医师进行内镜的插入、前移、后撤,以及小肠镜检查的护理配合等操作。

（5）培训方法:实践操作解读与示范,采用电子内镜模拟操作系统训练。

（6）培训考核:实践操作考核,包括内镜下治疗、内镜下息肉高频电切除内镜下止血等操作护理配合。

（7）培训目标

1）熟悉内镜治疗前的准备和术后护理。

2）掌握内镜下治疗的护理配合。

3）掌握内镜下息肉高频电切除的护理配合。

4）掌握内镜的插入、前移、后撤护理配合。

5）掌握染色内镜、放大内镜的护理配合。

6）掌握内镜治疗仪器的使用原理。

7）掌握内镜下止血的护理配合。

8）熟悉小肠镜检查的护理配合。

（8）培训要求(以消化内镜为例)

1）参加内镜下治疗的护理技能培训并考核合格:①内镜下食管静脉曲张套扎术护理配合;②内镜下食管 - 胃底静脉曲张硬化剂注射护理配合;③内镜下食管 - 胃底静脉曲张组织胶注射护理配合;④内镜下食管狭窄扩张术及支架置入术护理配合;⑤内镜下贲门失弛缓球囊扩张术护理配合。

2）参加内镜下息肉高频电切除护理技能培训,考核合格。

3）参加内镜附件相关知识学习,包括正确安装和使用套扎器、食管支架、扩张探条扩张球囊、圈套器、尼龙绳、止血夹释放器、止血夹等,考核合格。

4）熟练配合医师进行内镜的插入、前移、后撤实践操作,考核合格。

5）参加染色内镜、放大内镜护理技能培训,正确配制各种内镜染色液体,包括碘液及靛胭脂染色液,考核合格。

6）参加内镜治疗仪器使用原理护理技能培训,正确连接和使用氩气刀、高频电刀等,考核合格。

7）参加内镜下止血的护理技能培训,考核合格。

8）参加小肠镜检查的护理技能培训,考核合格。

3. 高级内镜护士培训管理办法

（1）护士资质:从事内镜护理工作 1 年以上。

（2）培训时间:12 个月。

（3）培训教师：内镜工作经验为 8 年以上的高年资主管护师或高级工程师。

（4）培训内容：主要为较高难度内镜下微创治疗的实践技能的学习，包括内镜下黏膜切除 / 剥离术、内镜下胃造瘘、超声内镜及超声内镜下及治疗、内镜逆行胰胆管造影术及各种相关内镜下治疗措施、内镜诊疗新技术等护理配合。

（5）培训方法：实践操作解读与示范，采用电子内镜模拟操作系统训练。

（6）培训考核：实践操作考核，包括内镜下黏膜切除 / 剥离术、内镜下胃造瘘、超声内镜及超声内镜下穿刺及治疗、治疗性内镜下逆行胰胆管造影术及各种相关内镜下治疗措施、内镜诊疗新技术等操作护理配合。

（7）培训目标

1）掌握内镜下黏膜切除 / 剥离术的基本理论、技术流程、适应证、禁忌证和并发症及常用附件的使用方法。

2）掌握内镜下胃造瘘术的基本理论、工作流程、适应证和禁忌证，以及常用附件的使用方法和术后的常规护理。

3）掌握超声内镜及超声内镜下穿刺和治疗的基本理论、工作流程，以及常见附件的正确使用和护理配合。

4）掌握治疗性内镜下逆行胰胆管造影术的基本理论、工作流程、适应证和禁忌证，以及常见附件的使用方法。

5）熟悉内镜诊疗新技术的开展和临床使用情况。

（8）培训要求

1）参加内镜下黏膜切除 / 剥离术的护理技能培训，能正确使用治疗用附属设备工具，如海博刀、勾刀（HOOK）、尖端绝缘刀（insulated tip）等，考核合格。

2）参加内镜下胃造瘘术的护理技能培训，严格执行无菌操作，能正确使用胃造瘘所需的各种装置、异物钳、圈套器等，考核合格。

3）参加超声内镜检查及超声内镜下穿刺和治疗护理技能培训，能正确安装和使用超声内镜水囊、压力水泵、超声探头等，考核合格。

4）参加内镜中心内镜逆行胰胆管造影术及相关治疗方法的护理技能培训，能正确使用高频切开刀、碎石器、高性能导丝、取石球囊、胆道支架、鼻胆引消化内镜基本操作规范与技巧流管等，考核合格。

5）参加内镜诊疗新技术专项学习，对内镜诊疗新技术、新业务进行系统培训、推广应用，确保诊疗安全。

（三）内镜工程师培训管理办法

内镜器械及诊治技术一直在快速发展，内镜诊治技术具有很强的专业性及操作性，设备昂贵，因此在内镜诊治工作中，内镜工程师的重要性是毋庸置疑的。以下就如何培养专业的内镜工程师做简要阐述。

1. 培养对象与资质　凡是有志于内镜相关工作，最好是相关的医疗器械技术专业毕业的工作人员，均可作为培养对象。

2. 培训方法　内镜工程师的培训大致可分为两个步骤。

一是较为系统全面的理论学习，掌握并了解常见的物理、化学、基础医学、机械结构制造与维修基本原理、电子与电路、物理化学材料学等方面的基本知识。目前国内医院一般不配备相关的专业教师，多数的培训对象主要以自学为主，必要时到具有相关专业知识的机构或单位接受专项培训，因此相关的医疗器械技术专业毕业的工作人员具有较大的优势。

二是实践技能的培训，由具有丰富经验的高级内镜工程师、内镜清洗消毒专业人员、各级内镜医师、内镜中心护士长等负责带教，内容包括以下几方面。

（1）熟悉内镜中心的各功能区、各项工作制度与工作流程；熟悉内镜中心各级人员的工作职责与范围。

（2）掌握内镜清洗与消毒流程，掌握各种内镜的运输与储存方法。

（3）掌握内镜和附件的结构、功能、检测方法与常见故障及维修。

（4）掌握内镜图文系统软硬件的操作、常见故障维修。

（5）熟悉各种内镜诊治术的适应证、禁忌证、并发症、术前准备内容及术后注意事项、内镜诊治术的各种操作流程及助手的配合方法。

（6）熟悉各种突发意外事件的应急处理方法。

3. 教学培训的具体安排

（1）理论学习：由于没有专门供内镜工程师初学者进行系统理论学习的教科书，因此内镜工程师培训对象需要在高年资内镜中心工作人员的指导下，有选择性地学习与内镜中心工作有关的书籍、文献与资料，而且以自学为主，遇到疑难问题，可以及时由高年资内镜中心工作人员或带教老师答疑，理论学习并没有时间上的具体安排，一般从内镜中心实际工作的需要出发，由简单到复杂、初级到高级，循序渐进地学习相关的理论基础知识。可以按照技术要求的难易程度分阶段进行学习与考核，每一阶段考核合格后进入下一阶段的学习。

（2）实践技能培训的安排计划

1）熟悉内镜中心的各功能区、各项工作制度与工作流程，熟悉内镜中心各级人员的工作职责与范围。此项内容的学习与实践,培训对象分别在各带教老师带领下进行,为期1周左右。在初始阶段,培训对象对于各项工作制度与工作流程只能有个大致的了解,需要在以后的工作实践中不断强化、巩固详细而全面的内容。

2）掌握内镜清洗与消毒流程,掌握各种内镜的运输与储存方法。在内镜中心专职内镜清洗与消毒工作人员的带领下,受训人员学习并直接参与此项工作,严格按照相关规范要求进行内镜的清洗与消毒,在此过程中,可以全面学习各种内镜的基本结构与功能、内镜及附件的各种检测程序、清洗与消毒的规范、维护与保养程序、清洗前后及外送维修时内镜的运输过程,以及清洗消毒后内镜及各种附件的储存条件。通过大约为期2周的学习与实践,由带教老师现场考核学员的掌握程度,其中,内镜的清洗与消毒效果应该以细菌检测为标准。初级工程师在后续的工作中尚需不断地补充学习与强化训练。

3）掌握各种内镜和附件的结构与功能、检测方法和常见故障及维修方法。受训内镜工程师首先应通过各种方式(书籍、文献、各种技术资料等)学习各种内镜及附件的常见故障和维修处理方法,必要时在供应商指定的设备维修人员指导下学习维修方法,这是一个长期、逐步积累的过程,必要时可以派遣初级工程师到内镜特约维修部门观摩学习。

对于在工作中出现的常见故障,由于内镜结构的精细性与复杂性,决定了除了专业人员(制造商指定维修代理)外,只能在完全了解内镜基本结构与功能的基础上,在不损坏设备的条件下,对简单、常见而且轻微的故障进行判断与维修,凡是涉及内镜内部零部件的损坏(除了可徒手更换的之外),一般均应送制造商指定的特约维修部门维修;某些简单功能故障,多数在工程师的可判断和维修的范围,可以自行维修。这部分内容除了靠带教老师言传身教外,还要靠学员平时在工作中的积累,所以没有时间安排上的要求。

4）掌握内镜图文系统软硬件的操作、常见故障维修,内镜中心监控设备的调试与使用。目前,大多数医院的内镜中心(室)均使用由专门软件公司设计的内镜图文采集与保存的软件系统,通过电脑终端连接内镜主机,并且各检查室之间连成一个局域网,条件较好的内镜中心还设有内部监控系统,还可以做现场图文、视频的传送,达到集中教学、视频会议、远程会诊等目的。这些设备的使用、维护与普通故障的维修,一般由内镜中心工程师负责,随时处理出现的故障,以免影响内镜中心的正常运转。与内镜的使用与维护类似,凡涉及专用设备或零部件损坏、专业软件系统故障,内镜工程师无法独立解决的问题,则需要制造商指定的维修人员进行维修。受训内镜工程师首先需参考学习制造商提供的使用说明书，学习正确使用仪器设备的方法、常见故障原因、现象与排除方法，一般有2周时间即可熟悉，然后再由带教老师在工作中不断给学员传授经验。

5）各种内镜诊治术的适应证、禁忌证、并发症、术前准备内容及术后注意事项、内镜诊治术的各种操作流程等方面的内容，是内镜医师的职责范围，但作为内镜技师，同样有必要熟悉这些内容。内镜工程师必须参与各种内镜诊治工作，目的是让内镜工程师了解各种内镜诊治方法的操作流程，掌握各种内镜及附件的各种使用情况，以利于发现仪器设备在使用过程中容易发生故障的环节。

内镜诊治术中助手的配合方法是重点要掌握的内容，在熟悉各种内镜及其配件功能和适用范围的基础上，学习如何在术中应用它们才能取得最好的配合效果，学习内容也是由简单到复杂、循序渐进地进行，只有熟练掌握了内镜诊治配合工作的基本功，才能进一步学习和掌握较复杂、技术难度较大的工作。

6）熟悉各种突发意外事件的应急处理方法。学习各种安全规范及相应的应急处理措施，包括火灾、爆炸、急性中毒、心肺复苏、医患纠纷等内容。

二、场地管理

（一）通用要求

1. 术前准备室（区域）

（1）有专用的内镜术前准备室（区域），使用面积不小于$20m^2$。

（2）配有吸氧装置，人员配置应能满足患者术前准备需要。

2. 诊疗室

（1）操作间数量设置应当满足服务需求，保障诊疗质量和操作安全。

（2）每个操作间的面积原则上不小于$20m^2$。保证内镜操作者及助手有充分的操作空间。

（3）具备经国家药品监督管理部门批准的、满足内镜诊疗操作的内镜设备和医疗器械。

（4）操作间必须配备医疗气体管道、各种引流设备及气体管道接口，具有良好的通风条件。

（5）诊疗室应配备心电监护仪（含脉搏血氧饱和度监测功能）、除颤仪、吸氧装置、气管插管、喉罩、简易呼吸器、止血器械和各类麻醉及急救药品。

（6）诊疗室须符合消防安全、电力保障等相关要求。

3. 麻醉恢复室

（1）麻醉恢复室面积不小于20m²。

（2）应配置必要的吸氧装备、负压吸引设施、监护设备、抢救设备、病床及相应的医护人员，保障患者安全。

4. 手术室

（1）手术室数量设置应当满足服务需求，保障诊疗质量和操作安全。至少1间手术室达到Ⅰ级洁净手术室标准。

（2）每个手术室的面积原则上不小于20m²。房间内安放基本设备后，要保证检查床有360°自由旋转的空间，保证内镜操作者及助手有充分的操作空间。

（3）手术室内的物品与设施均须参照相关的标准和规范，包括通风、水、电、吸引、氧气、电脑接口、急救设备、清洗消毒、药品、贮存柜等。手术室应设有独立的通风系统。

（4）手术室应配备监护仪、除颤器及抢救车，保证相关设备组件运转正常，储备充足。

（5）手术室须符合消防安全、电力保障等相关要求。

（二）其他要求

1. 呼吸内镜诊疗室　进行内科胸腔镜手术的操作间应满足无菌手术要求。

2. 消化内镜诊疗室　消化内镜设备安放要采取集成的移动推车或吊塔，能集成内镜主机、显示器、高频电发生器、医疗气体管道、电器信号线及网线、各种引流瓶及气体接口，可灵活地移动到医师操作所需的任意位置。

3. 关节镜手术室　关节镜设备安放要采取集成的移动推车或吊塔。

4. 脊柱内镜手术室　手术室数量设置应当满足服务需求，保障诊疗质量和操作安全。至少1间手术室达到Ⅰ级洁净手术室标准，并符合放射防护标准。

5. 妇科内镜门诊检查室

（1）检查室必须设置护士站，由专科护士进行患者登记、分诊及管理，专科护士人数应与诊疗量相适应。

（2）设有观察室，规模应与检查室的规模相适应，设有观察床位及床旁吸氧装置。

（3）设有抢救室，规模应与检查室的规模相适应，室内应配置必要的监护设备、给氧系统、吸引系统、急救呼叫系统、急救设备及相应抢救药品并有相应的医护人员。

（4）检查室内的物品与设施均须参照相关的标准和规范，包括通风、水、电、吸引、氧气、电脑接口、急救设备、清洗消毒、药品、贮存柜等。

（5）门诊检查室须符合消防安全、电力保障等相关要求。

三、清洗消毒灭菌管理

（一）内镜及附件的清洗、消毒、灭菌原则

1. 凡进入人体无菌组织、器官或者经外科切口进入人体无菌腔室的内镜及附件。如腹腔镜、关节镜、脑室镜、膀胱镜、宫腔镜等，必须灭菌。

2. 凡穿破黏膜的内镜附件，如活检钳、高频电刀等，必须灭菌。

3. 凡进入人体消化道、呼吸道等与黏膜接触的内镜，如喉镜、气管镜、支气管镜胃镜、肠镜、乙状结肠镜、直肠镜等，应当按照《消毒技术规范》的要求进行高水平消毒。

4. 内镜及附件用后应当立即清洗、消毒或者灭菌。

5. 医疗机构使用的消毒剂、消毒器械或者其他消毒设备，必须符合《消毒管理办法》的规定。

6. 内镜及附件的清洗、消毒或者灭菌时间应当使用计时器控制。

7. 禁止使用非流动水对内镜进行清洗。

（二）软式内镜场地与设施要求

1. 房屋设施

（1）平面规划：清洗消毒间一般设置在内镜室的中心位置，尽量与各操作间保持等距离，有条件的单位也可在内走廊，与患者的通道完全隔开。避免工作人员手提内镜在患者的视野来回走动引起患者的恐惧。

（2）供水：内镜洗消间供水，最好设置冷热两个管道，目前许多内镜洗消机都对热水供应有所要求；各地内镜质控单位对消化内镜的洗消水平提出更高要求，因此对内镜浸泡消毒后的冲洗用水，也要求达到纯净水的标准。

（3）通风设备：清洗消毒间应设有通风系统，换气功能要充分，尤其是化学气味应及时被抽出；清洗间的通风口应设在近地板处或与桌面齐平。

（4）干燥机：内镜的存储对空气的湿度有要求，相对湿度应常年保持在30%~70%。在内镜室内如果有专业库房，库房内最好不设窗，并配置一台干燥

机,满足内镜对环境避光、干燥的要求;使用储镜柜的,在柜子内放置干燥剂同样有除湿效果。

2. 仪器耗材配置

（1）高压空气系统:内镜洗消后储存前须干燥。通常使用的方法是直接插入冷光源利用注气泵吹干内镜。该法既耗时又费灯泡,显然不是最合适的。简便、实用的方法是从引入压缩气体直接吹干超声内镜管道。其正压气体是通过水气分离器过滤的纯净、干燥气体,压力控制在 0.2MPa 之内。如从口腔科室引入管道有困难的,可配置一台小功率的真空泵,也能达到目的。有的单位直接用氧气吹干内镜,这是种既不经济又不安全的方法,应杜绝使用。

（2）吸引装置:在每个内镜洗消单元内,都要配置吸引装置。注意吸引的压力控制在 0.04MPa 之内。

（3）其他:工作人员清洗消毒内镜时,应当穿戴必要的防护用品,包括工作服、防渗透围裙、口罩、帽子、手套等。根据工作需要,按照以下要求配备基本清洗消毒设备:专用流动水清洗消毒槽(四槽或五槽)、负压吸引器、超声清洗器、高压水枪、干燥设备、计时器、通风设施,与所采用的消毒、灭菌方法相适应的必备的消毒、灭菌器械,50ml 注射器、各种刷子、纱布、棉棒,多酶洗液、适用于内镜的消毒剂(75% 乙醇)等消耗品。

（三）硬式内镜洗消与灭菌场地与设施要求

1. 房屋设施

（1）实行消毒供应中心(central sterile supply department,CSSD)集中管理的医疗机构,硬式内镜的清洗消毒及灭菌建筑布局应符合 WS 310.1—2016《医院消毒供应中心》的要求。

（2）未实现 CSSD 集中管理的医疗机构,硬式内镜的清洗消毒及灭菌工作应与内镜的诊疗分室进行。

（3）硬式内镜的清洗消毒及灭菌工作应与内镜的诊疗分室进行。

（4）需要达到灭菌的硬式内镜,其清洗消毒及灭菌建筑布局宜符合 WS 310.1《医院消毒供应中心》的要求。

（5）需要达到高水平消毒的硬式内镜,其清洗消毒室应设置去污区、检查包装区消毒与灭菌区和无菌物品存放区,并遵循物品由污到洁,不交叉、不逆流的原则。

（6）清洗消毒室应通风良好。

2. 仪器耗材配置

（1）应根据需要配备专用流动水水池、超声清洗器、压力水枪、压力气枪、内镜清洗刷等。

（2）宜配备清洗消毒器。

（3）消毒剂、医用清洗剂、医用润滑剂等：消毒剂和医用清洗剂应符合国家相关标准和规定。医用润滑剂应为水溶性。

（4）其他设施与耗材：应根据需要配备水处理设施、干燥设备、储存转运设施、通风设施、带光源放大镜、硬式内镜器械盒、包装材料、监测材料、计时器等。应配备手卫生设施和个人防护用品，手卫生设施遵循 WS/T 313—2019《医务人员手卫生规范》的要求，个人防护用品遵循 WS/T 311 的要求。

（5）高压空气系统：内镜洗消后储存前须干燥。通常使用的方法是直接插入冷光源利用注气泵吹干内镜。该法既耗时又费灯泡，显然不是最合适的。简便、实用的方法是引入压缩气体直接吹干超声内镜管道。其正压气体是通过水气分离器过滤的纯净、干燥气体，压力控制在 0.2MPa 之内。也可配置一台小功率的真空泵，能达到同样目的。有的单位直接用氧气吹干内镜的方法，这是种既不经济又不安全的方法，应杜绝使用。

（6）吸引装置：在每个内镜洗消单元内，都要配置吸引装置。注意吸引的压力控制在 0.04MPa 之内。

（7）其他：工作人员清洗消毒内镜时，应当穿戴必要的防护用品，包括工作服、防渗透围裙、口罩、帽子、手套等。根据工作需要，按照以下要求配备基本清洗消毒设备：专用流动水清洗消毒槽（四槽或五槽）、负压吸引器、超声清洗器、高压水枪、干燥设备、计时器、通风设施，与所采用的消毒、灭菌方法相适应的必备的消毒、灭菌器械，50ml 注射器、各种刷子、纱布、棉棒，多酶洗液、适用于内镜的消毒剂（75% 乙醇）等消耗品。

（四）软式内镜洗消要求

软式内镜使用后应当立即用湿纱布擦去外表面污物，并反复送气与送水至少 10s，取下内镜并装好防水盖，置合适的容器中送清洗消毒室。

1. 清洗步骤、方法及要点

（1）水洗

1）将内镜放入清洗槽内：①在流动水下彻底冲洗，用纱布反复擦洗镜身，同时将操作部清洗干净；②取下活检入口阀门、吸引器按钮和送气送水按钮，用清洁毛刷彻底刷洗活检孔道和导光软管的吸引器管道,刷洗时必须两头见刷头,并洗净刷头上的污物;③安装全管道灌流器、管道插塞、防水帽和吸引器,用吸引器反复抽吸活检孔道;④全管道灌流器接 50ml 注射器,吸清水注入送气送水管道;⑤用吸引器吸干活检孔道的水分并擦干镜身。

2)将取下的吸引器按钮、送水送气按钮和活检入口阀用清水冲洗干净并擦干。

3)内镜附件如活检钳、细胞刷、切开刀、导丝、碎石器、网篮、造影导管、异物钳等使用后,先放入清水中,用小刷刷洗钳瓣内面和关节处,清洗后并擦干。

4)清洗纱布应当采用一次性使用的方式,清洗刷应当一用一消毒。

(2)酶洗

1)多酶洗液的配置和浸泡时间按照产品说明书。

2)将擦干后的内镜置于酶洗槽中,用注射器抽吸多酶洗液 100ml,冲洗送气送水管道,用吸引器将含酶洗液吸入活检孔道,操作部用多酶洗液擦拭。

3)擦干后的附件、各类按钮和阀门用多酶洗液浸泡,附件还需在超声清洗器内清洗 5~10min。

4)多酶洗液应当每清洗 1 条内镜后更换。

(3)清洗

1)多酶洗液浸泡后的内镜,用水枪或者注射器彻底冲洗各管道,以去除管道内的多酶洗液及松脱的污物,同时冲洗内镜的外表面。

2)用 50ml 的注射器向各管道充气,排出管道内的水分,以免稀释消毒剂。

2. 软式内镜采用化学消毒剂进行消毒或者灭菌　应当按照使用说明进行,并进行化学监测和生物学监测。

3. 采用 2% 碱性戊二醛浸泡消毒或者灭菌　应当将清洗擦干后的内镜置于消毒槽并全部浸没消毒液中,各孔道用注射器灌满消毒液。

4. 非全浸式内镜的操作　必须用清水擦拭后再用 75% 乙醇擦拭消毒。

5. 浸泡时间　需要消毒的内镜采用 2% 碱性戊二醛灭菌时,浸泡时间参考如下。

(1)胃镜、肠镜、十二指肠镜浸泡不少于 10min。

(2)支气管镜浸泡不少于 20min。

(3)结核分枝杆菌、其他分枝杆菌等特殊感染患者使用后的内镜浸泡不少于 45min。

6. 灭菌 需要灭菌的内镜采用 2% 碱性戊二醛灭菌时，必须浸泡 10h。

7. 延长消毒时间 当日不再继续使用的胃镜、肠镜、十二指肠镜、支气管镜等需要消毒的内镜采用 2% 碱性戊二醛消毒时，应当延长消毒时间至 30min。

8. 软式内镜消毒后冲洗和干燥步骤

（1）内镜从消毒槽取出前，清洗消毒人员应当更换手套，用注射器向各管腔注入空气，以去除消毒液。

（2）将内镜置入冲洗槽，流动水下用纱布清洗内镜的外表面，反复抽吸清水冲洗各孔道。

（3）用纱布擦干内镜外表面，将各孔道的水分抽吸干净。取下清洗时的各种专用管道和按钮，换上诊疗用的各种附件，方可用于下一患者的诊疗。

（4）支气管镜经上述操作后，还需用 75% 的乙醇或者洁净压缩空气等方法进行干燥。

9. 采用化学消毒剂浸泡灭菌的内镜，使用前必须用无菌水彻底冲洗，去除残留消毒剂。

10. 内镜附件的消毒与灭菌方法及要点

（1）活检钳、细胞刷、切开刀、导丝、碎石器、网篮、造影导管、异物钳等内镜附件必须一用一灭菌。首选方法是压力蒸汽灭菌，也可用环氧乙烷、2% 碱性戊二醛浸泡 10h 灭菌，或者选用符合《内镜清洗消毒技术操作规范》第十二条第五款规定的适用于内镜消毒的消毒剂、消毒器械进行灭菌，具体操作方法遵照使用说明。

（2）弯盘、敷料缸等应当采用压力蒸汽灭菌；非一次性使用的口圈可采用高水平化学消毒剂消毒，如用有效氯含量为 500mg/L 的含氯消毒剂或者 2 000mg/L 的过氧乙酸浸泡消毒 30min。消毒后，用水彻底冲净残留消毒液，干燥备用；注水瓶及连接管采用高水平以上无腐蚀性化学消毒剂浸泡消毒，消毒后用无菌水彻底冲净残留消毒液，干燥备用。注水瓶内的用水应为无菌水，每天更换。

11. 灭菌后的附件 应当按无菌物品储存要求进行储存。

12. 每日诊疗工作结束用 75% 的乙醇对消毒后的内镜各管道进行冲洗、干燥，储存于专用洁净柜或镜房内。镜体应悬挂，弯角固定钮应置于自由位。储柜内表面或者镜房墙壁内表面应光滑、无缝隙、便于清洁，每周清洁消毒一次。

13. 每日诊疗工作结束，必须对吸引瓶、吸引管、清洗槽、酶洗槽、冲洗槽进行清洗消毒，具体方法及要点包括以下几点。

（1）吸引瓶、吸引管经清洗后，用有效氯含量为 500mg/L 的含氯消毒剂或者 2 000mg/L 的过氧乙酸浸泡消毒 30min，刷洗干净，干燥备用。

（2）清洗槽、酶洗槽、冲洗槽经充分刷洗后，用有效氯含量为 500mg/L 的含氯消毒剂或者 2 000mg/L 过氧乙酸擦拭。消毒槽在更换消毒剂时必须彻底刷洗。

14. 每日诊疗工作开始前，必须对当日拟使用的消毒类内镜进行再次消毒。如采用 2% 碱性戊二醛浸泡，消毒时间不少于 20min，冲洗、干燥后，方可用于患者诊疗。

（五）硬式内镜洗消灭菌要求

1. 清洗 硬式内镜应根据产品说明书选用手工清洗或专用内镜器械清洗架及设备进行机械清洗。

（1）手工清洗

1）光学目镜的清洗：①宜单独清洗，轻放于胶垫上，防止划伤光学目镜镜面；②流动水下冲洗；③使用含医用清洗剂的海绵或软布进行洗涤，流动水下漂洗；④软水、纯化水或蒸馏水终末漂洗；⑤采用 75% 乙醇进行擦拭消毒；⑥不应采用超声清洗。

2）导光束及连接线的清洗：①清水擦拭导光束及连接线的两端，中间导线部分按标准手工清洗流程进行冲洗。②使用含医用清洗剂的海绵或软布擦拭导光束及连接线的两端，中间导线部分按标准手工清洗流程进行洗涤。③清水漂洗，方法同 1）。④软水、纯化水或蒸馏水终末漂洗，方法同 1）。⑤采用 75% 乙醇进行擦拭消毒。

3）硬式内镜及附件的清洗

硬式内镜及附件的清洗，包括以下几点。①预处理：用流动水初步冲洗，除去血液、黏液等污染物。管腔器械应用压力水枪进行管腔冲洗。②硬式内镜拆卸：可拆卸部分应拆开至最小单位。③冲洗：拆卸后进行流动水冲洗，小的精密硬式内镜附件应放在专用的密纹清洗筐中清洗。④洗涤：应用医用清洗剂进行硬式内镜及附件的洗涤，水面下刷洗。硬式内镜的轴节部、弯曲部、管腔内使用软毛刷彻底刷洗。⑤超声清洗的方法遵循 WS 310.2 附录 B 中相关规定。⑥漂洗：流动水下冲洗硬式内镜及附件。管腔硬式内镜应用压力水枪进行管腔冲洗，管腔水流通畅，喷射的水柱成直线、无分叉。⑦终末漂洗：应用软水、纯化水或蒸馏水进行硬式内镜及附件的彻底冲洗。⑧采用湿热消毒法或 75% 乙醇进行消毒。

4）硬式内镜的其他附件的清洗：应根据产品使用说明书的要求，遵循WS 310.2手工清洗的要求进行清洗。

（2）机械清洗

1）设备及物品准备：主要包括清洗消毒机，硬式内镜器械专用清洗架、密纹清洗筐、带盖密纹清洗筐以及手工清洗使用设备及用品。

2）手工预处理：用流动水初步冲洗，去除血液、黏液等污染物。管腔器械应使用压力水枪进行管腔冲洗。硬式内镜可拆卸部分应拆卸至最小单位，小配件使用小型带盖密纹清洗管妥善放置。

3）硬式内镜清洗架装载操作：根据产品使用说明书正确将硬式内镜及其附件上架装载。①管腔器械的阀门应处于打开状态，将管腔连接到型号相匹配的灌注装置上。②可拆卸的操作钳、剪类器械完成拆卸后，内芯固定放置在器械架上或篮筐中并确保轴节、钳口充分张开；器械外套管连接相匹配的灌注套管并固定好：器械手柄与灌注口连接并固定。③不可拆卸的操作器械，将灌注管与器械的冲洗口连接并固定。④小型配件如螺帽等需放置在带盖密纹清洗筐中。⑤气腹针拆卸后外套管和内芯分别选择相匹配的灌注口连接，妥善固定。⑥用于机械清洗的光学镜头，需独立放置并固定在专用篮筐中进行清洗。⑦软管或适用于机械清洗的导光束，需盘绕固定于专用清洗架上，中空软管（如气腹管或冲洗管）需连接灌注接口。

4）选择并启动清洗消毒程序，包括预洗、主洗（加医用清洗剂）、漂洗（若用碱性清洗剂，则需中和）、终末漂洗、消毒和干燥。终末漂洗、消毒应使用纯化水。预洗水温应≤45℃。湿热消毒的温度应≥90℃，时间≥1min，或A值＞6 008。

（3）干燥

1）宜使用镜头纸擦拭光学目镜镜面，导光束、连接线等器械使用消毒的低纤维絮擦布进行表面彻底干燥。

2）采用干燥柜干燥时，金属类硬式内镜及附件温度宜70~90℃，塑胶类硬式内镜及附件温度宜65~75℃。

3）管腔类器械使用压力气枪、低温真空干燥箱进行彻底干燥。

2. 灭菌

（1）灭菌原则

1）根据硬式内镜及附件的材质和使用要求选择灭菌方法。

2）耐热、耐湿的硬式内镜及其附件应首选压力蒸汽灭菌；不耐热、不耐湿硬式内镜及其附件应采用低温灭菌方法：不耐热、耐湿硬式内镜及其附件应首选低温灭菌方法。

3）无条件的医疗机构对不耐热、耐湿的硬式内镜及其附件,可采用灭菌剂浸泡灭菌。

4）根据产品使用说明书,选择硬式内镜及其附件的灭菌方法及技术参数。

5）灭菌设备操作技术和方法应遵循灭菌设备的使用说明和操作规程,并符合 WS 310.2 的规定,硬质容器包装灭菌应遵循灭菌设备生产厂家提供的灭菌参数,首次灭菌时对灭菌参数和有效性进行测试,并进行湿包检查。

6）不应随意更换硬式内镜及其附件的灭菌方式。

（2）灭菌方法

1）压力蒸汽灭菌:①硬式内镜上标有"可耐高压蒸汽灭菌（autoclaving）"的可选用压力蒸汽灭菌,操作时应按照产品使用说明书及灭菌建议选择灭菌参数,不应超过灭菌规定的温度和时间。②经过压力蒸汽灭菌的硬式内镜和附件,应自然冷却后使用,不应使用冷水进行快速降温。③灭菌快速程序不应作为硬式内镜及其附件的常规灭菌程序,仅在紧急情况下使用。

2）低温灭菌:过氧化氢低温等离子体灭菌、环氧乙烷灭菌、低温甲醛蒸汽灭菌方法遵循 WS/T 367 的要求。

3）化学浸泡灭菌:①应根据硬式内镜使用说明书选择化学浸泡灭菌方法,使用的灭菌剂应合法有效、对硬式内镜及其附件的腐蚀性小。②应根据灭菌剂的使用说明,将待灭菌的硬式内镜及其附件完全浸泡于相应的灭菌剂中,使用浓度和作用时间应符合规定。③浸泡灭菌时,有轴节的器械应充分打开轴节,管腔器械腔内应充满灭菌液,不应有气泡存在。④采用化学灭菌剂浸泡灭菌的硬式内镜及其附件,灭菌后应用无菌水冲洗干净,再用无菌纱布擦干。操作中防止发生二次污染。

四、质量控制管理

医院应对医学装备进行必要的质量管理,确保医学装备在生命周期内,其使用、质量、安全、维护等均处于受控状态,在使用管理的各相关过程中均进行质量控制。

（一）软式内镜质控要求

1. 外观检查　需要使用的检查工具有乳胶手套、放大镜、擦镜纸、酒精、清洁布。检查步骤是将内镜导光插头部擦干，确认外观后，插入光源并确认内镜电缆的连接。用手触摸、目测或使用放大镜观察，从内镜先端部开始，依次检查弯曲部、插入管、操作部、导光软管、最后是内镜的外观整体。

（1）先端部检查

1）喷嘴：需要使用的检查工具是放大镜、擦镜纸、酒精。

检查步骤为：用沾有酒精的擦镜纸擦拭检测部位表面；目视并用放大镜观察喷嘴外观；用手轻轻触摸喷嘴，并轻轻向上提拔；同时确认喷嘴外观有无变形、毛刺、缺损，喷嘴有无移位、松动。

产生上述故障的原因多为先端部外力磕碰。

在检查中应当注意：喷嘴开口异常会导致黏膜意外划伤的危险，需要修理；喷嘴松动会增加体内脱落的可能，也会使送水方向发生改变。预防方法应当在使用和清洗内镜时，轻拿轻放，避免先端部与周边设备发生碰撞。

2）先端帽状况：需要使用的检查工具是放大镜。

检查步骤为：通过目视或放大镜和用手感觉，确认先端帽部有没有破裂、缺损、磨损、凸起和刮伤；确认钳子管道开口磨损、破裂。

产生上述故障的原因主要是：先端部磕碰；使用高频电刀治疗附件时，没有完全伸出钳子管道；活检钳没有完成闭合，快速抽取。

在检查中应当注意：先端部出现裂口、破裂时有可能划伤黏膜，所以要作为必须修理项目对应；C盖有磨损时，如果没有毛刺导致划伤的可能，可判断为合格；先端钳子口磨损或破裂导致金属裸露时，有高频电灼伤的危险，需要修理对应。预防方法主要是按照规范使用治疗附件，使用和清洗内镜时，轻拿轻放，避免先端部与周边设备发生碰撞。

（2）弯曲部检查：主要指检查弯曲橡皮状态，需要使用的检查工具是擦镜纸和酒精。

检查的主要步骤为：首先使内镜弯曲部呈垂直状态，用沾有酒精的擦镜纸擦拭弯曲橡皮表面。再通过目测或手感确认弯曲橡皮状况。之后用手轻轻由后端向前端捋弯曲橡皮，确认橡皮是否出现松弛。同时确认有无下列情况：以目视确认有无针孔、破裂；确认弯曲橡皮有无膨胀、松弛、劣化；确认弯曲橡皮有无因弯曲管挤伤而损坏。

造成上述故障原因主要有：使用油脂型润滑剂（硅油），对弯曲橡皮腐蚀松弛；弯曲部磕碰，压折、凹陷；与治疗附件一起清洗、浸泡、消毒，治疗附件划伤弯曲橡皮。

在检查中应当注意：确认弯曲橡皮是否松弛时，请勿过分用力握或用力捋；请勿对金属网及先端过分施力。因消毒液导致的弯曲橡皮结晶视裂化程度判断是否需要修理，结晶严重会使橡皮失去弹性出现裂缝而漏水。常见的预防方法是使用水溶性润滑油，同时内镜轻拿轻放，避免内镜相互堆放，压折弯曲部，还需要避免内镜与尖锐物品一起清洗、消毒浸泡。

（3）插入管的检查：内镜插入管和护套状况，需要使用工具擦镜纸、酒精。检查的主要步骤如下。

1）用被酒精润湿的镜头纸擦拭插入管表面，目视插入管表面和根部护套状况。

2）双手握住插入部，弯曲半径在 40~60cm，依次挪动插入管检查外观以及检查弯曲性能，确认是否有蛇管起皱现象发生。

3）用手轻轻旋转护套确认与插入管连接处是否出现松动。

4）在检查中应当注意：①插入管有无损伤、凹陷、咬痕、挤压变形；②确认有无过度弯折造成的起皱；③确认插入管表面有无显著污垢，蛋白凝结；④确认插入管有无消毒引起的劣化、裂缝、起皱；⑤确认护套有无破裂、划伤、松弛。

造成上述故障原因主要有：①使用酸化水消毒内镜，导致内镜插入管腐蚀、泛白、老化。②内镜清洗不彻底，戊二醛消毒液与内镜上蛋白质化学反应，形成黄色结晶体。③内镜受外力压迫导致插入管变形凹陷。

预防方法主要有：①使用腐蚀性较小的消毒液，如：戊二醛、邻苯等消毒液；②加强内镜清洗，酶洗液浸泡时间不少于 4min；③注意患者口垫，防止口垫脱离，患者咬扁内镜插入部。

（4）操作部检查：钳子口、吸引座状况，需要放大镜等工具。检查的主要步如下。

1）目视钳子口阀有无破损、老化变色，用手轻轻挤压钳子口阀，确认有无破裂。

2）目视钳子口有无破损。

3）确认有无吸引按钮无法拔出现象。

4）目视吸引口（吸引缸体）有无磨损。

5）在检查中应当注意：①吸引缸体磨损，会导致体内充气不足，使内镜操作困难，同时吸引时体液溅出，出现交叉感染，所以需要修理对应。②钳子口磨损会导致钳子口阀密封不严，同样有吸引不足的可能。

造成上述故障原因：不正确使用清洗刷，清洗刷与吸引缸之间摩擦，导致吸引底座出现凹槽。

预防方法主要有：正确使用清洗刷，减少清洗刷与吸引缸之间的摩擦。

2. 漏水测试　由于软性镜的特殊构造，尤其是活检管道的材质为特氟龙材质，在使用内镜的过程中由于操作不当，很有可能导致内镜漏水，因此在进行清洗消毒之前以及日常检查进行漏水测试是非常必要的。测试能及时发现漏水后避免浸泡而导致更加严重的故障进而产生高额的维修费用，同时也能避免医院感染风险和减少医疗事故的发生。

其主要步骤分为六步。第一步：连接光源装置或保养装置（MU-1）。第二步：按下测漏器里面的金属棒，测试送气正常，连接通气口阀。第三步：确认内镜充气后弯曲部是否有膨胀，然后将整条内镜全浸泡在水中。连接全管道灌流器，用 20ml 注射器连接全管道灌流器，抽吸水，然后推送注射器，将水注入内镜的火箭管道和水汽管道，直到没有气泡冒出（有副送水管道和抬钳器管道的内镜也需连接相应的灌流管，用注射器将管道里面的气泡排出）。第四步：在水中 30s，同时打弯观察内镜漏水情况，打弯时橡皮被拉开，气体容易从微小破口喷出，便能发现内镜漏水。用手拂拭整个插入部，一是检查是否有咬痕，二是将插入部附着在镜身的气泡去除。操作部旋动大小旋钮的同时亲提旋钮观察是否有漏水。扭动遥控按钮，观察是否有漏水。第五步：用手拂拭并轻微扭动内镜电缆观察是否有漏水。最后观察导光插头杆部是否有漏水。第六步：将整条内镜从水中取出，依序首先关掉光源，拔出测漏器。待内镜中的空气溢出后，才从内镜拔下测漏器。（注意：内镜内残留过高气压可能造成损坏。）

3. 功能测试　由于内镜的特殊性，在进行内镜点检时最后需要做的为功能测试，功能测试对点检设备来说有很重要的意义，若设备功能不好那么设备进入人体无法正常工作，不能提供好的工作环境，因此功能测试在设备点检过程中必不可少。功能测试主要包含以下几个部分。

（1）图像

1）图像干扰（噪点）：需要使用的检查工具装置为内镜系统。

主要检查步骤：首先将内镜与内视镜系统连接并打开各装置电源（暂时不点灯）。目视确认显示器有无干扰条纹/噪点/闪烁。观察打角度时有无变化——最大限度向各个方向变换角度，同时确认有无出现图像杂波或图像瞬间消失等异常。如果旋转角度图像出现任何变良或变差（杂波/闪烁/横条/消失）的改变，则判断需要更换电荷耦合器件相机（charge coupled device，CCD）主体。如果出现干扰打角度图像没有变化时，请确认电缆接触状态。有改变再次扭动插入管和导光管确认是否变化(如有变化判断 CCD 电缆故障需要更换 CCD 主体)。

检查中应当注意:不点灯时观察图像容易发现图像细微的噪点。打开主机电源时,有时内镜画面会存在恒杂波及状杂波,但 ID 通信结束时杂波就会消失,所以不是故障现象。如果内镜画面出现的干扰,在白平衡后图像变得很正常,可以不作为故障现象对应,但应该备注记录。

2)图像模糊:需使用的检查工具、装置:内镜系统、擦镜纸、冷热水、温度计、格子板。

主要检查步骤如下。首先将内镜连接到光源及主机上,打开光源,主机及监视器并点灯观察。用沾有酒精的擦镜纸擦拭镜头表面。将内镜线段对准格子板距离 5~40mm 进行图像检测确认,如果模糊无须进行以下检测。将内镜先端部放入 55~65℃的热水中(1min)。然后立即将内镜先端全部放入 10~20℃的冷水中(1s)。最后立即用擦镜纸擦拭镜头表面,将内镜先端对准格子板距离 5~40mm 进行检测。

在检查中应当确认有无以下情况:内镜在自然状态时,观察格子板图像模糊时判定不合格。内镜在冷热水检测后,观察格子板图像模糊(雾气)时,雾气 3s 以上没有消失判定为不合格。

在检查中应当注意:图像模糊可能是 CCD 或盖玻璃进液导致。所以必须确定 CCD 盖玻璃情况。冷热水检测时,图像可能出现消失等异常现象,是 CCD 故障,需要修理。冷热水检测时,热水温度需要温度计确认,在热水中图像出现星状斑点,在冷水中消失,不需修理对应。

3)图像阴影、色斑的检查:需要使用的检查工具、装置:圆锥型白板(白平衡杯替代也可)、圆锥橙色板。

主要检查步骤:连接内镜开启主机光源设备,再将内镜置于白平衡杯、调整白平衡。之后在白平衡杯中确认图像有无阴影、色斑、水印等异常。最后对确认到的图像异常在橙色板和手掌中进行确认、判断对观察带来的影响。

在检查中应当注意:图像出现阴影暗斑请确认先端盖玻璃的状况(碎裂、划伤)。彩虹现象是 CCD 自身劣化导致,需要修理对应。

(2)内镜弯曲角度

1)角度不足:需使用的检查工具、装置是角度板。

主要检查步骤:转动角度按钮使其运行一个行程(上→下→右→左)。轻抖插入管 2 次,将内镜水平放置在桌面,插入管摆直,并将 UD·RL 的卡锁锁定。

解开要测量的角度卡锁，将角度旋钮向各方向旋转到最大后读取角度。读取角度时，务必在先端部浮起的状态下测量。

在检查时应当确认有无下列情况：确认角度是否符合规格，有无角度不足，弯曲形状是否正常。确认有无因弯曲管凹陷，变形等故障引起的角度异常。

在检查时应当注意：轻轻抖动插入管，避免内部结构偏向一侧，提高测量的准确性。

2）角度松紧旷量

主要检查步骤：转动角度按钮使其运行一个行程（上→下→右→左）。手感确认各个角度旋转到最大时的阻力（肠镜需要将插入管盘曲，直径不小于20cm），再将内镜水平放置在桌面，将 UD、RL 角度旋钮位于中间位置，插入管摆直。最后分别转旋转角度按钮，将角度旋转到最大，然后慢慢回转旋钮直到弯曲部变直，停止动作，确认在此过程中角度的旷量（角度旋钮中间位置与3号按钮水平线的夹角）。

在检查时确认有无下列情况：确认角度运行过程有无明显阻力、异响。确认角度旷量是否在规格范围内（30°以内）。

在检查时应当注意：转动角度旋钮出现严重阻力需要停止旋转（判断原因），用力过大容易导致内部钢丝断裂。由于反复操作使角度钢丝变长，产生角度旷量，一定范围内可以通过调节角度钢丝，减少旷量，但是严重情况需要维修对应。弯曲管变形、内镜漏水后钢丝生锈等原因也会使角度阻力增大，需要修理对应。

3）角度卡锁连动：解除角度卡锁使其恢复 UD·RL 能够自由转动的状态。以每秒60°的速度分别旋转 UD·RL 旋钮并且目视确认角度卡锁位置

在检查时确认有无下列情况：确认有无角度卡锁连动，并且伴随角度锁死或打角度阻力增大等异常。

在检查时应当注意：角度卡锁连动可能会导致操作困难、退镜时发生角度突然锁定的危险，需要修理对应。使用年限过长可能引起角度轮内部机械部件发生磨损导致使用时角度卡锁连动。

（3）送水送气

1）冲水 / 排水

需要使用的检查工具、装置：内镜系统、水瓶、全管道灌流器、镜头纸、酒精。

主要检查步骤：用被酒精润湿的镜头纸擦拭镜头面。将内镜安装到内镜系统上，打开各装置的电源。之后将光源送气调到（强）的位置，同时将先端部倾斜45°，进行送水。通过目测确认水流从镜头中央冲过。再通过监视器确认内

镜画面全体都有水流冲过(注意:需要占全部视野面积的 70% 以上)。最后送水结束后反复送气能够将镜面水排出,图像无水珠残留,检查完毕后,使用全管道灌流器进行内镜管道内的排水(除水)。

在检查时应当注意:如果水瓶的水位低于最下面的界线的话,送水压力便会下降会导致水珠残留,因此要注意水瓶的水量。

2)送气送水吸引不足:需要使用的检查工具、装置包括光源装置、水瓶、吸引泵、量筒(100ml 和 1 000ml)或替代容器。

主要检查步骤:主要是将内镜安装到光源装置上,打开各装置电源。再将光源送气调到(强)的位置。

送气检查:①使先端插入部下沉到盛有水的量杯 10cm 深处;②用手堵住AW(管道清洗接头)按钮的孔后进行送气;③确认水中有足量气泡冒出;④确认不应该出现气泡过小,不送气(无气泡被送出)现象。

送水检查:①将插入部前端放入量筒内(100ml);②按下按钮送水,用量筒测算送水量,测定时间为 1min;③确认符合送水量规格:胃镜 25ml/min,肠镜30ml/min(注:常规内镜);④确认不应该有空气混入,吸引量小,无法吸引(漏气)。

在检查时应当注意:如果弯曲橡皮有针孔的话,要用胶布封住孔部以免进水。实际测定时间可以为 30s,实际测定值×2 即可。测试双管道内镜吸引量时,单侧,双侧吸引量都要确认。

3)送水中空气混入:需要使用的工具、装置包括光源装置、水瓶。

主要检查步骤:将内镜连接到光源上,连接水瓶,安装水气按钮,打开光源,将气压设定到(强)挡。再将内镜的先端部浸入净水中约 10cm,确认此时不应该有空气从先端部喷嘴中溢出。之后在水中进行 10s 送水操作,确认不应该有气泡产生(空气混入)。将内镜先端从水中取出,倾斜 45°,进行 10s 送气,确认喷嘴不应该有水流出,(管道残水除外)。

在检查时应当注意:使用喷雾按钮时,送水时会掺杂空气(目的是提高镜面排水能力),请正确选择使用。水气点检时,需要确认 AW 按钮状态。按钮不良,会导致送气送水不良。

(4)按钮功能

主要检查步骤:将内镜连接到光源及主机上,打开主机光源及监视器。图像出现按钮信息和内镜信息。之后快速按压遥控按钮,确认相应设定的功能选项正常。最后对每个按钮进行顶部、斜面、侧面的按压,确认按钮是否灵敏及有无脱臼。

在检查时确认有无下列情况：所有按钮橡皮部外观有无松弛、变色、切口、划伤、针孔等现象。确认按钮盒有无裂缝、破损。

在检查时应当注意：如某按钮出现脱臼，可能会出现该按钮短路导致其他按钮不工作。遥控按钮进液会导致按钮失灵。

功能检测除了上面介绍的4个部分外，还有抬钳器功能（十二指肠镜）、钳子管道插入性能、导光性能等，在功能检测过程中都应该考虑。还有一些纤维镜特有的功能如目镜变焦功能也应该检测。

（二）硬式内镜质控要求

1. 光学目镜试管镜检查

（1）清洁度检查：检查镜头的表面、镜面、目镜端、物镜端、导光束接口处，应符合清洗质量标准。

（2）功能检查

1）观察镜体是否完整无损坏。

2）观察镜面是否无裂痕。

3）导光束接口处和光纤是否有损坏。

4）检查镜头成像质量：将镜头对准参照物缓慢旋转360°进行目测。图像应清晰、无变形、无黑点。

5）检查轴杆有无凹陷或刮伤、轴杆是否平直。

2. 导光束检查

（1）检查导光束表面的清洁度，应符合清洗质量标准。

（2）检查导光束表面及接口处是否有破损、功能是否完好。

3. 硬式内镜及附件检查

（1）清洁度检查：检查硬式内镜及附件的表面、关节、齿牙处，管腔应光洁、无血渍、水垢、锈斑等残留物质，符合清洗质量标准。

（2）润滑、保养：功能检查前，对腔镜器械的可活动的接点、轴节、螺纹、阀门等处加润滑剂，可采用喷雾或浸泡方法进行器械的润滑，润滑剂的配置和使用方法遵循产品说明书。

4. 功能检查

（1）器械零件应齐全，结构完整，轴关节灵活无松动；关闭钳端，闭合完全。

（2）套管，密封圈完整无变形；闭孔盖帽无老化；弹簧张力适度和卡锁灵活;剪刀、穿刺器应锋利,无卷刃;穿刺器管腔通畅。

（3）带电源器械应进行绝缘性检查,可先采用目测检查绝缘层有无破损,再使用专用检测器进行绝缘性能等安全检查。

五、维护保养

（一）内镜维护

1. 内镜整体日常维护 所有器械设备使用完后都必须进行维护保养,方能确保下一次能安全使用。应严格按照规定对设备逐一进行清洁消毒,并分别包装保养。不同器械部件的清洁方式不同,需要由里到外全面清洁。有的器械由多个部件组成,需逐一拆下,用软布或软刷进行清洁,注意每个设备组成及用途不同,清洁保养方式也有所不同,清洁时一定要严格按照规定执行,确保设备能安全使用。

2. 主机的日常维护 主要设备维护是日常维护工作的重点内容,在日常维护中主机位置一定要严格固定,避免多次移动,以免在移动过程中损坏设备。设备使用维护一定要遵循轻拿轻放原则,切勿人为造成损坏,尤其是一些灵敏设备,比如摄像头部件,不可以出现刚性弯曲的现象。

3. 光源维护 设备使用结束后先对光源亮度进行调整控制到初始点。设备使用时出现断电情况要静止 1~3min,保证器械中的光源使用寿命。

4. 成像系统的维护 摄像头是内镜系统的重要组成部分,摄像头是精密设备,清洁时一定要深入了解其结构,清洁后要用无菌套包装,避免因清洗造成损坏。

5. 光学视管维护 在设备使用结束后,有针对性地对光学视管进行处理,将其单独存放,有效避免交叉碰撞以及互相之间挤压现象,导致变形影响其性能。一定要定期有效进行光学视管的清洗工作。

6. 监视器维护 监视器是为了医师能更好看到摄像头传输回来的画面图像,以便进行手术。在发生无法显示等问题后,应及时检查电源开关,摄像头是否打开,传输信息是否良好,如果这些都没有问题,就联系生产商技术人员进行跟进维修。

7. 电源气压导气管维护 电源问题只需检查输送电源线、开关是否有问题。关于气压问题要检查橡胶长时间使用是否变形老化等,同时电压稳定性也是影响因素之一。

（二）内镜保养

内镜器械设备是高度精密贵重仪器，应充分重视其日常使用及养护，对器械的正确保养能有效延长其寿命，充分发挥其价值。腹腔镜使用前后都需要用酒精轻轻清洗消毒，除去灰尘及血迹污迹等。还要检查内镜器械设备仪器、线路、图像、是否漏气等。对手术器械要有针对性清洁，应仔细检查零配件是否齐全，是否损坏、老化等。

1. 保养注意事项 在内镜器械保养过程中，应牢记多个注意事项，并对器械进行消毒。与手术台相连的摄像头导线，必须要用5%聚维酮碘溶液进行消毒，消毒好后要对进行密封保护，使其不会受到二次污染。凡是能接触到手术周边环境的部件都要进行严格消毒处理，包括线头、插座，放回相应的位置，方便使用时能快速取出。

2. 建立各项规章制度 做好器械各项登记工作，将建立的内镜清洗消毒工作制度落到实处，形成良好的规范。

（1）要求医护人员在使用器械时必须登记：登记内容包括使用时间、患者名字、是否消毒等相关情况。

（2）每个月必须固定一次内镜消毒检查登记：包含有哪些化学物品清洁剂、清洁器械、手术使用的工作人员及使用情况等。

（3）严格要求医务人员进行相关岗前培训：完全掌握后方能上岗。设备仪器也需专人管理，使用时要签字确认。

（夏慧琳　郭　锐　王琦瑄　车绥元）

第四节　超声诊断仪临床使用管理

一、超声诊断仪临床使用管理现状

（一）技术现状与发展趋势

1. 超声诊断设备市场现状

医用超声诊断仪由振荡器、发射器、换能器、回波信息处理系统、显示器、扫描发生器六部分构成；常用的超声诊断仪是A型、B型、M型和D型。A型超声设备是最基础的超声显示设备，用于测量器官的径线，以判定其大小，可用来鉴别病变组织的一些物理特性。B型超声诊断仪是目前超声图像诊断应用最广泛的机型。B 型超声诊断仪又可以分为扇形扫描 B 型超声诊断仪、线性扫描 B 型诊断仪、复合式 B 型超声诊断仪。M 型超声诊断仪,又称为超声心动仪,用于观察心脏等活动界面时间变化的一种方法。D 型超声是超声多普勒血流测量技术,利用运动物体散射或反射声波时的频率偏移来获取人体内部器官,如心脏、血液等动态检查信息。

超声诊断设备国际市场方面,国外先进医用超声诊断设备企业凭借其技术先发优势、品牌形象、质量特点及强大的市场营销能力在全球市场(尤其是中高端市场)占据了较大的市场份额。中国企业参与超声诊断设备全球市场竞争较晚,但经过多年的发展,已初步形成了专业门类齐全、产业链条完善、产业基础雄厚的产业体系。目前已经涌现出一批医用超声诊断设备出口企业,掌握了超声设备生产的核心技术,通过产品性价比优势以及优质的服务逐渐向全球市场渗透,产品定位也从中低端向中高端逐步延伸,并成功进入市场壁垒较高的发达国家市场,成为国际市场上不可忽视的力量。截至 2021 年底国产厂家已超过 20 家。

根据某研究有限公司的数据,2021 年全球超声设备市场规模为 79 亿美元,预计从 2022 年到 2030 年将以 4.5% 的复合年增长率增长。在亚太地区,以日本市场为例,2020 年 6 月,日本医疗保健机构批准推出适用于兼容手持设备的超声解决方案。日本和印度等东南亚国家快速发展的经济体和改善的医疗保健服务预计将推动增长对超声设备的需求。

国内超声诊断设备行业规模逐年增长,中国已成为继美国、日本之后的世界第三大彩色多普勒超声(以下简称"彩超")市场。中国超声设备 2016—2020 年市场规模由 86.7 亿元增至 127.0 亿元,到 2025 年预计将超过 180.0 亿元。

基层医院对于超声设备的需求是中低端超声设备,所以当基层医院数量大幅提升时,中低端超声设备将会迎来较大增长。根据市场占有率,进口设备占全部超声设备的 35%,国产设备占全部超声设备的 65%。按照设备档次分类,低端超声设备占据 35% 的市场份额,中端超声设备占据市场 45% 的市场份额,高端超声设备占据 15% 的市场份额。高端超声设备 2017—2020 年一直被进口设备垄断,维持在 90% 左右的市场份额。高端超声设备的类型主要集中在心脏超声、妇科超声领域。中端超声设备主要集中在全身超声设备,2017—2020 年国产化率稳步上升。国产化率在 2020 年提升至 36%,低于进口设备的 64%,预计未来五年中端超声设备的国产化率进一步提高。低端超声设备是国产化率最高的器械,主要集中在探头较少的全身超声设备。手持超声设备(掌超)

部分预计将在预测期内实现最快的增长率。由于家庭医疗保健和远程患者监控的增长趋势，手持设备的需求量很大。

2. 超声成像主要新技术

随着计算机、信息技术和材料学的发展，医学超声成像新技术层出不穷。目前应用较广泛的新技术有超声造影、谐波成像等。血管内超声造影可以增强血管中多普勒信号，反映组织的血流灌注情况，广泛应用于肝脏、甲状腺、肾脏疾病的诊断，造影剂谐波成像提高造影剂微泡和组织的对比度，组织谐波成像是提取组织回波中的谐波信号来成像，可以消除多重反射伪像、抑制旁瓣伪像等，提高图像清晰度，改善分辨力，目前中高档超声设备中都搭载了组织谐波成像功能。除了这些技术成熟的新技术，不同超声厂家还有各自的技术亮点，以下介绍部分前沿的超声成像新技术。

（1）剪切波弹性成像技术：通过检测并分析探头发射的脉冲激励组织产生的剪切波在组织中的传播速度，获得组织的软硬特性信息，通过剪切波传播速度、杨氏模量这两个参数定量组织的软硬度。

（2）超微血流成像技术：利用智能化计算方法将运动伪像噪声和真正的极低速血流信息区分开来，使极低血流高敏感、高帧频地显示，几乎达到无须超声造影剂近似于造影的成像效果，为临床提供有价值的血流架构信息。

（3）超声条件下多影像融合成像技术：在超声设备上通过配置信号发生及接收器，目前先进的接收器已内置于超声探头之内，可以使得定位信号接收更稳定，定位更精准。在超声扫描的同时，将医学超声图像与CT/MRI/PET/容积超声图像实时融合，也可以做到将医学超声图像与CT/MRI/PET中任意两者融合后的图像，再融合，即为"多影像"融合，从而达到更高的诊疗目的。

（4）衰减成像技术：通过定量组织的衰减率主要用于肝脂肪变化的定量，用于代谢相关性脂肪性肝病的诊断、分级、随访及治疗评估等，亦可为相关临床科研提供定量分析工具。并可提供信号质量图、衰减图等，使操作者快速、准确放置感兴趣区域（region of interest, ROI）；同时可进行静态单帧多点、动态多帧单点测量。此技术目前主要在进口设备中，在不同厂家有不同名称，如UGAP、UDFF、ATI等。

（5）超声人工智能技术：人工智能在医学影像中主要有图像识别和深度学习两方面的应用，图像识别主要目的是将图像进行分析，获取有价值的信息，深度学习指应用于学习和分析环节，通过大量的影像数据和诊断数据，不断对神经元网络进行深度学习训练,促使其掌握诊断的能力。人工智能在超声影像领域较多应用在甲状腺、乳腺、肝脏检测上。

3. 超声诊断设备技术成熟度

开展超声诊断设备技术成熟度发展进行分析,以彩超设备为例,结果见图4-4-1。

国产高端彩超(全身机)处于成熟期,市场覆盖率扩大;进口高端机(心脏机、产科4D和全身机)处于成熟期:市场下沉价格下降,市场覆盖率扩大。各品牌超声设备在技术上各有特色。

国产高端彩超(产科4D机)处于成长期,第二代产品或多家取得中国注册证,市场快速增长。M公司推出了3D/4D输卵管造影技术,搭载新一代腔内容积探头,清晰显示造影剂在宫腔和输卵管及盆腔的显影情况,判断宫腔和输卵管的畸形及病变,有效评估输卵管的通畅性。此外,推出的高帧频超声成像技术,在造影上有较大的优势。K公司在整个女性成长周期都有相应的探头、技术、应用与之匹配。优异的三维图像、丰富的渲染功能,在盆底康复,输卵管通畅度评估,产科早、中、晚孕检查,胎心专项检查中帮助医师高效地完成诊断。F公司研发的超声诊疗一体化机,使超声诊断和治疗成为可能。S公司具有乳腺全自动容积扫描技术及其他器官的三维容积成像技术。X公司推出了经直肠双平面探头技术。

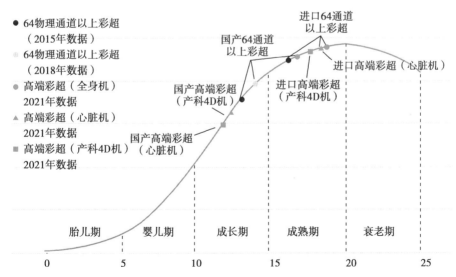

图4-4-1　2021年度彩色多普勒超声设备类国产与进口器械成熟度分布图

国产高端彩超（心脏机）处于成长期，第二代产品或多家取得中国注册证，市场快速增长。超高端的心脏彩超领域由国外品牌产品领跑，心脏彩超是唯一能动态显示心脏内部结构、心脏搏动和血液流动的仪器，且对人体没有任何损伤，因此在介入科室领域运用前景广阔。

对 64 通道以上彩超进行成熟度分析，可以看出相较于 2015 年，国产和进口品牌 2018 年在该类产品的技术成熟度都有明显提升。2015 年和 2017 年国家发展改革委发布的《增强制造业核心竞争力三年行动计划》中对彩超设备的扶持方向的变动：彩超设备由 2015 版的重点研制转向 2017 版推动升级换代 / 性能提升，这一表述的变化非常值得探究，这说明国产彩超设备在《增强制造业核心竞争力三年行动计划（2015—2017 年）》周期中完成了基础性布局，接下来国家政策鼓励的方向是进一步的发展依赖于产品由中低端向高端市场拓展、临床终端客户的装备升级。2021 年 M 公司推出的新产品搭载了最新的高帧频造影成像技术。2015 年，K 公司推出我国第一个自主知识产权的多元单晶体探头，在彩超探头技术（如高频相控阵技术、经食管超声探头技术、内窥镜探头技术、双平面探头技术、4D 探头技术等）方面处于国内领先地位。

（二）国内临床使用管理现状

超声诊断仪是医学影像设备中非常重要的组成部分，在腹部、浅表、产科、心血管、肌骨神经系统疾病的诊断和治疗方面等方面发挥了巨大的作用。

1. 中国超声诊断设备临床使用 4 大特点　一是应用场景覆盖面广。因为超声应用场景广泛且没有辐射，又可以移动，所以需求量不断的上升。随着彩超技术的进步，图像质量的不断提高，超声影像作为一种实时的，无放射性的检查方法已经得到了临床医师的认可，彩超设备的需求得到了逐步的释放。二是超声检查工作量大。而不同区域不同层级不同层次的医院对超声产品的需求差异是非常大的。三是人机操作互动性强。与放射检查不同，超声检查对操作人员的依赖性很强，对执机人员的要求比较高，人的操作水平对超声临床诊断具有较大的影响。四是高端设备进口垄断。目前中国是全世界装机量最大的国家，同时中国也是一个超声输入大国。数据统计，全球超声市场中大部分仍被国外厂商占据，高端超声产品市场更是近乎被外资龙头企业垄断。

2. 开展超声诊断执机人员分类分层使用培训　建立临床超声分类分层培训体系，关系到超声专业未来的发展，是超声医师和技师培养的重点。分类指学历教育、毕业后教育及工作后终身教育 3 大类别，分层指包括基本超声、系统超声以及专科超声 3 个层次。制订面向影像医学/技术专业本科的超声实习生、超声专业规培住院医师、超声硕博士研究生、超声进修医师、住院医师规范化培训超声技师等各类超声从业人员的分类分层的教学计划，落实各层次的教学目的及内容，明确教学及教学管理工作分工，制订分类分层的考核方案，培训形式主要包括了培训班、现场教学和远程教学等，培训的内容主要包括临床技术培训、各器官超声检查规范培训以及机器维护等。逐步形成分层分级的进阶式超声医师和技师培养体系。

3. 建立超声设备临床使用质控管理制度 为确保超声诊断的质量，超声科室加强设备临床使用管理，建立管理制度，保障运行安全。下面以上海市某超声质控中心相关管理要求为例进行介绍。

（1）建立超声设备使用参数调节要求：制订常规调节原则和多普勒超声调节操作方法。二维超声检查时应注意调节的顺序；应根据不同检查目的选择相应的超声探头；制订动态范围调节（dynamic range）、边缘增强调节（edge enhance）、增益调节（gain）和深度增益补偿（depth gain compensation）等前处理调节方法，γ 曲线、帧平均功能等后处理调节方法。明确彩色多普勒成像（color doppler imaging）调节要点、彩色多普勒功率图（color doppler power）调节要点、多普勒流速曲线调节要点等。

（2）建立超声设备日常使用保养制度

1）凡使用超声诊断设备的部门或单位，必须对每台超声诊断仪建立使用记录及故障、修理等档案资料。专人负责、保存完整记录。

2）设备发生小故障或性能下降，应暂停使用，及时报修，以保证超声检查质量。

3）医院及设备管理部门对设备性能不合格（指不能保证诊断质量）的设备，应暂停使用并立即修复其与诊断质量有关的各项性能。

4）为确保超声诊断的质量，必须重视并严格执行超声诊断设备的性能要求。凡因不重视制度规定、不认真执行质控中心处理决定者，将记录在超声质控档案中，作为全面评分的客观依据。如因未重视执行制度而造成误诊、漏诊致发生医疗事故或医疗纠纷者，责任单位将承担相应的社会责任和法律责任。

5）设备管理部门定期对超声设备开展检查及保养，保障设备安全运行。

（3）建立超声设备使用情况上报制度

1）每年各医院中使用超声诊断仪的各科室应向质控中心如实填报所用各超声诊断设备性能情况。

2）凡使用期已达 10 年（包括超过 10 年）的超声诊断设备应另列报表于每年报质控中心，评定其是否达到保证诊断质量的要求，即能否保证临床诊断要求。

3）设备发生故障或性能下降，已修而性能不能达标者暂停使用并进行相应处置。

4. 建立超声设备综合评价研究与技术产品示范应用双推进模式　从国产品牌市场推广视角通常更关注的是县域医院，因为医院数量多、分布广。但从示范评价视角，我们更关注的是地区级别的医院，尤其是龙头医院，它是撬动县域应用的重要支点。下面以浙江省台州市创建超声评价与培训示范基地 / 示范点为例。

在浙江省台州市，首先选择台州恩泽医疗中心（集团）（约 4 000 张床位）和台州市超声质控中心作为试点单位。2020 年 8 月，国产品牌 R 系列产品首先推荐在台州医院试用，使用效果反响良好，时隔 2 个月就正式落户该院，实现了国产品牌高档超声设备配置在整个台州市的零的突破，其后截至 2020 年 11 月整个台州市 R 系列产品就达到了 15 台，同时也带动了其他品牌众多中高档便携式设备在医院的采集。目前在台州，除了"创建示范基地、示范点"外，还有"创建国产创新产品示范区"如椒江区、路桥区、黄岩区等。通过在台州创建示范基地 / 示范点，参与科技部超声设备评价研究项目，多维度开展国产设备评价研究，为国产设备的应用评价起到了很好的示范作用。

二、制约发展的关键问题

（一）缺乏设备临床应用分级配置的标准

超声基本功能主要包括 B 型超声、彩超、频谱多普勒超声，高级功能包括超声造影、超声弹性成像、三维超声等。调查表明，三级医院和基层医院都认为超声基本功能很重要，可以满足临床大部分检查需求。但目前在不同级别医院的功能配置没有标准，造成有些医院设备功能配置过高造成资源浪费，而有些医院设备功能配置不足影响诊疗。

（二）人员培训的不足限制分层诊疗实施

我国各级医院的超声医学应用在蓬勃发展，各地区各级医院的超声人才队伍的学历、学科背景、超声诊断及操作基础存在较大差异。我国目前超声从业人员严重不足,缺乏针对不同学历与学科背景、不同医院级别及使用不同超声仪器的操作人员的精准培训教育体系,制约了不同级别超声医学人才队伍的建设,限制了国家分级诊疗目标的实现。

(三)缺乏超声诊断仪临床再评价研究

随着大量超声诊断设备进入临床应用,缺乏产品临床质量及应用效果等数据,缺乏入市后系统性临床分级再评价体系。经过需求调查,对超声诊断仪的临床效果主要从 3 个方面提升:一是提高基础图像质量,提高空间分辨率、对比分辨率、深部穿透能力和动态器官的显示能力(帧频),提供更多的诊断信息;二是提高设备的易用性,降低对医师手法的要求,提高医师临床诊断的可靠性以及效率;三是提高高级功能成像技术,除了基础图像,还提供弹性成像技术、心脏定量分析技术等高级成像技术,给医师提供更多的临床定量信息。围绕着这几个方向,需要制订一系列的评价体系、指标、方案及权重,涉及仪器设备的性能检测、临床效果评价、基础图像质量分析、高级功能有效性及使用体验、售后服务体系的评价等。

(四)缺乏智能的超声探头性能检测手段

超声设备检查使用量较大,对仪器探头性能要求较高,探头是超声设备重要的组成部分,探头性能优劣,功能是否正常直接影响超声扫描成像的品质,进而影响诊断的准确性和精准度。通过课题研究发现,随着探头使用时间和使用频次的累计,探头性能会有所下降。数据显示,6 年以上的探头的合格率不足 60%,专家建议应该适时采取强制检测。但目前由于缺乏临床场景下适合探头的性能检测手段,对投入临床使用的探头无法开展定期性能检测,也就无法保障临床诊疗质量。

三、超声诊断仪临床使用展望

(一)超声设备新技术应用快速发展

随着国家政策的要求三级甲等医院配置胸痛中心、卒中中心、创伤中心等 5 大中心,以及伴随分级诊疗制度的实施,基层医院对于超声诊断仪的需求也有所增强。3D 成像、与 CT/MR 融合、人工智能等技术的进步将进一步促进超声发展。利用人工智能技术处理动态图像、为患者提供标准化服务、掌上超声为出诊医师提供便携超声诊断服务等将成为超声设备未来的发展趋势。

超声设备未来将在 3D 成像、剪切波弹性成像、无线换能器的开发、基于应用程序的超声技术、与 CT/MR 的融合以及腹腔镜超声等方面的进行应用扩展。此外，人工智能的集成已自动化，例如量化和从 3D 数据集中选择最佳图像切片。现在很多高端的超声系统都使用了人工智能，超声波成像具有动态特性，在运用深度学习方法对一份资料进行智能医学诊断时，类似于需要从视频当中分析超声波影像，实现超声波扫描影像的人工智能诊断，比单纯的医疗图像识别需要投入更多的研究，更深层次的处理。超声诊断设备借助云存储和云计算技术，突破了传统技术平台的局限性，实现了技术处理资源的无限拓展，有效提高了系统处理速度，优化了系统资源配置，实现各种终端设备之间的联通，继而实现医疗大数据采集、云端存储、病例的共享与交流等。

为患者提供标准化服务：与 MRI、CT 和心电图等医学检查不同，超声影像主要依靠医师采集不同切面的动态图像进行诊断的，对超声医师个人的操作技术水平要求较高。即使对同一病症，不同医师的手法、切面、仪器调节、经验不同、得出的诊断检查结果可能有所差异。通过辅助诊断系统帮助基层医师解决实时超声诊断的问题，不失为现阶段缓解基层医疗资源短缺的有效方法。

5G 远程诊疗平衡医疗资源：目前主要有 3 种模式。①远程超声诊断或报告审核。过去遇到超声疑难病例，只能请患者转诊到上级医院，或通过手机拍摄等进行远程指导，而 5G 远程超声会诊平台能够在系统或超声机上一键发起远程会诊申请，让超声机影像画面互联互通，清晰快捷地实时传输视频图像。②实时超声远程会诊。可以邀请专家实时会诊，专家端则可以随时随地用手机直接参与，避免因网络速度导致的实时影像传递问题。③5G 超声机器人诊断。应用机器人辅助超声医师进行远程诊断。

掌上超声的研发，在体积上不断缩小，变得更加实惠更加便携，使得超声诊断在临床中得到更广泛的应用。例如，作为在院临床医师的视诊器；基层医师可随身携带掌上超声上门巡诊，让病患享受到更为便捷、快速的医疗服务。

（二）分级诊疗推动科学化配置管理

不同级别医院设备配置方面，既然基本功能优秀的超声设备在日常工作中可以解决大部分问题，那么可以考虑大量配置不具备高级功能且基本图像质量优秀的超声设备。在三级医院中，疑难疾病相对较多，超声高级功能都能够显著提高疑难疾病诊断的准确率，因此在三级医院中，配备一定比例的具有高级功能的超声设备是必须的。对于县一级的医院来说，具备优秀的基本功能的设备可以解决 80% 以上的临床需求，如果没有对高级需求的话，其实不需要为设备的高级功能和特殊功能付出溢价。

关于高级功能在县一级医院是否要配备的问题，大部分调查对象都认为不能过于限制高级功能在县级医院的应用，对于有条件的基层医院应当适当配备与临床需求密切相关的新功能，对于常见病、多发病如肝癌、乳腺癌、女性盆底功能障碍等诊断，有条件的医院应配备技术评估可靠的实用新技术，如超声造影、接触式弹性成像、三维超声等，从而为提升县域超声技术能力服务水平提供技术条件。目前脑卒中预防很重要，社区或乡镇中心医院筛查颈脑血管预防脑卒中成为重要环节，应对斑块做出初步的风险评估，对仪器要求也提出了更高要求，80% 的调查对象认为脑卒中血管筛查，最好是采用具备基本功能的中档彩超专用机（配备专用不同频率的超声探头）。又例如甲状腺疾病，目前甲状腺结节发病率非常高，若所有的结节检查都要在三级甲等医院进行是不现实的，提高县级医院对甲状腺结节的检查的准确性十分重要，可考虑配备甲状腺结节人工智能辅助诊疗系统。大部分调查对象认为该功能最好能够嵌入超声设备，这样即便在基层医院有经验的超声科医师短缺，也能帮助医师提高工作效率。

（三）临床使用引入评价与培训机制

在国家科技部和工信部等部委的大力扶持下，国产品牌中高档超声产品图像质量取得了长足的进步，大量国产设备进入临床应用。有待建立基于临床应用的功能适宜性、性能可靠性、服务一致性、技术成熟性等多维度的长期评价机制。通过反馈推动国产厂商迭代升级提高应用质量和可靠性。结合全国医疗资源区域分布特点，建立各区域临床专科应用示范中心，扩大先进医疗技术临床医用和创新转化的示范效应，提升国产医疗器械品牌竞争力，并制订不同级别医院设备梯度配置方案，助力国家分级诊疗，推动医疗设备资源的优化配置。建立县域医疗机构基于临床分级诊疗需求的人才精准培训方式，创建区域性的国产设备应用及培训示范基地，如超声应用培训的"台州模式"，开展优秀青年能力提升三年追踪培训培养项目，采用台州—上海双导师制，对操作人员分层次能力培养，促进国产创新医疗设备示范应用，提高基层医疗机构技术服务能力。

（胡　兵　王龙辰　郑蕴欣）

第五节　婴儿培养箱临床使用

一、婴儿培养箱的原理、结构及技术进展

（一）婴儿培养箱的原理

婴儿培养箱（infant incubator）是为早产儿、低体重儿、病危儿、新生儿提供一个类似母体子宫培养环境的设备，适用于婴儿体温复苏、输液、抢救、住院等场合。婴儿培养箱采用"对流热调节"的机理为婴儿提供一个空气净化、温湿度适宜的环境。在风机的作用下，进入机箱的外界气体与回风口输送过来的循环空气获得动力一起进入循环过程，首先流经加热管加温，接着流经加湿装置增加湿度，此时具有一定温湿度的空气再经过出风口进入婴儿舱，调节舱内环境，最后进入回风口。在这个过程中，气流会经过各个传感器，各功能传感器通过与设定值相比较，产生控制信号；同时独立温度传感器随时监测舱内温度，一旦温度超过限值，直接断开加热器并发出警报。

婴儿培养箱一般具有两种温控模式，即箱温控制模式和肤温控制模式。

1. 箱温控制模式　控制单元控制培养箱温度使得箱温传感器测得的温度与设定值接近，即根据箱温传感器测得的温度与设置值的比较结果来伺服调整加热管的输出功率，从而保持箱内温度稳定在设定值。为了保证安全，一般箱温设置不得高于37℃。如果护理需要更高的温度，必须额外按下＞37℃键才能设置，温度最高可以设置成39℃。独立温度传感器随时工作，当箱内温度超过38℃（＜37℃模式）或超过40℃（＞37℃模式）时，立即切断加热器电源。这种温控模式需要护理人员定时测量婴儿皮肤温度来确定合适的箱温设置值。

2. 肤温控制模式　控制单元控制培养箱温度使得肤温传感器测得的温度与设定值接近，即根据肤温传感器测得的温度与设置值的比较结果来伺服调整加热器的输出功率，从而保持温度稳定在设定值。皮肤温度设置在 35~37.5℃之间。独立温度传感器在检测到温度超过40℃时，立即切断加热器电源。这种温控模式下，肤温传感器必须接触皮肤。传感器与皮肤接触不良或从皮肤表面脱落，会导致测量温度偏低，进一步导致培养箱过度加热。但传感器与皮肤接触过于紧密，会导致皮肤刺激和伤害。因此这种温控模式需要护理人员周期

性地查看传感器与婴儿皮肤的接触状况并适时更换传感器安放位置。

（二）婴儿培养箱的结构

不同的婴儿培养箱其基本结构大致相同，主要由主机、机架和相关附属设施所组成。主机包括婴儿舱、控制单元和机箱，是控制和监测培养箱内各种环境条件的核心。机架包括立柱、存储柜和脚轮，其中立柱有可升降与不可升降两种。不同的婴儿培养箱其相关附属设施会有很大的不同，简单的配备有输液架、氧气瓶架、X 线片托盘、置物盘等，复杂的可配置光疗装置、称重装置、辐射装置等，为婴儿的医疗和护理提供便利。

1. 婴儿舱　婴儿舱是一个相对独立的半密闭空间，用于安放婴儿。它可以维持箱体内环境的稳定，同时方便医护人员对婴儿进行观察和操作。婴儿舱的基本组成部件包括恒温罩、舱门、操作窗、管线进口窗、婴儿床和隔板等。

2. 控制单元　婴儿培养箱对安全性有极高要求，通常主板使用双微处理器设计，一个实现各项功能控制，另一个监测异常高温等，一旦发现异常，立即停止运行并报警。两个微处理器的控制和监测回路相互独立，避免发生因一路故障导致的安全事件。控制单元基本结构包括电源模块、显示模块、加热模块、加湿模块和氧浓度模块等。

3. 机箱　机箱用于放置控制单元的部分模块，同时也是婴儿培养箱内空气循环的通道，新鲜空气进口和氧气进口通常也位于机箱中。

（三）婴儿培养箱技术进展

最早将婴儿培养箱应用于临床的是法国著名的妇产科专家 Stéphane Tarnier，他在参观巴黎动物园时受家禽孵卵器的启发，于 1881 年成功地通过该技术的临床应用降低了婴儿死亡率。早期的产品只是给婴儿提供保温的简单装置，随着技术的发展，现代的婴儿培养箱不但在功能上日趋完善，可以控制和监测培养箱内的温度、湿度、氧浓度等条件，也提供各种附加功能，比如称重、拍 X 线片、升降功能、蓝光治疗等；同时在细节的设计上也更加人性化，使患儿更舒适、医护人员提供医疗更便捷。此外，由于婴儿培养箱不良事件频发，婴儿培养箱的临床使用安全越来越受到重视，不少研究者都聚焦在如何以智能化、自动化的方式实现婴儿培养箱的质量检测，还专门制订了团体标准 T/CAME 37—2021《婴儿培养箱温度和湿度实时监测系统技术要求》。

二、临床使用相关法律法规、标准等

国家卫生健康委于 2019 年发布了 WS/T 658—2019《婴儿培养箱安全管理》,该标准规定了医疗机构配置使用的婴儿培养箱在临床使用前及使用期间的管理、安全、性能检测与检查、清洁消毒和灭菌等要求,适用于医疗机构内婴儿培养箱的安全管理。标准中明确指出应由医疗机构主管领导、医疗业务管理部门、医疗器械管理部门、婴儿培养箱使用部门以及后勤保障部门共同组成婴儿培养箱安全管理组织,并建立健全婴儿培养箱临床使用安全管理制度,包括巡视检查制度、维护保养制度、维修管理制度、应急预案制度、培训考核制度、不良事件上报制度、安全与质量控制评价制度以及婴儿培养箱技术资料与管理资料档案管理制度。

三、临床使用现状

婴儿培养箱作为治疗早产儿的常规医疗设备,目前已普遍应用于综合性医院、妇幼保健院及儿童医院等医疗单位,是促进婴儿生长发育的重要医疗设备,也是国家重点监控的医疗设备之一。近年来,在国家医疗器械不良事件监测信息系统中收到的关于婴儿培养箱不良事件报告存在不断增长的趋势。根据国家食品药品监督管理总局发布的《医疗器械不良事件信息通报》(2012 年第 4 期),自 2002 至 2011 年 10 月,国家药品不良反应监测中心共收到有关婴儿培养箱的可疑医疗器械不良事件报告 332 份,其中温度失控多达 167 例,而 2015—2017 年国家医疗器械不良事件年度监测报告显示,婴儿培养箱在不良事件报告数量排名前 10 的有源医疗器械之中。因此,应加大对婴儿培养箱临床使用安全的重视。国家相继出台 WS/T 658—2019《婴儿培养箱安全管理》及《医疗器械临床使用管理办法》等相关法律法规,极大地促进了婴儿培养箱临床使用的规范性和安全性。

婴儿培养箱的不良事件主要体现在机械故障、一般电路故障、蓝光灯故障、风机故障、温度故障报警、湿度故障报警等,其中风机故障类产生的风险较高,属于中风险等级,其他不良事件类型为低风险等级。根据 WS/T 658—2019《婴儿培养箱安全管理》、JJF 1260—2010《婴儿培养箱校准规范》及 GB 9706.219—2021《医用电气设备 第 2-19 部分: 婴儿培养箱的基本安全和基本性能专用要求》的要求,目前大部分医院都建立了由使用科室、医院感染管理部门和设备管理部门三部门共同参与的婴儿培养箱质控网络。

为控制和减少院内感染的发生,使用科室和医院感染管理部门一般有以下几种措施:对医护人员定期开展婴儿培养箱的使用、消毒及维护等的培训和考核;执行每日清洗消毒、终末清洗消毒、季度清洗消毒3种不同程度的消毒方式,同时配合消毒有效期管理,有效地避免了院内交叉感染;定期做环境检测,测量婴儿培养箱表面的细菌菌落数,科室和院感部门共同监管,确保在合理范围之内;为实现设备可追溯,详细记录使用设备的患者信息及时间。通过以上措施,可有效避免院内交叉感染,且万一发生院内交叉感染也能及时获得患者信息并作出相应处理。

此外,设备管理部门也基本建立了三级质控网络。

(一)一级维护:日常维护 / 巡检

主要内容为定期进行清洁消毒、外观检查、开机检查等。在设备每次使用后,临床工作人员按要求使用湿软布和消毒剂对面板、箱体、加湿系统进行清洁和消毒,清洗外部污染,检查机箱内是否有异物,检查加热器、风机上是否积累灰尘,清洁、更换过滤网;同时检查电源开关是否正常,面板显示是否正常。巡检为至少每周1次。

(二)二级维护:预防性维护

主要内容为开机检查、电气安全检测等。此部分内容由临床工程师完成,需检查面板的各个旋钮调节、参数设置功能是否正常可操作、断电报警功能是否正常、设备自检是否正常。此外,还需每年进行一次电器安全检测。

(三)三级维护:性能检测

主要内容为对婴儿培养箱的各项性能参数进行检测,如温度偏差、温度均匀性、温度波动度、温度超调量、相对湿度偏差等。检测周期不超过12个月。

通过使用科室、医院感染管理部门和设备管理部门的多种质控措施,相互配合相互补充,全力保障婴儿培养箱的临床使用安全。虽然此质控网络在一定程度上减少了婴儿培养箱不良事件的发生,但是还应从改进产品设计缺陷、提高产品质量、加强设备的使用培训、明确管理责任、落实维护策略等方面进一步降低不良事件发生率。

(郑彩仙　沈云明　郑　焜)

第六节　人工智能医疗器械临床使用管理

一、国外人工智能医疗器械临床使用现状

近年来，人工智能对社会和经济影响日益凸显。美国、欧盟在内的多地区先后出台了对人工智能发展的政策，并将其上升至国家战略高度。美国于2016年10月出台《白宫为人工智能的未来做好准备的报告》以及《美国国家人工智能研究和发展战略计划》，分析人工智能的发展现状、应用情况、引发的社会问题、相关公共政策等内容，并通过设计框架来明确人工智能所需要的科学技术。美国国立卫生研究院（National Institutes of Health，NIH）具体负责整个美国的医学研究管理，在推动医药卫生领域人工智能发展中，NIH最先关注和开展了生物医学数据基础设施的建设。2018年6月，NIH发布《NIH数据科学战略计划》，提出机器学习、深度学习、人工智能和虚拟现实等技术创新可能在未来10年里为生物医学研究带来革命性的变化，NIH必须将其目前已有的数据科学工作融入更大的数据生态系统中，并充分利用已有的和新兴的数据管理和技术成果、计算平台以及各种创新工具。2018年3月，欧洲政治战略中心发布了《人工智能时代：确定以人为本的欧洲战略》，阐述了全球人工智能研发投入和发展情况，以及欧洲的人工智能发展情况及与其他国家的对比，并进一步表示欧洲应该制订人工智能品牌的战略；提出人工智能发展过程中可能遇到的劳动者被替代的问题以及人工智能偏见问题，并提出欧盟应该采取的应对策略。

（一）上市前认证

世界各国对医疗器械的等级划分都是按照风险为本（risk based）原则。1976年，美国通过《医疗器械修正案》（*Medical Device Amendments*）提出对医疗器械上市前和上市后监管的理念，建立了以产品风险为依据的医疗器械分类管理制度，将医疗器械按照风险程度分为Ⅰ~Ⅲ类。Ⅰ类为低风险产品，一般医疗器械，不容易造成人身伤害；Ⅱ类为中风险产品，指有一定危险的器械；Ⅲ类为高风险医疗器械，用于维持生命设备，如起搏器和人造心脏瓣膜等。FDA根

据不同风险等级对医疗器械实施分类审批许可,审批方式见表4-6-1。对I类实行一般控制,除极少数产品外,大多数I类产品仅需备案管理,而不需要进行上市前通告510(k);II类,FDA对其实施特殊控制,需要进行上市前通告审批,将拟申报医疗器械与已上市的参照器械在功能、性能、技术等方面进行对比,通过实质等同证明申报器械的安全性和有效性,从而获准上市,也有少量II类产品可豁免上市前通告;对于III类,FDA则要求制造商进行更为严格的上市前审批(premarket approval application, PMA)。目前,美国上市的人工智能医疗器械多数属于II类中等风险医疗器械。

自2017年美国第一个人工智能医疗器械软件上市以来,该类型器械在FDA的审批数量持续上升。截至2020年1月,已有29种产品通过审批进入市场,主要审批途径为510(k)和De Novo,这两种途径为美国II类中等风险医疗器械审批的主要途径,目前美国上市的人工智能医疗器械多数属于II类中等风险医疗器械。

这些获批产品的主要类型包括放射诊断器械、临床化学检测系统、心血管诊断和监测器械、神经病学诊断器械和眼科诊断器械等,其中以医学影像诊断软件数量最多,用途包括多种疾病诊断。

表4-6-1　美国FDA对人工智能医疗器械不同风险等级的管理及审批方式

风险等级	管理/审批方式	具体描述
I类低风险	备案管理	实行一般控制,除极少数产品外,大多数仅需备案管理,而无须进行上市前通告510(k)
II类中风险	上市前通告510(k)	将拟申报医疗器械与已上市的参照器械在功能、性能、技术等方面进行对比,通过实质等同证明申报器械的安全性和有效性,从而获准上市,也有少量产品可豁免510(k)
	产品等级的重新分类	针对高风险以外的医疗器械新品种提供的审批通道,设立于1997年,用于对那些没有合法销售的同类产品但在一般控制下提供足够的安全性和有效性的新型医疗器械进行基于风险的评估并允许该设备上市
III类高风险	上市前批准	对那些可能对人类健康产生重大影响的设备,需要经过更彻底的科学评估和监管过程来确定其安全性和有效性。美国FDA确定设备的安全性和有效性,得到令人满意的科学证据支持才能获得批准

（二）上市后监管

人工智能新技术赋能催生了监管部门对这类特殊产品的监管需要，对此美国 FDA 等世界人工智能发展领先国家监管部门和国际医疗设备监管机构论坛（International Medical Device Regulators Forum，IMDRF）等领域相关国际组织开展了热烈讨论并开启了针对智能化新兴医疗器械软件的监管变革。FDA 总结了此次变革归因于人工智能的技术特殊性在传统监管模式中的不兼容，不同于传统计算机医用软件程序代码完全固定可完全适应于静态的医疗器械监管模式，人工智能技术以数据、算法和算力为技术特征，由数据或算法驱动的独立医用软件会随着算法和数据的变化而动态变化，加剧了产品安全性和有效性中的不确定性风险，增加了实时软件监管和高频变更控制需要。这意味着人工智能医疗器械在上市后的监管包括质量控制、安全监测和变更控制尤为关键。

在人工智能医疗器械上市后监管方面，美国主要从软件医疗设备不良事件的质量控制、安全漏洞监测和更新控制三个方面开展。美国针对医疗器械的召回事件进行问题分析，通过定位问题发生的环节判断事件起因，分析数据可回溯性、盘点数据完整性、数据管理等方面的不足；安全漏洞监测方面，分析安全缺陷，确认软件是否有设计漏洞，对产品的真实世界表现进行监测，需要应对和处理不良事件，明确何种情形下对产品进行召回；在变更控制层面，美国 FDA 提出一种将变更控制前置的方案，以保障上市后人工智能独立医用软件迭代时算法可控，并通过新的产品全生命周期监管方法（total product lifecycle，TPLC）确保产品能够遵循算法更改协议按照预先指定的性能目标实施算法更改。

1. 质量控制　美国 FDA 网站公布的数据显示，2016—2021 年由于数据（data）、软件（software）、算法（algorithm）问题导致的医疗器械召回事件中，出现质量问题的频率从高到低排名为软件，数据，算法；人工智能产品与软件、算法、数据都有密切联系。与数据有关的常见现象包括数据丢失、数据错误、信息记录混乱等，说明相关产品在数据完整性、数据管理等方面存在缺陷，质量管理需要加强数据的可追溯性。此外还有部分现象包括软件及组件的过期/擅自更新/不兼容、算法异常、计算错误等，从软件系统到 GPU 都有所涉及。

2. 安全漏洞监测　2018 年 10 月—2019 年 5 月，美国、英国、加拿大、澳大利亚、中国等公开的 136 例国际医疗器械严重不良事件导致的医疗器械召回中，由于软件缺陷原因引起的比例占 16.91%。人工智能产品的安全缺陷由多种因素决定，包括自身设计、外部组件、硬件等。此外，在临床部署后，产品的性能会随着输入数据的波动而变化。这种波动来自真实世界的数据采集设备、人员操作、外界干扰、受试人群等各个方面,具有随机性和发散特性。质量管理体系需要对产品的真实世界表现进行监测,需要应对和处理不良事件,明确何种情形下对产品进行召回。

3. 变更控制　对于上市后人工智能医用软件的算法变更问题,美国 FDA《基于 AI/ML 的医疗器械软件的监管框架更改协议》(讨论稿)提出了一种将变更控制前置的方案,以保障上市后人工智能独立医用软件迭代时算法可控。FDA 通过变更控制计划中的独立医用软件预先性能说明(SaMD Pre-Specifications)和算法更改协议(Algorithm Change Protocol)框定软件规格的潜在变化区域和预期更改描述;并通过新的产品全生命周期(total product life cycle, TPLC)监管方法确保产品能够遵循算法更改协议按照预先指定的性能目标实施算法更改。与之类似,日本独立行政法人医药品医疗器械综合机构(Pharmaceuticals and Medical Devices Agency, PMDA)于 2019 年 12 月更新的《药品和医疗器械法》(PMD Act)面向算法的快速迭代提供了上市后使用人工智能持续改进 SaMD 性能的审批审核流程,并规定性能必须是单向改进,由上市许可持有人(marketing authorization holder, MAH)进行管理。MAH 可开发一种程序以确保"改进过程"并在上市前审批审核流程中提交。

为加强各国家 / 地区医疗领域中人工智能技术的合作,共同促进医疗人工智能技术的应用和发展,建立统一的人工智能医疗软件标准化监管框架及工作组,国际电信联盟(International Telecommunication Union, ITU)联合 WHO 于 2018 年 7 月 20 日正式成立了健康医疗人工智能健康促进焦点组(AI for Health Focus Group, FG AI4H)。焦点组起草了《FG AI4H 白皮书》及《主题分类更新方案》等多项技术报告,加强了人工智能健康医疗领域专家学者间的合作,构建了健康医疗人工智能的标准化评估框架,聚焦健康医疗人工智能的数据格式、标准数据集和算法评估验证等方面,并结合各国家 / 地区医疗人工智能技术的实际应用与监管情况,共同促进医疗人工智能的创新应用发展。

二、国内人工智能医疗器械临床使用现状

在国家层面,我国自 2015 年来,多次将人工智能的发展和规划列入国家政策,逐步确立人工智能技术在战略发展中的重要性。2015 年 5 月,国务院出台的《中国制造 2025》里首次提及智能制造。2016 年 3 月,人工智能概念首次进入"十三五"重大工程。2017 年 3 月"人工智能"首次被写入政府工作报告。

2017年7月，国务院发布了首份以人工智能为核心规划的《新一代人工智能发展规划》，明确中国人工智能"三步走"的战略目标（2020年、2025年、2030年），提出到2030年使中国人工智能理论、技术与应用总体达到世界领先水平，成为世界主要人工智能创新中心，并且该规划具体地指导了人工智能在各领域的深度应用。2017年12月，工业和信息化部发布《促进新一代人工智能产业发展三年行动计划（2018—2020年）》，具体指导了中国未来3年人工智能产业发展的方向对比世界其他各国人工智能国家战略的发布情况，可以看出中国国家层面人工智能政策的出台迅速而密集，集中在2016和2017年，中国对人工智能的反应和战略层面的高度指导，走在了世界前列。

医疗器械的安全有效使用直接关系医疗质量安全和人民群众身体健康。根据《医疗器械监督管理条例》有关规定，卫生健康行政部门依据职责，对医疗器械使用行为进行监督管理。2010年，卫生部制定发布《医疗器械临床使用安全管理规范（试行）》（卫医管发〔2010〕4号）。该管理规范实施以来，在加强医疗器械临床使用的规范管理方面发挥了较好的作用，并且在完善医疗机构医疗器械使用管理制度以及明确医疗器械临床使用不同环节管理要求等方面积累了很多有效经验。为进一步贯彻落实《医疗器械监督管理条例》有关规定，将医疗器械临床使用管理中的有效经验上升为部门规章，加强医疗机构医疗器械临床使用管理工作，保障医疗器械临床使用安全、有效，结合卫生健康主管部门职责，国家卫生健康委于2021年颁布的《医疗器械临床使用管理办法》第一章第八条中提到，卫生健康主管部门应当逐步完善人工智能医疗器械临床使用规范，鼓励医疗机构加强人工智能医疗器械临床使用培训。在此背景下，人工智能医疗器械的临床使用情况研究对于落实《医疗器械临床使用管理办法》精神，推进人工智能医疗器械临床使用规范的制订具有重要意义。

（一）上市前认证

1. 人工智能医疗器械管理属性界定　2021年7月8日，《国家药监局关于发布人工智能医用软件产品分类界定指导原则的通告（2021年第47号）》的通知，制订人工智能医用软件产品分类界定指导原则，原则适用的人工智能医用软件指的是独立软件，即本身作为医疗器械管理的软件产品，其处理对象是医疗器械数据，且采用人工智能技术实现其医疗用途，从而对人工智能医疗器械独立软件进行定义和界定。规定了人工智能医用软件产品管理属性判定原则，主要包含3个方面。

第一,产品应具备《医疗器械监督管理条例》所述的医疗器械定义中的预期用途,这是所有医疗器械都必须符合且具备的核心条件。对于软件产品,其具备符合医疗器械定义的预期用途,指的是软件的输出信息用于疾病的诊断和治疗等。而用于医院管理、新药研发、健康管理等的软件产品,其不符合医疗器械定义所述的预期用途,不作为医疗器械管理。

第二,产品的处理对象(软件输入)应为医疗器械数据,即医疗器械产生的用于医疗用途的客观数据,如医学影像设备产生的医学影像数据、医用电子设备产生的生理信号数据等。特殊情形下,可包含通用设备(非医疗器械)产生的用于医疗用途的客观数据,如数码相机拍摄的用于皮肤疾病诊断的皮肤照片、健康电子产品采集的用于心脏疾病预警的心电数据等。

第三,产品的核心功能是对医疗器械数据的处理、测量、模型计算、分析等。若软件产品基于公开的临床指南、文献、公式等,对医疗器械数据进行简单的统计、运算等,不属于本原则所述的对医疗器械数据的处理等,亦不作为医疗器械管理。这和其他医用软件的属性界定原则是一致的。

2. 人工智能医疗器械审批现状　我国对医疗器械按照风险程度实行分类管理,按风险等级分为第一类医疗器械、第二类医疗器械和第三类医疗器械。第一类是指通过常规管理足以保证其安全性、有效性的医疗器械;第二类是指对其安全性、有效性应当加以控制的医疗器械;第三类是指,植入人体;用于支持、维持生命;对人体具有潜在危险,对其安全性、有效性必须严格控制的医疗器械。

2017年9月4日,国家食品药品监管总局发布新版《医疗器械分类目录》(2017年第104号),2018年8月正式实施。该文件提到"诊断功能软件风险程度按照其采用算法的风险程度、成熟程度、公开程度等为判定依据,不仅仅依据处理对象(如:癌症、恶性肿瘤等疾病的影像)为判定依据。若诊断软件通过其算法,提供诊断建议,仅具有辅助诊断功能,不直接给出诊断结论,本子目录中相关产品按照第二类医疗器械管理。若诊断软件通过其算法对病变部位进行自动识别,并提供明确的诊断提示,则其风险级别相对较高,本子目录中相关产品按照第三类医疗器械管理。"根据最新目录,目前市面上的人工智能医疗器械产品,大多会提供诊断结论,因此多数属于第三类医疗器械。按目前的法规,国内的人工智能医疗器械产品均需要通过临床试验这条评价路径,耗时较长。

国家逐步推进医疗器械相关的法律法规、政策,健全完善相关的制度标准和审评审批规范,建立医疗器械不良事件监测制度,对医疗器械不良事件及时进行收集、分析、评价、控制,加强对医疗器械产品全生命周期的管理,落实全生命周期中上市许可持有人主体责任，保障医疗器械质量安全，促进医疗器械合理使用，维护患者生命安全。

2017年10月，中共中央办公厅、国务院办公厅印发的《关于深化审评审批制度改革鼓励药品医疗器械创新的意见》成为实施医疗器械注册人制度的重要依据和纲领性文件。国家鼓励人工智能提升医疗服务供给能力；鼓励医药、器械创新，创新医疗器械可申请项目进入特别审查程序；改革医疗器械审批方式，将部分审批职责由总局下放至省级监管部门；逐步提高人工智能医疗器械的审评审批效率。

根据《医疗器械监督管理条例》《医疗器械分类规则》《医疗器械分类目录》《人工智能医用软件产品分类界定指导原则》等，判定人工智能医疗器械的管理属性和类别。对于算法在医疗应用中成熟度低的人工智能医用软件，若用于辅助决策，如提供病灶特征识别、病变性质判定、用药指导、治疗计划制订等临床诊疗建议，按照第三类医疗器械管理；若用于非辅助决策，如进行数据处理和测量等提供临床参考信息，按照第二类医疗器械管理。目前大多数人工智能医疗器械产品均属于第三类医疗器械，相较于美国FDA的相关规定，中国的风险等级设定更高，审批程序更加严格。

我国先后出台了《国务院关于印发新一代人工智能发展规划的通知》《国务院办公厅关于促进"互联网＋医疗健康"发展的意见》《"十三五"全国眼健康规划（2016—2020年）》《深度学习辅助决策医疗器械评审要点》，相应的"技术审查指导原则"给予明确注册审评要求，审批主管部门、时限等会有所区别，但第二类和三类医疗器械的审评流程和注册申报资料的通用要求基本没有差别。境内二类医疗器械在省局职能部门评审，三类产品在国家药品监督管理局医疗器械技术审评中心（Center for Medical Device Evaluation，CMDE）审评，进口产品也在CMDE评审。2019年，国家药品监督管理局批准成立了人工智能医疗器械标准化技术归口单位，相关团体的人工智能医疗器械标准研究工作也在有序推进中。

3. 人工智能医疗器械应用方向　目前，我国的人工智能医疗器械主要应用方向为人工智能辅助诊断与人工智能辅助治疗两大方向。2017年，国家卫生健康委为规范人工智能辅助诊断技术临床应用，保证医疗质量和医疗安全，修订了《人工智能辅助诊断技术管理规范（2017年版）》《人工智能辅助治疗技术管理规范（2017版）》以及相应的临床应用质量控制指标。

（1）人工智能辅助诊断技术：指基于人工智能理论开发、经临床试验验证有效、对于临床决策具有重大影响（如影响患者治疗方案选择、决定是否进一步采取有创性医疗行为、是否明显增加患者医疗费用等)的计算机辅助诊断软件及临床决策支持系统。不包括具有人工智能的嵌入式临床诊断与治疗仪器设备。

规范的技术管理基本要求提出,人工智能辅助诊断技术为辅助诊断和临床决策支持系统,不能作为临床最终诊断,仅作为临床辅助诊断和参考,最终诊断必须由有资质的临床医师确定;使用人工智能辅助诊断技术的医疗机构,应当建立数据库,定期进行评估,开展机构内质控工作,在完成每例次人工智能辅助诊断技术临床应用后,应当按要求保留并及时上报相关病例数据信息等要求。

同时,文件提出了关于人工智能医疗器械的使用培训要求。

(2)人工智能辅助治疗技术

人工智能辅助治疗技术专指应用机器人手术系统辅助实施手术的技术。

开展人工智能辅助治疗技术的临床科室开展临床诊疗工作 10 年以上,床位不少于 50 张,年手术量不少于 1 000 例,其技术水平在本省医疗机构中处于领先地位。开展人工智能辅助治疗技术的医疗团队应当具有至少 4 名(心脏大血管外科应当至少具有 6 名)经专业培训并考核合格的、具备人工智能辅助治疗技术临床应用能力的本医疗机构在职医师、护士和(或)技师等。

(二)上市后监管

医疗机构是医疗器械的主要使用单位,是医疗器械不良事件主要的第一发现方。2016 年 2 月 1 日开始实行的《医疗器械使用质量监督管理办法》中明确规定,医疗器械使用单位应每年对医疗器械质量管理工作进行全面自查,并按规定上报和处理不良事件。医疗机构重视不良反应的上报,医务人员在诊疗活动中发现不良事件主动上报,由相关职能科室收集和处理。

二类医疗器械和三类医疗器械是引发不良事件的主要医疗器械管理类别。目前,大多数人工智能医疗器械产品属于第二、三类医疗器械。积极创新方式方法,有效提升监测评价的科学水平:以监管科学行动计划为引领,加强上市后安全性监测评价方法研究。加强高校、医院、企业的合作,开展上市后安全性监测手段和评价方法发展趋势、真实世界数据利用等研究,促进研究成果支撑监管决策,并培养复合型人才和推进相关学科发展。

目前,各方都在积极探索人工智能医疗器械、系统软件在医疗服务中的应用边界,加快制订人工智能医疗器械、系统软件的评价标准,从政策、法规、制度上,逐步完善人工智能医疗器械的管理体系。人工智能医疗器械作为创新产品,对监管理念和监管方式、方法提出更高要求,但在人工智能医疗器械的全生命周期安全风险监测和管控方面，目前医疗器械不良事件上报系统没有划分专门针对人工智能医疗器械的模块，仍需要通过网页上报。

中国特色社会主义进入新时代，广大人民群众更加关注医药安全问题，党中央、国务院对监管提出更高要求。中共中央办公厅、国务院办公厅印发《关于深化审评审批制度改革鼓励药品医疗器械创新的意见》，明确提出加强药品医疗器械全生命周期管理、落实持有人法律责任、建立持有人直接报告不良反应和不良事件制度、完善医疗器械再评价制度等要求。督促持有人和医疗机构履行职责，促进监测评价机构发挥技术支撑作用，构建以药品不良反应监测机构为专业技术机构、持有人履行安全主体责任、医疗机构履行报告责任"一体两翼"的工作格局。

为配套落实《医疗器械不良事件监测和再评价管理办法》（国家市场监管总局令第1号）有关要求，国家药品不良反应监测中心开发建设了国家医疗器械不良事件监测信息系统，于2019年1月1日正式上线，对上报的不良事件进行及时分析、评价，并识别不良事件预警信号，降低风险，维护患者安全。目前，从系统注册用户构成看，经营企业、使用单位构成比较高，生产企业次之；从报告来源构成看，包括使用单位、经营企业、生产企业和个人，使用单位占比较高，个人占比较低；从医疗器械不良事件涉及的实际场所看，医疗机构占比很高。

三、人工智能医疗器械临床使用突出问题

（一）我国人工智能医疗器械临床使用处在起步阶段

目前，我国人工智能医疗器械临床使用处在初期阶段，可以从两个方面来解释：一个是发展历史时间短，另一个是产品数量少，布局方向窄。自2020年第一个人工智能医疗器械独立软件获得药品监督管理部门审批发证以来，人工智能医疗器械被赋予了正式参与医院日常诊疗活动的权力。然而，距离第一款产品获得审批到现在也不过2年时间，许多产品也仅仅在个别医院投入使用，且投入使用时间非常短暂。此外，在获批的产品中，大部分聚集在医学影像领域，这表明，目前人工智能医疗器械的发展具有明显的倾向性与聚集性。

（二）医疗机构对人工智能医疗器械相关认识不足

医疗机构是人工智能医疗器械的主要使用方，也是医疗器械不良事件主要的第一发现方，然而，由于人工智能医疗器械入院使用时间尚短，医疗机构对

人工智能医疗器械相关认识与重视不足。该问题可体现在以下两个方面：一个是，医学人工智能在医疗机构中的基础较薄弱，医疗机构重视程度不足。医院在人工智能能力积累和研究环境营造方面都很欠缺，只有1%的医院建立了专门的人工智能相关部门；另一个是，医务人员对人工智能医疗相关领域的了解及知识储备不足。此方面包括现阶段医务人员接受人工智能相关培训不足，包括人工智能医疗器械的使用，以及人工智能医疗器械的运行机理。当医疗机构使用人工智能医疗器械的医师对器械操作不够熟练，可能导致器械使用与结果判读的不规范，以及潜在的使用安全风险；而当医师对其运行机理完全不了解时，也可增加医师对其结果的不信任程度，造成对人工智能医疗器械的少用或不用，不利于提升医疗效率。此外，在人才培养模式上，中国和美国等人工智能头部国家存在一定的差距，高校中开设专门的人工智能专业的学校较少，毕业后的继续教育也没有涉及人工智能医疗方面。

（三）人工智能医疗器械产品成熟度有待加强

人工智能医疗器械的核心功能大多来自人工智能算法对数据的处理能力，而基于目前医学人工智能发展的现状来看，人工智能算法的准确性与可信度受到多个方面的影响与制约，导致目前的人工智能医疗器械成熟度还不够高，辅助诊断效果有一定限制，产品结果可信度有待加强。该问题可体现在以下几个方面。

第一，数据标准不统一，算法训练难度大。我国电子病历的标准不统一，很多临床用语都不够统一和规范，同病不同名的现象十分常见，且各个企业生产的设备以及影像归档和通信系统的数据标准不一致，数据的交流存在诸多障碍。

第二，训练模型代表性不足，产品通用性与泛化性受限。在医院与医院数据流通的限制方面，我国大部分医院的数据都是独立存在的；此外，由于各级各类医疗机构间的医疗能力，医疗类型，医疗信息化程度均有不同，难以用一套恒定的数据集囊括各类医疗机构诊疗特点与数据特点，因此在有限的数据训练集的情况下，必然造成算法的泛化性不强，无法概括足够多的医疗机构数据使用特点与需求。

第三，运行逻辑不透明，产品可信赖性存疑。尽管人工智能的应用范围十分广泛，但多数结论经由经验而来、缺乏理论支撑和解释，导致产品可解释性差，面临着"黑盒子"问题，有可能会导致严重后果。

（四） 人工智能算法更新换代快，动态监管难

人工智能医疗软件存在后续迭代更新、不断完善的问题，如何及时评价及控制软件功能与算法更新对器械本身安全性与有效性的影响，将成为人工智能医疗器械上市后监管的难题之一。在没有新的动态评价出台前，应用传统增项或者升级审批的流程来进行评价，每次均要提交新的审查内容，对器械使用方和政府机构和企业来讲都是一个耗时耗力的过程，显然无法满足行业的发展需求。

四、人工智能医疗器械临床使用展望

（一）加强对人工智能医疗器械的临床使用培训，确保器械的合理使用

医疗机构是人工智能医疗器械的主要使用方，也是医疗器械不良事件主要的第一发现方，但我国人工智能医疗器械监测体系还处在初级快速发展阶段，起步晚，基础薄弱，专业技术人员缺乏，风险管理控制能力亟待提高；因此，加强人工智能医疗器械临床使用培训，确保产品的规范合理使用十分重要。

建议对医疗机构人工智能医疗器械相关从业人员提供人工智能医疗器械产品的系统培训，培训可围绕人工智能医疗器械的审评审批、产品研发、产品检验检测、不良反应监测角度开展，以期对人工智能医疗器械规范化使用有全面了解。可开展的培训内容建议参考表4-6-2。

表4-6-2 人工智能医疗器械临床使用相关培训内容

序号	培训模块	培训项目	讲师类型
1	器械审评审批	人工智能医疗器械的审批流程；医疗器械有效性和安全性确认	医疗器械技术审评相关专家
2	器械使用	器械使用方法与操作培训，使用注意事项；器械工作原理培训	医疗器械研发企业相关人员
3	不良反应监测	不良事件监测能力，发现、识别、风险控制；不良反应上报和监测管理；不良反应报告撰写与数据质量	不良反应监测相关单位专家；医疗安全专家
4	质量控制	医疗器械全生命周期管理；质量管理体系的制订与质量评估；产品生产、性能、质量控制；人工智能医疗器械质量检测标准；人工智能医疗器械风险监测标准	企业相关医疗质量控制专家

在培养的形式上,可借助国家级或省级继续医学教育项目、自学、发表论文、科研立项、单位组织的学术活动等形式进行人工智能医学继续教育,并为参加且考核合格的学院授予医学继续教育学分;此外,可通过创立校 - 院 - 企合作、联合培养的模式,推动医学人工智能人才升级,解决师资紧缺、人才输送链不完善等问题。

(二)在现有医疗器械不良反应上报系统上,完善专门针对人工智能医疗器械的不良事件上报模块

目前,美国 FDA 针对医疗器械不良事件与器械召回事件进行收集与分析,并会在 FDA 官方网站上对分析数据进行公布,其中亦会根据召回原因分类统计,人工智能软件算法导致的召回问题也包括其中。目前我国医疗器械不良事件上报系统还没有划分专门针对人工智能医疗器械的模块,建议在现有医疗器械不良事件上报系统中划分专门针对人工智能医疗器械的模块;最大程度收集人工智能医疗器械不良事件信息,构建分布式的不良反应数据库,汇聚真实世界数据进行统计分析,并将分析结果反馈给器械使用相关方以做相应改进。

(三)开展质量控制相关研究,制订人工智能医疗器械质量控制行动计划

建议开展前期研究课题,针对人工智能医疗器械临床使用普及度,人工智能医疗器械算法透明性、可解释性、可信赖性以及使用规范等方面展开相关监管框架与办法的制订。研究方向可包括以下几个方面:开展人工智能医疗器械临床使用普及度研究;开展人工智能医疗器械监管框架研究;开展人工智能医疗器械质量管理规范,包括人工智能医疗器械检测标准研究与质量标准研究;开展真实世界研究,加强人工智能医疗器械上市后临床使用评价等。

(四)加强上市后动态评价,制订人工智能医疗器械变更控制前置机制,由现有的重视上市前审批到上市前后全链路监管

基于全生命周期管理,医疗器械的管理也应兼顾上市前审批和上市后监测,建议针对人工智能算法需要动态调整的特点,制订人工智能医疗器械变更控制前置机制:建议卫生健康管理部门应设置上市后变更审批监管机制,对软件可能存在的更改预期进行分类,实行分类管理:针对器械功能与使用安全影响小的更新,做好更新备案即可;针对算法等影响器械核心功能与安全风险的

更改，应在上市前事先框定软件规格的潜在变化区域和预期更改描述，在更新前提交软件升级报告与测试报告，以控制软件更新造成的器械使用与安全方面的风险。针对上市后监管中发现的任何质量与安全问题，应做到及时向审批单位反馈，并定期根据反馈问题修改人工智能医疗器械注册审批规范。

此外，各级不良反应监测机构要在监督管理部门的指导下科学收集并运用监测数据，为药监部门和卫生健康行政部门的决策提供科学依据；以信息化建设为抓手将监测评价工作与审评审批、日常监督、检验检查等工作深度融合，加强分析评价，识别风险点、分析风险强度和风险因素，为监督管理部门采取风险控制措施提供数据支持和政策建议。

（马丽平　郭云剑）

第七节　手术机器人临床使用管理

一、手术机器人的发展历程

外科手术发展至今，可分为 3 个阶段：开放手术（19 世纪初至今）、传统微创手术（20 世纪 80 年代至今）及机器人手术（2000 年至今）。作为第三阶段的主要创新点和代表性的手术器械，机器人手术系统是外科学发展至今最具革命性的创造之一，其研发及改进极大地推动外科手术往微创化精细化方向发展，同时也催生出加速康复等外科学新理念，是精准医疗观念得以实现的里程碑之一。

纵观其发展历程，也可大致分为四个阶段：第一阶段（1985 年至 1995 年），这一阶段的研发主要为探索性，在工业化设备的基础上，设计适用于外科手术的器械设备。1985 年，工业机器人 PUMA560 被首次应用于临床，完成初步尝试后，1992 年 ROBODOC 面世并被使用于协助外科医师进行关节置换手术，成为首个被临床设计使用的机器人。第二阶段（1996 年至 2010 年），在这一阶段，机器人手术的理念已被广大外科医师接受，并在初步探索的基础上设计研发了以达芬奇内窥镜手术控制系统为代表的综合性手术机器人。达芬奇内窥镜手术控制系统是目前使用最为广泛的机器人手术系统，在 2000 年获得美国 FDA 批准上市。其间其系统经过多次更新升级，自第三代产品开始，基本可以完成绝大部分普外科、胸外科、妇科、泌尿外科、心脏外科等相关科室的几乎所有外科术式,基本完全垄断该领域,也正是从该系统开始,机器人外科手术逐步走向成熟。第三阶段(2011 年至 2020 年),在该阶段,手术机器人的设计研发逐渐多样化,不同科室不同式比如骨科、血管外科等机器人也逐渐研发成功并投入临床运用。以某品牌骨科手术机器人以及另一品牌泛血管外科手术机器人为代表的产品也以较高的安全性和可靠性在临床中广泛应用。第四阶段(2020 年之后),也即目前我们所处的阶段,此阶段的外科手术机器人发展明显呈现百花齐放态势,不再有一家独大的垄断优势地位,各个国家均催生出自身的外科手术机器人产业链,涵盖的手术方式及学科也越来越多。同时,5G 通信技术及其他高科技技术的加持使得机器人手术得以在远距离实现,也极大地改善了机器人手术的性能,扩大了其适用范围。

二、手术机器人的使用现状

手术机器人是一种精密的医疗设备,借助微创伤手术及相关基础技术的发展而发明,被用于在狭小的手术部位实现人类能力范围以外的精准手术器械操控。

手术机器人通常由手术控制台、配备机械臂的手术车及视像系统组成。外科医师坐在手术控制台,观看由置入在患者体内的内窥腔镜头传输的手术部位三维影像,并操控机械臂、手术器械及腔镜的移动。机械臂模拟人类的手臂,为外科医师提供一系列模拟人体手腕的动作,同时过滤人手本身的震颤。

经过数十年的发展,现阶段手术机器人主要可分为五类:腔镜手术机器人、骨科手术机器人、泛血管手术机器人、经自然腔道手术机器人和经皮穿刺手术机器人,其中腔镜手术机器人是使用范围最广,手术量也最大的机器人种类。

与传统手术相比,机器人手术优势在于以下几点。①减少手术伤口、加速术后恢复及减少术后并发症。与开放手术的大切口相比,患者在机器人微创伤手术中一般仅有一个或几个小切口,切口用来放入手术器械。因此,手术能以精准及微创伤的方式完成。这也将大幅减少失血及术后并发症的风险,例如感染及粘连,使得患者更快康复。②灵活的机械臂与高度复杂的手术兼容。手术机器人通常配备一个或多个高自由度的机械臂。通过电脑算法处理,机械臂将外科医师双手的活动复制成为人体内相应的仪器细微运动。这使得外科医师能够在较小的手术空间内流畅及精准地移动手术器械,这在高难度手术中不可或缺。③手术的精准度及手术结果的稳定性。与传统微创伤手术的二维图像不同，由手术机器人提供的三维高清图像使手术领域有自然视觉景深。数字变焦功能亦使外科医师能够流畅地放大视野，从而促进精准的组织识别及组织层次区分。手术机器人通过计算机算法自动过滤外科医师手部固有的震颤。此功能使外科医师更容易远程控制手术器械，并降低不慎横切组织的风险。④降低外科医师疲惫及缩短学习曲线。通过手术机器人具有震颤过滤、三维高清图像及高灵活度的特点，外科医师进行手术时更为方便且疲惫度降低。与在传统微创伤手术中手眼协调受到影响相比，机器人微创伤手术允许外科医师直观地操作器械。该功能亦缩短外科医师的学习曲线，使手术机器人更便于在开放手术或传统微创伤手术方面经验有限的外科医师使用。手术机器人的人体工程学设计也降低了外科医师因长期不适及疲惫而遭受职业病的可能性。⑤减少辐射暴露。在一些开放手术及传统微创伤手术，外科医师必须获取一系列的X线片以确认植入物的正确放置位置。手术机器人一般带有可指示植入物放置位置的光学导航系统，可大幅减少手术中所需要的X线片数量。这将减少外科医师、患者及其他手术室员工的辐射暴露。

基于上述优势，近20~30年来，机器人手术发展迅速，全球市场蓬勃发展，根据相关资料，预计全球手术机器人市场规模由2015年的30亿美元增至2020年的83亿美元，复合年增长率为22.6%。预期全球手术机器人市场将继续快速增长，并于2026年达到336亿美元，自2020年起的复合年增长率为26.2%。在机器人手术应用最广的细分市场即腔镜手术机器人方面，由于其可完成包括普外科、胸外科、妇产科、泌尿外科等相关科室的几乎所有手术，因此自诞生以来，其发展便呈井喷式。在此之中，美国是全球最大的腔镜手术市场。2020年全球腔镜手术机器人市场规模达到52.55亿美元，2015—2020年复合增速为17.1%，全球潜在市场空间极为广阔。其中，美国的机器人辅助腔镜手术数量按12.0%的复合年增长率由2015年的50万例增加至2020年的90万例，2020年渗透率约为13.3%，当年美国机器人辅助腔镜手术市场规模约为29亿美元，超过全球规模的一半，是目前最大的市场区域。

全球腔镜手术机器人市场中，某国外品牌过去一直占据绝对的主导地位。2020年该占据全球腔镜手术82.9%的市场份额，累积手术量已超过850万例，是该市场绝对的领导者。Senhance系统由于其在3D成像和触觉反馈方面的优势，在全球市场同样具备较强竞争力，被FDA评价为"相比手术机器人同等精准、性能更优"。此外，其他三家国外品牌的腔镜手术机器人近年来相继获得CE

认证,目前全球市场参与者仍相对有限,未来国际化市场存在较大发展空间。

三、国内手术机器人的发展现状

国内手术机器人起步较晚,早期以进口国外手术器械尤其是达芬奇内窥镜手术控制系统并完成相应手术为主,但虽然中国引进机器人辅助腔镜手术的时间较美国晚,但其普及速度依然较快。2015—2020 年,中国进行的整体腔镜手术数量快速增长,复合年增长率为 24.1%。中国每年进行的机器人辅助腔镜手术数量由 2015 年约 1.14 万例增至 2020 年的 4.74 万例,复合年增长率为 32.9%,2020 年渗透率仅为 0.5%。2020 年国内腔镜手术机器人的市场规模为 3.18 亿美元,远低于美国,但其被视为具有最大增长潜力的重要地区市场。

从市场规模看,中国手术机器人市场仍处于早期发展阶段,但增长潜力巨大。尽管中国的患者人数庞大且可能需要使用手术机器人进行的常规微创伤手术数量众多,但中国 2020 年的手术机器人市场规模仅为 4.25 亿美元,占全球市场的 5.1%,明显低于美国及欧盟市场。预期未来国内手术机器人市场将以 44.3% 的复合年增长率快速增长,于 2026 年达到 38.40 亿美元。

国内手术机器人市场规模受限的主要原因是中国对机器人辅助腔镜手术的需求仍存在巨大缺口。2018—2020 年,在美国由一台腔镜手术机器人辅助进行的手术每年平均为 240 例,而中国的年度平均手术数量为 299 例,原因为中国手术机器人的供应有限。这一差距表明腔镜手术机器人在中国的需求具有巨大的增长潜力。究其原因,一方面是进口手术机器人成本较高,对国家及患者经济压力较大,另一方面,也是由于国家亟须推动国产手术机器人的自主研发,以打破国外企业的垄断。近年来,政府制定了众多政策鼓励手术机器人等高端医疗器械发展与创新。国家发展改革委在《关于推动先进制造业和现代服务业深度融合发展和实施意见》中明确提出,要重点发展手术机器人、医学影像、远程诊疗等高端医疗设备,逐步实现设备智能化、生活智慧化。手术机器人作为改变未来手术治疗方式的关键产品,预计未来将持续受到国家的政策鼓励与支持,尤其国产手术机器人企业有望在市场中脱颖而出。

2010 年开始,针对国内手术机器人稀缺的现状,越来越多的国内厂商开始自主研发手术机器人,目前已有国产手术机器人获得药品监督管理部门批准上市或处于临床试验阶段。

在医保政策方面,国家也相继出台了各项惠民政策。2021 年 4 月,上海医保局发布《关于部分新增医疗服务项目纳入本市基本医疗保险支付范围有关事项的通知》，将"人工智能辅助治疗技术"等28个新项目纳入上海基本医疗保险支付范围。限定支付范围为腔镜手术机器人的4类手术：①前列腺癌根治术；②肾部分切除术；③子宫全切术；④直肠癌根治术。但患者需自负20%的金额。2021年8月，北京市医保局发布《关于规范调整物理治疗类医疗服务价格项目的通知》，其中将机器人辅助骨科手术费用分为两部分：①手术费用定价不超过8000元，被列入甲类目录，可100%报销；②配套专用器械部分被列入乙类目录，报销比例70%。医保政策的调整，意味着患者的经济负担将进一步下降，同时结合国产手术机器人的不断研发应用，未来接受机器人手术的经济成本将进一步下降，从而惠及广大群众。

四、手术机器人未来的发展方向

手术机器人发展至今已超过30年，从手术器械的角度，其发展已经趋于成熟，各项技术的应用已使得机器人手术相对安全可靠。未来手术机器人的发展主要涉及以下两个维度。

（一）其他相关科室机器人手术的应用

目前在全球市场，腔镜手术机器人的应用已逐渐趋于饱和，未来各个企业的发展方向，将逐渐向骨科手术机器人、泛血管手术机器人、经自然腔道手术机器人、经皮穿刺手术机器人等方向发展。在此之中，骨科手术机器人最有希望成为下一个广泛使用的机器人辅助手术（robot-assisted surgery，RAS）领域。从类型看，目前脊柱手术机器人主要为共享操作型，关节置换手术机器人主要是半自动机器人；从技术看，骨科手术机器人关键技术主要在控制系统、定位导航装置、机械臂装置3个部分，其中控制系统的比较难以量化，定位导航系统和机械臂装置可根据技术路线做出一定比较；中国近年来骨科手术机器人领域技术积累较快，专利量仅次于美国，国产龙头具备较大商业化潜力。从市场看，脊柱手术机器人功能以导航定位为主，当前局限性较多，未来仍有提升的潜力；关节手术机器人则属于应用最广泛、难度最大的一类，当前主流产品在髋关节置换术、膝关节置换术、膝关节单髁置换术适应证领域已证明由于人工关节置换手术的结果，市场放量最为确定，预计2026年国内关节手术机器人市场增长至3.3亿美元（约21.5亿元），渗透率3%。

（二）国产手术机器人的进一步发展

在国家推动自主知识产权的大背景下，越来越多的高科技手术机器人产业得以推动，国家及地方也出台了诸多政策助力国产手术机器人的研发及应用。虽然国内手术机器人行业发展较晚，大量国产企业仍在早期研发阶段，但基于机器人辅助手术的临床优势和国家政策对创新医疗器械的支持，我们看好手术机器人未来在医疗领域的应用潜力和未来行业的高成长性，同时目前国内手术机器人细分领域竞争格局良好，国产龙头企业未来有望脱颖而出，手术机器人有望成为医疗行业的革命性产品。以目前发展势头最为良好的某国产微创医疗机器人为例，其产品组合布局丰富，公司已建立由一款已获批准产品及 8 款处于不同开发阶段的候选产品所组成的产品组合，包括一款处于药品监督管理部门注册申请阶段的候选产品、一款已完成注册临床试验患者入组的候选产品及六款处于临床前研究的候选产品。其研发生产的手术机器人已通过国家药品监督管理部门的审批，获得在泌尿外科的应用资格，其临床效能也基本接近达芬奇内窥镜手术控制系统。其他国内企业也都已经研发成功自身的拳头产品，正在逐步取得国内产品注册资格并应用于临床，相信在不久的将来，国产手术机器人必将改变目前国外企业垄断的格局。

机器人辅助微创手术是未来外科的发展方向，各类手术器械的研发生产，将为外科医师提供更多的治疗手段，为患者提供更丰富的治疗选择，也将改变外科学的格局。国家的支持、5G 等各类新技术的应用，为国内企业提供了弯道超车的机会，我们有信心在未来看到国内手术机器人百花齐放、百家争鸣的态势，更好地为国内乃至全球患者提供更好的医疗服务。

（沈柏用　施昱晟）

第八节　呼吸机临床使用管理

一、呼吸机临床使用管理现状

技术发展现状

1. 呼吸机概述

呼吸机是一种治疗呼吸功能不全或呼吸衰竭患者，以增加或供给患者通气或传输气雾剂为基础而设计的生命支持机械通气设备，在医疗服务中占有重要地位。呼吸机主要由驱动气源、雾化器、吸气阀、安全阀、湿化器、呼气阀、传感器及控制系统部分组成，如图4-8-1所示。通过与患者呼吸系统连接，由高压氧气或高压空气驱动，通过控制输出设定的氧浓度、气道压力、流量和呼吸周期，给患者提供全部或部分呼吸支持，同时实时进行系统监测。

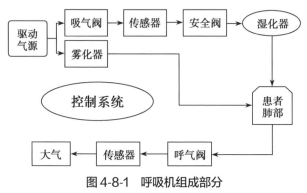

图4-8-1　呼吸机组成部分

1555年，意大利帕多瓦大学解剖学教授安德烈亚斯·维萨留斯（Andreas Vesalius）在发表的《人体构造》著作中首次提及正压通气（positive pressure ventilation，PPV）一词。他在实验中尝试在濒临死亡动物的气管上进行开口，将芦苇管置入气管内通过吹气使肺部膨胀吸入空气。到1667年，英国著名科学家和生物学家罗伯特·胡克（Robert Hooke）为验证盖伦关于肺部运动是身体循环所需的理论，首次应用风箱对狗进行恒定气流正压通气。科学家们经过多年的实验证实了肺在吸气时呼吸肌收缩，胸廓容积增大，肺泡膨胀形成负压，从外界吸入空气；呼气时，呼吸肌放松，肺泡因弹性收缩，使肺内压力增大，向外呼出气体。1864年，美国人阿尔弗雷德·琼斯（Alfred Jones）利用机械方法模拟肺部压力差，从而实现强制的人工呼吸过程，发明了世界上第一台呼吸机。

呼吸机在临床应用中主要为了实现：①维持适当的通气量，使肺泡通气量满足身体机能需要；②改善气体交换功能，维持有效的气体交换，纠正低氧血症及急性呼吸性酸中毒等；③减少呼吸肌做功，减轻呼吸肌疲劳，缓解呼吸窘迫，降低呼吸氧耗；④改变压力容积关系，防止或逆转肺不张，改善肺的顺应性，防止肺的进一步损伤；⑤肺内雾化吸入治疗；⑥促进肺或气道的愈合；⑦预防性机械通气用于开胸术后或败血症、休克、严重创伤情况下的呼吸衰竭预防性治疗。

呼吸机分类众多，根据功能和用途可分为多通气模式多功能治疗型呼吸机、便携式急救型(转运)呼吸机、无创型呼吸机;按使用对象可分为成人型呼吸机、婴幼儿型呼吸机、成人和婴幼儿通用型呼吸机;根据压力方式及作用可分为体外式负压呼吸机、作用于气道的正压呼吸机;根据动力来源可分为气动式呼吸机、电动式呼吸机、电控/气动式呼吸机;根据通气频率可分为常频呼吸机、高频喷射型呼吸机、高频震荡型呼吸机;根据吸气-呼气切换可分为压力切换型呼吸机、容积切换型呼吸机、时间切换型呼吸机、流速切换型呼吸机、联合切换型呼吸机;按呼气-吸气转化可分为控制型呼吸机、辅助型呼吸机、同步型呼吸机、混合型多功能呼吸机;根据驱动气体回路可分为直接驱动呼吸机、间接驱动呼吸机。

2. 呼吸机市场现状

我国呼吸机与国外相比,起步较晚,但发展速度很快,已研发出一批具有自主知识产权的医用呼吸机产品,在国内国际市场占有率逐步提升。尽管如此,我国呼吸机市场仍以进口品牌为主,见表4-8-1。

表4-8-1　2017—2022年国内使用呼吸类设备主要品牌及保有率

单位:%

序号	品牌	2017年	2018年	2019年	2020年	2021年	2022年
1	某国外品牌A	35.8	37.7	38.7	33.0	43.4	31.66
2	某国外品牌B	15.8	23.1	23.7	15.5	15.5	11.88
3	某国外品牌C	5.5	10.0	11.1	10.7	11.4	11.37
4	某国产品牌A	1.4	1.3	1.4	4.1	7.5	5.04
5	某国产品牌B	1.5	2.3	4.2	8.7	6.8	18.18
6	某国外品牌D	19.2	7.4	8.1	12.5	6.4	9.53
7	某国外品牌E	5.9	6.6	4.9	6.2	3.2	5.05
8	某国外品牌F	1.4	2.5	1.8	3.1	1.3	1.49
9	某国外品牌G	0.5	1.2	1.3	1.0	1.2	2.74
10	其他品牌	13.0	7.9	4.8	5.2	3.3	3.06

资料来源:《中国医疗设备》杂志社行业数据调查。

3. 呼吸机技术发展现状

(1)主要新通气模式:随着呼吸机技术革新,新的机械通气模式层出不穷,目前进入临床应用中的主要有以下几种。

1)双重控制通气模式:呼吸机可在压力控制和容量控制之间自动转换,目的是在维持最低的每分钟通气量及潮气量的同时降低呼吸做功。该模式的工作原理是在控制通气或压力支持通气过程中结合压力控制通气时高的初始流量及容量控制通气时恒定容积。

2）适应性压力控制模式：该模式是闭环状态下的压力控制通气。通过呼吸间的潮气量反馈调节控制压力。所有的呼吸均由患者或呼吸机触发、压力控制、时间切换。由于生产厂家不同具有不同的命名，如自动气流（autoflow）等。该模式通气时呼吸机先输送一次控制通气并计算呼吸系统的顺应性，并基于所测得的顺应性在随后的呼吸中计算为达到目标潮气量所需的压力大小，并根据计算结果增加或降低实际气道压力，其优点是呼吸机可在维持相对稳定潮气量的同时根据患者需求调节流量大小。

3）自动模式：呼吸机可以在控制通气和自主呼吸之间进行切换。当患者出现呼吸暂停时，呼吸机以 VCV、PCV 或 PRVC 等预设控制模式进行通气。若患者自主呼吸触发通气，呼吸机模式则由 VCV 切换为 VS，PCV 切换为 PS，或 PRVC 切换为 VS。若患者再次出现呼吸暂停，则呼吸机又切换为 VCV、PCV 或 PRVC 等控制模式进行通气。

4）智能脱机模式（SmartCare）/压力支持模式：该模式是一种可根据患者潮气量、呼吸频率、呼气末二氧化碳分压及预设通气参数自动调节压力支持水平的通气模式。SmartCare 被设计用于自动降低呼吸机支持水平以辅助患者撤机。

5）智能通气模式：该模式是在维持恰当氧合及酸碱平衡的同时，通过调节潮气量和呼吸频率将弹性负荷和阻力负荷降至最低以达到最小呼吸做功的模式基础上增加了氧合与通气的反馈调节功能。

6）神经调节辅助通气模式（neurally adjusted ventilatory assist，NAVA）：该模式是根据肌电活动信号（Edi）的强度增加或降低气道压力。NAVA 模式可用于有创或无创通气。其优点是即使存在内源性 PEEP 患者和呼吸机也可达到良好同步。

7）导管补偿：可连续地测算人工气道患者导管末端压力并在通气过程中对由于人工气道导管引起的气道阻力的增加进行补偿。

8）气道压力释放通气模式：该模式通过维持长时间（3~5s）的肺高位容积和短时间（0.2~0.8s）的低位容积来实现。除了 APRV 外，该模式还被称为 BiLevel、BIPAP、BiVent、BiPhasic、PCV+ 和 DuoPAP。

（2）呼吸机产品技术特点：呼吸机临床应用中，不同品牌型号表现出不同的技术特点。如 Savina300 呼吸机采用电动电控方式，内置涡轮响应速度快，持续提供高速气流，搭载氧气瓶，转运方便，其流量传感器采用热丝式。

Servo-i 呼吸机：采用气动电控方式，兼容有创、无创、神经控制换气等多种模式，流量传感器采用超声式，不受呼出气体影响，采样频率高，精准度高。呼出盒一体化拆卸、消毒，在临床感控方面有优势。其 NAVA 通气功能通过 NAVA 膜片（Edi）捕捉患者呼吸转换为电信号反馈给呼吸机控制器，提高呼吸机与患者的呼吸同步性。

G5 呼吸机：采用气动电控方式，兼容新生儿模式，智能适应性支持通气模式（INTELLiVENT-ASV）将患者末梢氧饱和度、呼气末二氧化碳分压实时反馈至控制器，根据呼吸力学原理实时计算，指导调整吸气压力和呼吸频率、氧浓度和 PEEP，从而保证患者在机械通气过程中的治疗效果。该机器采用压差式流量传感器。

R860 呼吸机：采用气动电控方式，兼容新生儿模式，有能量代谢模块功能、功能残气量，可用于了解患者营养代谢和肺内真实情况。氧传感器采用顺磁氧技术，反应灵敏迅速。

国产呼吸机产品大部分机型采用压差式流量传感器，气动电控、电动气控皆有，有创无创模式齐备，部分配有高流量氧疗。

（3）国内外技术差距：目前，国产呼吸机与进口呼吸机相比仍有差距，主要表现在以下几方面。①人机同步性：进口呼吸机的伺服流量技术控制精准，传感器反应灵敏，人机同步性优，患者舒适度高。②稳定性：影响临床设备使用稳定因素诸多，如工艺水平、产品设计、内部电磁阀、流量阀、传感器等软硬件，随着呼吸机使用年限增加，国产设备稳定性有待提高。③新生儿领域：代表呼吸机发展最高技术水平的新生儿呼吸机，受限于芯片技术、精密仪器的工艺水平、传感器技术、内部控制技术，在该领域我国仍处于发展阶段。

（4）国内临床使用管理现状：呼吸支持是挽救危急重症患者生命的关键手段之一，呼吸机作为辅助、支持甚至代替人体呼吸功能的医疗仪器，在急救、术后恢复、重症监护等临床一线工作中的地位非常重要。据美国呼吸病学会统计，由于呼吸机的普遍使用，临床抢救的成功率提高了 55%。

1）分级分类管理，建立完整档案资料：根据原国家食品药品监督管理局发布的《医疗器械分类目录》（2018 版），呼吸机共分为 6 种，其中三类医疗器械 4 种，二类医疗器械 2 种。按照第三类医疗器械管理的呼吸机一般用于生命支持，主要应用于 ICU、呼吸科病房及儿科病房；按照第二类医疗器械管理的呼吸机用于非生命支持，以无创呼吸机为主。政策要求医疗机构对于生命支持类设备均须建立完善的设备档案，包含设备采购资料、临床使用资料、维修维护资料、质量控制资料等。

2）建立三级保养、维修质量控制制度：各家医疗机构应建有完善的三级保养、维修质量控制制度。院内的一级保养由临床科室使用操作人员对呼吸机进行日常维护，如外部除尘、表面消毒、设备自检等。二级保养由医疗机构医疗器械管理部门专职工程师负责定期巡查，主要负责内部消毒除尘、更换耗材、检测电气安全、降低使用风险，延长呼吸机使用寿命，为呼吸机的正常运作提供保障，保养周期应为每月一次，同时详细记录保养内容。三级保养是按计划对呼吸机进行全面的技术性和功能性质量控制及保养，使设备参数性能达到技术标准，提高和巩固呼吸机参数的准确性。三级保养是一种预防性维护，主要由第三方专业人员或厂家工程师和医院专职工程师共同完成，并出具技术性检验维护报告。

日常呼吸机巡检由医疗器械管理部门工程师定期深入使用科室检查和质量控制，及时发现隐患问题并解决，主要对呼吸机的运行情况、控制精度和磨损程度进行检查并保证其使用安全、用电安全和环境安全。

3）规范呼吸机使用，不良事件及时处理：呼吸机作为一种生命支持手段，可以促进气体交换，改善肺的呼吸力学降低心肺系统的做功，同时呼吸机相关不良事件在医疗救治中时有发生，主要集中在呼吸机使用并发症、设备故障、配套耗材质量问题以及人为因素。①呼吸机使用并发症是多年来临床关注的重点。呼吸机使用不当会带来机械通气相关性肺损伤（ventilation-associated lung injury，VILI）、急性呼吸窘迫综合征（acute respiratory distress syndrome，ARDS），诱发和加重多器官功能障碍综合征（multiple organ dysfunction syndrome，MODS），引发呼吸机相关性肺炎（ventilator-associated pneumonia，VAP）等危害，主要表现为呼吸道感染、气胸、氧浓度低、腹胀等，不仅造成患者二次损伤，而且增加额外的医疗成本。②呼吸机故障包括报警异常、停机死机、漏气、黑屏、无法开机等。③配套耗材故障主要表现为管道脱离，接触不良或质量原因导致的漏气，传感器、氧电池精度下降等。④人为因素导致的不良事件主要表现在参数设置、呼吸模式选择与患者实际情况不符。因此，呼吸机的规范化使用尤为重要，主要体现在流程规范，用人专业。在美国，呼吸机的临床操作由专业的呼吸治疗师（respiratory therapist，RT）操作。我国对呼吸机临床使用人员没有特殊要求，目前主要由从事呼吸、重症的医师以及经过培训的护理人员共同承担。

呼吸机不良事件发生时，一般处理流程是发生或者发现已导致或可能导致医疗事故的医疗安全（不良）事件时，医务人员立即采取有效措施，防止患者损伤扩大，同时立即向所在科室负责人报告，科室负责人及时向主管部门（医务部门、医疗器械管理部门等）报告，由主管部门向分管院领导、院长、书记报告。当事人填写书面《医院医疗安全（不良）事件报告表》，记录事件发生的具体时间、地点、过程、患者信息、涉及设备（耗材）信息、采取措施等内容。负责医疗器械不良事件管理部门在规定时间内报送国家不良事件监管平台。

4）开展呼吸机调配运行模式：呼吸机属于急救生命支持类设备，价格高昂，医院除了呼吸科、急诊抢救科、重症监护室等科室有固定的呼吸机外，其他临床科室呼吸机使用频率不高，为避免因分散使用而导致设备使用率低、资金投入的浪费，呼吸机调配模式已在多家医院开展。通过设备调配中心，全面统筹全院呼吸机的调配管理，在满足临床需求的同时，提高设备使用效率，保证设备完好率。

二、制约发展的关键问题

（一）专业人才队伍匮乏

《ISO 14971 医用装置风险管理标准》中呼吸机风险评分为 12 分，远高于其他医疗设备。调查表明，大部分呼吸机使用不良事件的发生是由临床使用人员操作不当造成的。在 WS/T 655—2019《呼吸机安全管理》中规定呼吸机的操作人员为医疗机构直接使用呼吸机的医学技术人员，吉林地方标准 DB22/T 2938—2018《医用呼吸机质量控制规范》规定呼吸机的操作人员为执业医师或注册护士具备使用呼吸机资格。而呼吸机的操作使用具有一定复杂性，主要体现在以下几方面。①种类多：不同品牌的呼吸机操作流程、模式设定、参数调节有一定差异，且各厂家不时推出新的通气模式，技术更新迭代周期短，使用操作人员需持续学习；②专业性强：呼吸机概念性专业术语多，使用需要有一定的临床医学基础，还需要有医学工程方面的背景知识；③学习周期长：呼吸机是精密医疗器械，不同症状、不同年龄、不同体重采用通气模式、流量大小等均不同，其操作使用具有一定的专业性，还要有一定的熟练度。

根据美国呼吸治疗师协会（American Association for Respiratory Care）发布的数据，截至 2021 年，美国拥有大约 135 000 名注册呼吸治疗师。我国呼吸治疗起步较晚，2019年，呼吸治疗师才正式编入我国职业目录内。目前，我国呼吸治疗师资格认证主要通过高校专业教育、继续教育培训、厂家培训等多种方式相结合，开设呼吸治疗专业的高等院校有四川大学华西临床医学院、郑州铁路职业技术学院、中山大学新华学院等；其配套的职业准入、职称晋升路径有待完善。

（二）临床使用评价体系不健全

呼吸机价格昂贵，普通有创呼吸机市场价格在10万~25万元，带高端应用功能市场价格在30万~45万元，近些年我国医疗机构呼吸机保有量处于持续增长水平，而在实际使用环节缺少呼吸机临床使用数据及高端应用功能的价值评价。而且我国医疗设备信息化管理建设起步较晚，全国仅有少部分医院建有医疗设备使用评价管理系统，整体评价体系和覆盖面仍不健全。

（三）呼吸机质量控制标准不完善

国家卫生健康委在WS/T 655—2019《呼吸机安全管理》中只明确了呼吸机操作人员为医疗机构直接使用呼吸机的医学技术人员，需进一步明确人员资质。

2019年国家市场监督管理总局发布的《实施强制管理的计量器具目录》中，并未将呼吸机纳入国家强检目录内。在实际使用过程中，呼吸机参数漂移是常见故障，需工程师定期进行质量控制管理。在管理过程中，部分进口产品型号国外网站已发布I级、II级预警、召回相关产品等信息，国内同型号产品未能及时同步做相应处理，存在一定的安全风险。

三、展望

（一）政策带动国产呼吸机行业快速发展

技术革新已成为我国医疗器械产业高质量发展的重要内容。近几年，为改变、调控国内医疗器械市场，我国政府连续出台政策措施，简化行政审批手续，在关键核心技术攻关与出口退税方面提供支持，鼓励医疗器械国产化及进口产品替代。"一带一路"倡议提出后，将不断加强国际合作，缩短我国与欧美国家的装备技术差距，进一步促进我国产业结构的优化和升级。近三年的疫情时代对呼吸类设备的需求激增，给我国呼吸机产业带来前所未有的发展和机遇。国产呼吸机通过自主开发,开拓创新,市场占有率大幅提升。未来几年基层设备领域,医用呼吸机或成为关注重点。

（二）医联体、医共体优质资源共享

党的十八大以来,我国建立各种形式的医联体、医共体1.5万余个,已形成巨大网络覆盖全国,在人员使用、资源配置、财务管理、信息共享等方面构建形成区域医疗服务体系,全面提升医疗资源的共享服务能力。三级医院、区域医疗中心培养专业的呼吸治疗师队伍,通过医联体、医共体单位指导县、区级医院以及乡镇卫生院的呼吸性疾病患者救治工作,在医疗资源紧张的情况下帮助协调呼吸设备的资源调配、维护保养,实现资源共享,医疗资源下沉。

（三）建立健全省地市县各级医疗器械质量控制中心

2023年2月27日,国家卫生健康委办公厅下发《关于印发医疗质量控制中心管理规定的通知》,各级医疗器械质量控制中心将发挥统筹、规范、指导作用,规范各级医院特别是基层医院的医疗器械管理,将从呼吸机等医疗设备的采购计划、技术评估,到货安装、验收使用、临床评价、报废鉴定全生命周期加强医疗器械的质量控制,为提高医疗质量安全和医疗服务水平,促进医疗质量安全同质化,实现医疗质量安全持续改进奠定良好基础。在此背景下,与之配套的流程、制度、国家规范将更加完善。

（四）新技术领域持续推陈出新

呼吸机已经过百年发展,各种通气模式已趋向成熟,呼吸机应用范围不断扩大。随着科技的不断进步,呼吸机的技术也在不断升级和改进。未来,呼吸机的应用发展趋势主要包括以下几个方面。

1. 智能化　未来的呼吸机将更加智能化,可以通过人工智能、机器学习等技术,自动识别患者的病情和需求,提供更加个性化的呼吸支持。

2. 便携化　未来的呼吸机将更加便携化,更加轻便、小巧,方便患者随身携带,随时随地进行呼吸辅助。

3. 舒适化　未来的呼吸机将更加舒适化,可以减少插管和面罩等带来的不适和并发症,提高患者的舒适度和安全性。

4. 可穿戴化　未来的呼吸机将实现可穿戴化,可以通过智能手环、智能眼镜等设备进行呼吸参数监测。

随着我国人口老龄化程度不断加深和慢性呼吸疾病患者基数不断扩大，呼吸机市场将会继续保持稳定增长；随着呼吸机技术的不断升级和改进，呼吸机的市场及应用前景也将更加广阔。

（陈　丽　江　山　刘　婷　顾袁瑢）

第五章

医用耗材临床使用管理

第一节　医用耗材管理现状

医用耗材是支撑当前医疗技术水平发展和医疗服务能力提升的关键生产资料。近年来，医用耗材技术发展迅速，大量新型医用耗材投入使用，成为诊断、治疗、手术、护理等各个方面不可或缺的部分，带动了医疗技术的快速提升；此外，医用耗材品类繁多，应用广泛，医用耗材使用占比不断上升，预示着医用耗材在医疗行为中的使用数量与覆盖范围将不断增加。为了解我国医用耗材管理现状，2022 年 10 月—2023 年 1 月，国家卫生健康委医院管理研究所马丽平研究员组织医学工程等领域专家通过线上问卷调查和线下访谈的形式开展现状调研工作。调研中，共有 167 家医疗机构完成问卷调查填报工作，其中三级医院 109 家，二级医院 58 家。此外，项目组于 2023 年 1 月组织举办两次线上调研访谈会，调研单位分别是天津市第五中心医院（北京大学滨海医院）、天津市黄河医院、安徽医科大学第一附属医院、安徽省肥西县人民医院。2023 年 2—5 月组织开展 4 家医疗机构的线下实地调研，调研单位分别是浙江大学医学院附属邵逸夫医院、浙江省湖州市德清县人民医院、南通大学附属医院和中国科学技术大学附属第一医院（安徽省立医院）。基于以上问卷调查和访谈调研的数据资料，医用耗材管理现状整理如下。

一、组织管理

1. 问卷调研结果显示，92.81% 的医疗机构成立了医用耗材管理委员会，且三级医院成立率（96.33%）明显高于二级医院（86.21%），差异有统计学意义（$P<0.05$）。

2. 医用耗材管理委员会的部门成员较多，其主要职责中除对医务人员进行医用耗材知识教育培训的执行率较低（80%）外，其他职责执行率较高（均大于 90%）；而且访谈调研中发现，医用耗材的使用培训在医疗机构中开展有难度，有些机构会委托厂家进行培训并记录（图 5-1-1）。

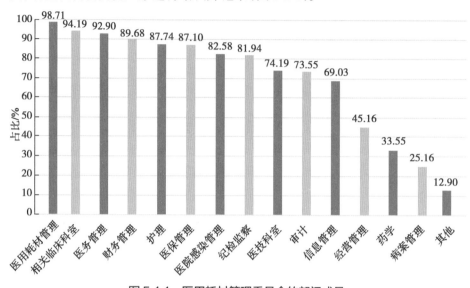

图 5-1-1　医用耗材管理委员会的部门成员

3. 医用耗材管理委员会的主任委员以院长为主（73%），副主任委员以医务管理部门负责人和医用耗材管理部门负责人为主（76.13%）。

4. 94.84% 的医疗机构医用耗材管理委员会定期组织会议，会议的组织频率以一季度一次（44.90%）和半年一次（32.65%）为主（图 5-1-2）。

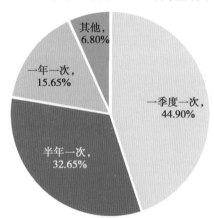

图 5-1-2　医用耗材管理委员会会议组织频率

二、遴选与采购

1. 94.01% 的医疗机构建立医用耗材供应目录,且三级医院建立率(98.17%)明显高于二级医院(86.21%),差异有统计学意义($P<0.05$);且 92.46% 的医疗机构将纳入供应目录的医用耗材根据《医疗器械分类目录》明确三级(Ⅰ、Ⅱ和Ⅲ级)管理级别。

2. 99.36% 的医疗机构进行医用耗材供应目录的动态调整,调整频率以一年一次(30.57%)和一季度一次(22.93%)为主(图 5-1-3)。

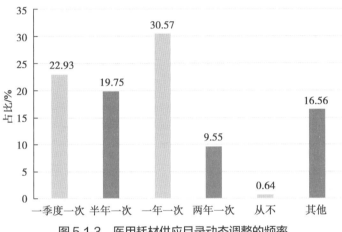

图 5-1-3　医用耗材供应目录动态调整的频率

相关临床需求(98.73%)、产品质量(91.72%)、临床使用评价结果(88.54%)和产品价格(87.90%)是医用耗材供应目录动态调整的主要依据(图 5-1-4)。

3. 医用耗材库房面积中位数为 200m²。在库的医用耗材品种数量中位数为 1 020 种,其中三级医院在库的医用耗材品种数量中位数为 1 765 种,二级医院在库的医用耗材品种数量中位数为 786 种。此外,医疗机构在库的医用耗材品规数量中位数为 3 000 种,其中三级医院在库的医用耗材品规数量中位数为 5 880 种,二级医院在库的医用耗材品规数量中位为 1 239 种。在调研访谈的三级医院中,床位数为 3 000 张以上,医用耗材的品规数量均在 1 万种以上。

4. 98.20% 的医疗机构进行医用耗材采购统一管理;采购工作人员 2 名及以上的医疗机构占比为 76.65%(图 5-1-5)。

5. 采购医疗设备时,98.20% 的医疗机构会考虑配套使用医用耗材的成本。

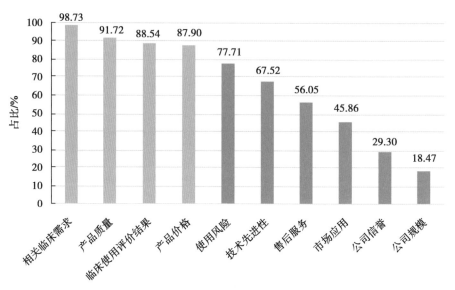

图 5-1-4　医用耗材供应目录动态调整的主要依据

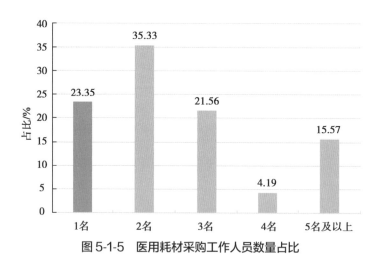

图 5-1-5　医用耗材采购工作人员数量占比

6. 41.32% 的医疗机构会与医联体内医疗机构或其他医疗机构联合进行医用耗材遴选和采购。

7. 医疗机构内同类医用耗材的供应商数量最多为 2 家的占比最大，为 40.12%；其次是 3 家和 1 家，分别是 31.74% 和 14.97%（图 5-1-6）。访谈调研中医疗机构普遍反映为了规范管理、保证供应，全院范围内同类医用耗材的供应商一般最多为 2 家或 3 家，但有些产品则需要更多品牌供应商。例如，对于产品技术成熟、应用广泛、市场竞争充分的原则上引入 2 个品牌；对于复杂程度较高、适用个体差异较大的原则上引入 3 个品牌，且其中至少保证 1 个经济适用的品牌；对于新兴技术、代表学科前沿的，经严格论证后可突破品牌数量限制。

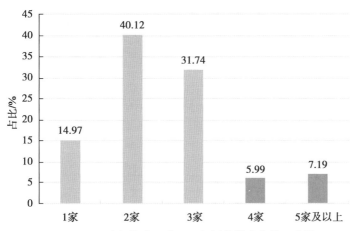

图 5-1-6　医疗机构内同类医用耗材的供应商数量占比

8. 97.01% 的医疗机构建立医用耗材临时采购管理制度；医用耗材的临时采购主要需要通过医用耗材管理部门（93.83%）、相关临床科室（89.51%）、医用耗材管理委员会（其中主任委员占比 71.60%，副主任委员占比 80.86%）、医务管理（76.54%）和医保管理（62.35%）等部门或人员的审核（图 5-1-7）。对于一年内重复多次临时采购的医用耗材，90.12% 的医疗机构会按程序纳入耗材供应目录管理。

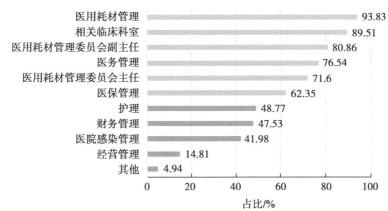

图 5-1-7　医用耗材临时性采购的审核流程

三、验收、储存，申领、发放与临床使用

1. 医用耗材管理部门（100%）均指定专人定期对库存医用耗材进行盘点。

2. 95.81% 的医疗机构的医用耗材临床使用科室指定人员来负责医用耗材管理；仅有 42.51% 医疗机构建立医用耗材临床使用分级（Ⅰ、Ⅱ和Ⅲ级）管理制度（其中，74.65% 的医疗机构注明制度建立时间），且三级医院建立率（44.95%）明显高于二级医院（37.93%），差异有统计学意义（$P<0.05$）。

在访谈调研中，医疗机构普遍反映医用耗材的临床使用分级管理工作落实有难度。首先，耗材使用者的资质管理系统不统一，联通难度大。类比手术分级管理，医务管理系统有医师资质管理，手术管理系统有手术分级，手术分级与医师资质管理是明确的，存在确定的映射关系。而耗材的临床使用分级管理难点在于，首先使用者不仅包括医师还包括护士等，比如输液港是医师操作，经外周静脉穿刺中心静脉导管（peripherally inserted central venous catheter, PICC）是护士操作，注射器医师护士都能操作，他们的资质管理系统不在一个管理系统，联通难度大。其次是耗材的分级，目前许多耗材无法与使用者联系起来。最后，低值类且处于Ⅲ级分类中的耗材管理上存在薄弱环节，如留置针，产品品规多，难以统一管理。有的医疗机构在医用耗材临床使用分级管理中更多从临床的分级角度出发，比如说医师有资质开展四级手术，对应四级手术有耗材临床路径，针对这种手术要用到什么耗材，就默认该医师具备能够使用这种耗材开展手术的资质。因此，目前医疗机构（例如浙江大学医学院附属邵逸夫医院和南通大学附属医院）倾向于以操作者手术分级和权限为基础，以培训和考核为辅助开展医用耗材临床使用的分级管理工作。

3. 若患者需使用植入类医用耗材，95.21% 的医疗机构会将其纳入术前讨论，97.60% 的医疗机构会签署知情同意书；对于《医疗器械分类目录》中明确管理级别为Ⅲ级的医用耗材，仅 2.40% 的医疗机构不会签署知情同意书，其余医疗机构部分会签署（不签署的种类主要是静脉留置针、可吸收止血材料、手术缝线、一次性无菌注射器等）。因此，Ⅲ级医用耗材知情同意书的签署原则需要进一步细化和明确。在调研过程中也佐证了Ⅲ级医用耗材在知情同意书签署中存在的问题，大多数医院自行规定高值Ⅲ级医用耗材必须签署知情同意书，而对于常规使用的低值Ⅲ级医用耗材一般选择不签署。

4. 调研结果表明，临床科室若要试用医用耗材，向医用耗材管理部门提出申请

或备案居多（77.84%），其次是向医务管理部门提出申请或备案（54.49%），见图5-1-8。

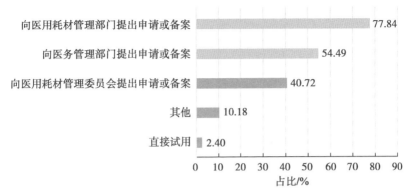

图 5-1-8　临床科室试用医用耗材流程

四、监测与评价

1. 82.04% 的医疗机构开展医用耗材临床使用监测、评价等管理工作，且三级医院开展率（87.16%）明显高于二级医院（72.41%），差异有统计学意义（$P<0.05$）。

2. 医用耗材临床使用监测与评价工作分为建立临床应用质量安全事件报告制度、定期监测和收集不良事件或可疑不良事件、建立超常使用预警机制和临床使用评价 4 个部分。

（1）89.82% 的医疗机构建立医用耗材临床应用质量安全事件报告制度，且此部分工作主要由医用耗材管理部门（58%）和医务管理部门（30.67%）牵头开展。

（2）98.8% 的医疗机构定期监测和收集医用耗材不良事件或者可疑不良事件，且 80% 由医用耗材管理部门牵头，仅有 12.73% 由医务管理部门牵头开展。

（3）79.04% 的医疗机构建立医用耗材超常使用预警机制，且此部分工作主要由医用耗材管理部门（64.39%）和医务管理部门（32.58%）牵头开展。

（4）77.25% 的医疗机构对医用耗材的临床使用进行评价，且此部分工作主要由医务管理部门（48.06%）和医用耗材管理部门（43.41%）牵头开展（图5-1-9，图5-1-10）。

医用耗材的临床使用监测、评价等工作是促进医用耗材规范化、合理化使用的重要保障，但目前此部分工作尚处于探索起步阶段。部分医疗机构在实际工作中会选择疾病诊断相关组（Diagnosis Related Groups, DGR）高倍率异动或同比增长 10% 以上耗材，以专家点评的方式开展；医学工程部门对点评病历中存在的可能异动医用耗材使用情况给予分析，被点评科室对使用情况给予汇报，医务

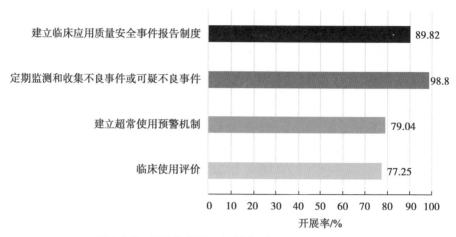

图 5-1-9 医疗机构医用耗材监测与评价工作开展率

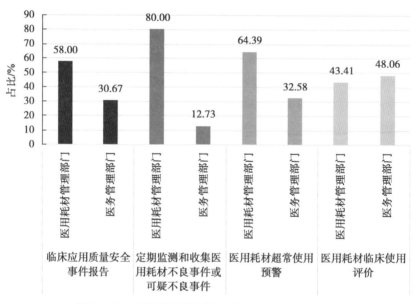

图 5-1-10 医用耗材监测与评价工作牵头部门情况

处从专家库抽选临床专家现场对每份病历病情及耗材使用合理性进行点评并提
出合理使用建议。医用耗材的临床使用监测、评价等工作在落实中存在的实际
问题主要有：①医用耗材临床使用评价依据不足，尤其是二级医院，标准化用耗
难以实现；②医务部门本身工作繁重，精力有限，且在此领域经验不足；③医用
耗材评价工作牵涉到具体耗材品规和临床操作习惯，单独依靠医务部门难以支
撑；④医用耗材的临床使用评价能力不足；⑤医院领导重视不足。在访谈调研

中,医疗机构普遍反映目前医用耗材的临床使用监测、评价工作中各部门职责划分不清晰,且存在报告相对滞后的现象。医用耗材临床使用的监测和评价需要多部门的分工和配合协作,有的医疗机构成立医用耗材临床使用评价与监测多学科诊疗模式,医务、医学工程、医保和运营等部门分工合作,并建议这部分工作需要医院领导的高度重视,进一步细化医务和医学工程部门的工作职责,涉及数据收集、分析、反馈、点评、考核等环节明确各自责任,发挥各自专长并相互衔接和配合,并且在规范耗材合理使用方面应充分发挥各临床科室主任的作用。

五、信息化建设

1. 基本情况　82.23%的医疗机构医用耗材的领用系统已实现与 HIS 的互联互通;77.84% 的医疗机构医用耗材的领用系统已实现与财务收费系统的互联互通。调研访谈中也发现,目前医用耗材管理系统与 HIS、手术麻醉管理系统、财务收费系统的对接不完善,大部分医用耗材管理系统尚不能与临床科室使用实现自动匹配和关联,只能靠信息管理部门手工导出和匹配,这与是否使用 SPD 耗材管理信息系统密切相关。

2. 医用耗材管理信息系统覆盖的功能或模块　主要包括入库(99.40%)、出库(98.80%)、盘点(94.01%)、申领(89.22%)、采购(79.04%)、储存(77.84%)和验收(74.85%)等,而质量安全事件报告的覆盖率很低,仅为 26.35%(图 5-1-11)。目前,信息系统更侧重于日常的采购、出入库等管理工作。

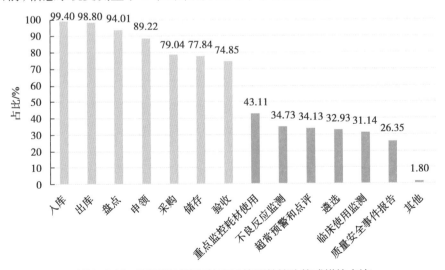

图 5-1-11　医用耗材管理信息系统覆盖的功能或模块占比

3．目前可实现全生命周期溯源的医用耗材种类　主要包括植入类（91.02%）、高值类（73.65%）和重点监控类（59.28%）医用耗材，其他医用耗材尚不能实现全生命周期溯源（图 5-1-12）。调研访谈中发现，医疗机构对重点监控医用耗材的品类缺少统一标准，导致监控工作难以全部实现。

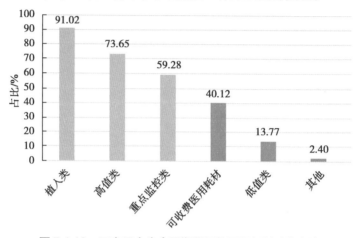

图 5-1-12　可实现全生命周期溯源的医用耗材种类占比

六、监督管理

1. 98.8% 的医疗机构将医用耗材领域的购销管理纳入行风建设管理。

2. 71.26% 的医疗机构将主要医用耗材纳入主动公开范围公开信息，公开内容中 47% 为价格，41% 为品牌品规，8% 为供应企业。

七、存在问题

（一）医用耗材临床使用监测、评价工作水平亟须提高

1．医务部门在医用耗材临床使用监测、评价管理工作中缺位　医用耗材的临床使用、监测、评价等工作在落实中存在许多实际问题：①医院领导重视不足；②医务部门压力和动力不足；③医用耗材评价工作牵涉到具体耗材品规和临床操作习惯，单独依靠医务部门难以支撑；④医务部门本身工作繁重，精力有限，且医用耗材的临床使用评价能力不足。因此，医用耗材临床使用评价需要多部门的分工和配合协作，需要进一步细化医务和医学工程部门的工作职责，将涉及的数据收集、分析、反馈、点评、考核等环节明确各自责任，发挥各自

专长并相互衔接和配合,并且在规范耗材合理使用方面应充分发挥各临床科室主任的作用。

2. 医用耗材的合理使用上缺乏标准　目前,医疗机构在结合单病种管理、临床路径管理、支付管理、绩效管理等工作来合理使用医用耗材上存在不足和困惑。调研访谈中,二、三级医院普遍反映在医用耗材的规范合理使用点评上缺乏明确的评价依据,医用耗材使用评价体系尚不能建立;在实际工作中医用耗材合理使用中宜充分考虑病种、术式等因素,但目前缺乏医用耗材临床使用的标准。

3. 重点监控临床使用的医用耗材分类不明确　对临床应用技术要求较高、风险较大、价格较昂贵的医用耗材应进行重点监控。目前,医疗机构对国家重点监控医用耗材的内涵理解和认识存在困难,导致医疗机构重点监控的医用耗材品规不统一。

另外,高值医用耗材和低值医用耗材的界定标准不明确,各医疗机构对高值耗材的界定标准存在较大差异。如浙江大学医学院附属邵逸夫医院将200元以上耗材界定为高值耗材,南通大学附属医院将2 000元以上耗材界定为高值耗材。

4. 信息系统待完善　目前,信息系统更侧重于医用耗材的日常采购、出入库等管理工作;而在超常预警和点评、临床使用监测等方面覆盖率较低。医用耗材管理系统与医院 HIS、手术麻醉管理系统、财务收费系统的对接不完善,大部分医用耗材管理系统尚不能与临床科室使用实现自动匹配和关联,只能靠信息管理部门手工导出和匹配,这与是否使用 SPD 耗材管理信息系统密切相关。如何借助信息化建设来带动医用耗材临床使用评价工作需要我们关注和思考。

(二)医用耗材临床使用分级分类管理有待改善和落实

医用耗材的临床使用分级管理工作落实上有难度。首先,耗材使用者的资质管理系统不统一,联通难度较大。类比手术分级管理,医务管理系统有医师资质管理,手术管理系统有手术分级,手术分级与医师资质管理是明确的,存在确定的映射关系。而耗材的临床使用分级管理难点在于,首先,使用者不仅包括医师还包括护士等,比如输液港是医师操作,PICC 是护士操作,还有注射器医师护士都能操作,他们的资质管理系统不在一个管理系统,联通难度大。其次,是耗材的分级,目前许多耗材无法与使用者联系起来。最后,低值类且处于Ⅲ级分类中的耗材管理上存在薄弱环节,如留置针,产品品规多,难以统一管理。有的医疗机构在医用耗材临床使用分级管理中更多从临床的分级角度出发，比如说医师有资质开展四级手术，对应四级手术有耗材临床路径，针对这种手术要用到什么耗材，就默认具备能够使用这种耗材开展手术的资质。

（三）Ⅲ级医用耗材知情同意书的签署原则需要进一步细化和明确

对于《医疗器械分类目录》中明确管理级别为Ⅲ级的医用耗材，仅2.40%的医疗机构不会签署知情同意书，其余医疗机构部分会签署，不签署的种类主要是静脉留置针、可吸收止血材料、手术缝线、一次性无菌注射器等。医院医用耗材管理者比较困惑，一是Ⅲ级医用耗材使用时是否都需签署知情同意书；二是如果在Ⅲ级医用耗材使用管理中，一部分需要签署知情同意书，这个签署的原则是什么，认为Ⅲ级医用耗材知情同意书的签署原则需要进一步细化和明确。

（四）SPD耗材管理系统仍需完善

SPD耗材管理系统不仅使得医用耗材的配送效率提高，而且避免了在耗材临床使用管理中跑冒滴漏等情况发生，极大地提高了医用耗材的管理效率。但在调研访谈中发现，SPD厂家、耗材供应方和医疗机构三者间存在一定的法律风险，且在运行过程中发挥的功能、效率与临床实际需求存在一定的差距，需要不断调试和升级系统来满足临床和耗材管理的需求。浙江大学医学院附属邵逸夫医院的SPD调试工作近2年，南通大学附属医院使用SPD耗材管理系统已有5年，随着耗材管理的需要，SPD耗材管理系统也需不断更新。

（五）发生突发公共卫生事件时医用耗材的短缺问题需解决

在新型冠状病毒感染疫情防控工作中，由于诊疗需要，医用耗材需求激增，出现了医用防护口罩和医用防护服、体外诊断试剂等医用耗材供应短缺问题，可见在应急情况下，短缺的医用耗材如何合理管控、高效使用非常重要。

规范医疗机构医用耗材管理、促进医用耗材合理规范使用是保障医疗质量和安全的重要举措。国家卫生健康委医院管理研究所会联合医疗机构共同深入开展医用耗材临床使用评价和标准化用耗等课题研究，为政府监管部门提供技术与数据支撑。

（马丽平　张炳珍）

第二节　人工关节临床使用及管理

一、人工关节概述

随着我国人口老龄化的进展,骨关节疾病的发生率也越来越高,疼痛和疾病导致的功能丧失会给患者带来沉重负担。骨关节炎好发于中老年人群,我国40岁以上人群原发性骨关节炎的总体患病率已高达46.3%,据不完全统计,我国关节炎患者超过1亿人,骨关节炎已成为中国第十大致残原因,即使随着医疗技术的进步和政策环境的改善,骨关节炎的发病率依旧具有逐渐上升的趋势。

人工关节是人体骨骼系统功能康复的重要组成,也是最早发明的人体仿生器官之一。人工关节在冶金学、生物材料学、生物力学和矫形外科学发展的基础上设计,在体内承担支撑人体载荷及传递运动的双重功能,通过替代已经损坏和失去功能的人体关节,达到缓解症状改善功能的目的。根据全身各关节的特点,设计了各种不同的人工关节,包括人工肩关节、人工肘关节、人工腕关节、人工髋关节、人工膝关节和人工踝关节等。

现代人工关节置换术经过近百年的发展,目前已在全世界范围内得到广泛普及,已经成为治疗各类骨关节疾病的标准手术之一,被认为是20世纪外科手术中最重要、最成功的手术之一。人工关节置换手术是指用生物相容性和机械性能良好的金属材料,根据人体关节的形态、构造及功能制成人工关节假体制成的一种类似人体骨关节的假体,利用手术方法将受损关节置换被疾病或损伤所破坏的关节面,达到缓解关节疼痛和恢复关节功能的目的。据相关统计显示,全世界每年有超过150万人接受人工关节置换术,截至2019年,全国髋、膝关节置换年手术量逾90万台,2016—2019年年均增速28%(图5-1-1)。随着社会人口老龄化加剧,国民平均寿命的不断延长以及生活质量的进一步提高,人民对人工关节置换术的医疗需求也在持续增长。

(一)人工关节发展历程

人工关节的发展始于19世纪60年代,至今已走过160多年的历史。1860年,美国Carnochan首先进行了下颌关节成形术,成了人工假体置换术的开端;1890年,

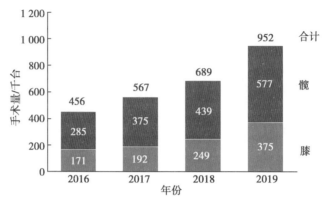

图 5-2-1　2016—2019 年中国人工髋膝关节置换手术量

Gluck 首先应用象牙制造下颌关节；1938 年，Wiles 用不锈钢作髋臼与股骨头，随后 Moor 开展了人工股骨头置换术；1940 年，Wder 兄弟用合成树脂制造人工关节；1951 年开始全髋人工关节置换术。1962 年，Charnley 经过大量的生物材料摩擦试验，设计出直径 22.5mm 的金属股骨头和超高分子聚乙烯髋臼组合的假体，从而创建了低摩擦的人工关节置换术，开创了人工关节置换的新纪元，进入实际应用的新阶段，至今 Charnley 人工关节置换术已成为衡量其他髋关节置换术的"金标准"。

　　我国的人工关节事业起步于 20 世纪 50 年代；20 世纪 60—90 年代，是我国人工关节事业起步和奠定基础的阶段，结合我国国情，专家学者们将国外人工关节的知识和理念逐步引入中国，设计出一批自主研发的人工关节及相关技术产品。随着国际上生物型假体研究和应用兴起，国内也顺应潮流进行了大量应用研究。20 世纪 90 年代中期以后，我国人工关节事业进入了蓬勃发展阶段，人工关节置换数量爆发式增长，相关基础研究、手术技术和假体材料不断推陈出新，人工关节置换规范不断出台和完善，人工关节研究成规模，规范化的发展，并取得了巨大的进步。

（二）人工关节发展现状

　　1. 人工关节行业市场　　现有人工关节行业市场，高端人工关节主要依赖进口，进口关节和国产关节的比例约为 7∶3。2018 年关节销售规模约为 160 亿元，其中六大主流厂家占据了 79% 的份额，剩余 60 余厂家分割剩余 21% 的市场份额，进口关节的价格往往是国内同类产品的 2~3 倍。

　　主流厂家由于先进的产品技术、成熟的生产，关节产品具有研发 - 生产 - 运输 / 分销 - 使用的产品全生命周期质量管理商业模式（图 5-2-2），能够对假体供货和工具配套服务等提供稳定保障，占据了主要市场。如厂家提供全套关节手

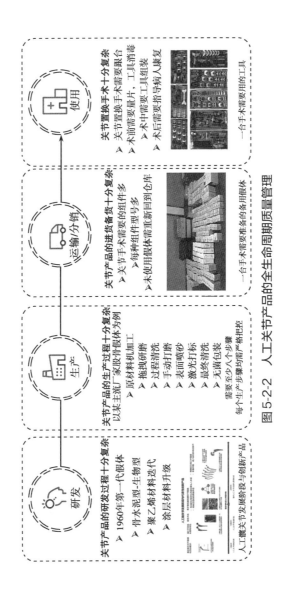

图 5-2-2　人工关节产品的全生命周期质量管理

研发

关节产品的研发过程十分复杂，以第一代假体

➤ 1960年代第一代假体
➤ 骨水泥型-生物型
➤ 聚乙烯材料迭代
➤ 涂层材料升级

人工髋关节发展阶段与创新产品

生产

关节产品的生产过程十分复杂，以某主流厂家股骨假体为例

➤ 原材料机加工
➤ 拖拽研磨
➤ 过程清洗
➤ 手动打磨
➤ 表面喷砂
➤ 激光打标
➤ 最终清洗
➤ 无菌包装

需要生产少个步骤
每个生产步骤需严格把控

运输/分销

关节产品的进货备货十分复杂

➤ 关节手术需要的组件多
➤ 每种组件型号多
➤ 未使用假体需重新回到仓库

一台手术需要准备的备用假体

使用

关节置换手术术十分复杂

➤ 关节置换手术需要跟台
➤ 术前需要备片，工具清洗
➤ 术中需要工具组装
➤ 术后需要指导病人康复

一台手术需要用的工具

术解决方案，通过人工智能术前规划服务，可以实现关节三维重建，智能分割，精确匹配，助力医师精准化治疗专用动力工具，可以满足骨科手术常用的往复切割、摆动切割等功能，为关节手术提供动力解决方案。

在如今的人工关节市场中，国外品牌的人工关节产品仍占据大部分的份额，其费用相对高昂，让许多患者望而却步。在国家政策的大力支持下，国产人工关节品牌和产品取得了飞速的发展，近年来因其较高的性价比，逐渐被广大医师和患者所接受。2021年9月14日，国家组织高值医用耗材联合采购办公室发布《国家组织人工关节集中带量采购》中选结果，初次置换人工髋关节平均价格从3.5万元下降至约7 000元，初次置换人工膝关节平均价格从3.2万元下降至约5 000元，平均降价82%。人工关节国家集中带量采购在减轻群众负担的基础上，兼顾考虑了患者、医保、医院等各方面的利益，为国家和患者节约了大量宝贵的医疗资源。人工关节集采出现后，将促进整体诊疗标准更加规范，使人工关节置换的监管更有序，与此同时由于集采不区分进口和国产，有利于国内企业开发更符合临床需求的新产品，进一步推动我国医疗器械行业的高质量发展。

2. 人工关节材料研究进展 人工关节作为置入物需要具有良好的生物相容性和生物力学性能，材料的选择对关节置换的成功率和患者的治愈率起到重要作用。目前市面上人工关节材料按照种类可以分为金属材料、有机高分子材料和陶瓷材料等（图5-2-3），不同材料下的关节假体的优缺点存在很大差异。如金属材料，常见的材料有不锈钢、钴基合金、钛及钛合金等，该类材料因力学性能好、可塑性强、韧性高、易于加工、性能可靠的特点被广泛应用于人工关节主要制造材料，但植入人体后常会出现松动、金属离子污染等并发症，逐渐被其他合金材料所取代；有机高分子材料，如超高分子量聚乙烯，具有耐磨性和耐疲劳性的优点，在临床取得较好的理想效果，但由于其表面强度低、耐热性差容易造成炎症；陶瓷材料，现有最为成熟的发展工艺，常见的陶瓷材料有三氧化二铝、氧化锆、羟基磷灰石等，该类材料具有超高硬度、良好的生物相容

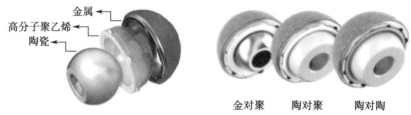

金属
高分子聚乙烯
陶瓷

金对聚　　陶对聚　　陶对陶

图5-2-3　人工关节材料种类示意图（以髋关节为例）

性、耐蚀性及耐磨性等特性,具有极佳的亲水能力,能够满足关节的润滑性,同时陶瓷还可以在生理环境下保持生物惰性,但易破裂、产生异响及翻修等问题是该类材料的使用困境。

除此之外,碳质材料、3D 打印技术成为当下行业的材料热点,由于其价格昂贵加重了家庭经济负担,且对术者技术要求较高,增加医师工作负担。经过多年的发展,人工关节假体材料随着医学技术的发展不停地更新换代,各假体材料生物相容性也得到较好的改善。

关节假体在临床应用中已相当成熟,耐磨性、力学性能等方面仍存在各自的不足。目前的人工关节仿生性能研究,主要在金属关节头的表面涂层材料和性能的研究,提高其表面或表面层的耐磨性、生物相容性及其他性能。除了对人工关节材料进行增强之外,还根据仿生学原理试图在人工关节表面引入一层薄薄的软骨层来提高人工关节的抗磨损能力。在这一领域研究最多的材料是聚乙烯醇水凝胶(PVA-H),PVA-H 具有类似于天然软骨的多微孔组织,可以含丰富的水,这与天然软骨性能非常相似。但是 PVA-H 的机械强度比较差,需要对其进行增强以满足临床的需求。除了从材料、表面处理等方面着手研究人工关节的抗磨损外,还可根据仿生学原理,利用各种先进的加工制造技术,在人工关节表面加工出微纳米结构。这种多尺度几何非光滑结构不仅有助于减少人工关节表面的摩擦、磨损,同时还可通过在人工关节表面微结构内种植干细胞或骨细胞,来提高其生物相容性。

(三)人工关节的临床应用

1. 临床应用 初次髋膝置换、髋膝翻修手术、微创人工关节置换,机器人和计算机导航辅助下的髋、膝、踝关节置换,肿瘤假体置换,人工关节相关基础研究等临床应用领域进展迅速。人工关节在临床应用中需要具有高生存率(10年生存率>95%)、低翻修率(10 年翻修率<5%)、高耐用性、操作植入简便等特点,从而能够为患者提供较高的匹配度、活动性和稳定性。

人工关节置换术是骨科领域治疗终末期关节疾患的一种主要的手段,常用于治疗骨性关节炎、创伤性关节炎、类风湿性关节炎以及骨关节的肿瘤等。随着医疗水平的提高,针对临床关节疾病采用假体替代治疗越来越多,人工关节的假体设计、手术技术、快速康复等方面都取得了进步。人工关节置换术作为一种健康获益高、经济效益高的手术治疗手段,已经成功开展了数十年。与人工关节置换手术相关的死亡风险较低(术后 30 天内约为 0.5%),术后恢复速度快,患者术后1天即可拄拐下床行走,在6~12周内能恢复正常活动,人工关节置换手术已成为治疗关节终末期疾病的"金标准"。

人工关节翻修手术是为人工关节置换术后出现聚乙烯磨损、金属损耗、假体松动等问题的患者进行再次手术。中国骨科翻修手术近10万例,近年来需要翻修的关节量逐年递增,与初次置换相比较,关节翻修术手术难度较大,持续时间较长,出血量较大,感染风险较高,对术者手术技术要求更高,成为具有代表性的疑难复杂疾病诊治技术。

根据关节的损坏程度和范围不同,人工关节置换的类型主要分为全关节置换、关节表面置换、半关节置换和肿瘤假体。全关节置换指用关节假体置换损坏的关节两侧相对应的骨关节部分,根据关节的结构由两个不同材料的半关节组成,常见于人工全髋关节、人工全肩关节、铰链式膝关节等;关节表面置换多用于关节骨组织无大缺损或破坏,关节周围韧带完整的病例,如膝关节轨道式关节、踝关节表面置换等;半关节置换多用于关节一侧骨损伤或破坏,而另一侧保持完整的病例,只用人工假体替代关节的损坏部分,如人工肱骨头、髋关节、膝关节等;肿瘤假体用于肿瘤切除后重建缺损区的关节。假体中段内部可填充骨缺损区。

人工关节的固定方法是影响人工关节长期效果的原因之一,根据人工关节固定方式的不同,分为骨水泥固定型和生物固定型两大类。骨水泥由粉剂及单体两部分组成,在安装时将骨水泥填充于假体与骨床之间,由骨水泥固化后与松质骨之间形成微交锁提供稳定性。骨水泥固定型常临床应用于人工髋膝关节,术中可以根据患者的具体情况调整假体的角度,术后附着牢固,有利于关节功能恢复,但骨水泥固化时间较长且固化后收缩、老化以及假体失败后翻修时取出骨水泥较困难。生物固定型近十年逐渐进入临床应用,因可靠性较高和长期使用效果较好,逐渐受到临床医师的青睐。生物固定型由假体的形态、表面处理等与髓腔和髋臼形成物理固定,依靠骨长入或骨长上后形成生物固定。生物固定型假体适合绝大多数髋关节置换的患者,尤其适用于骨质条件较好的患者,但膝关节假体固定方面容易造成压力不均匀,导致塌陷、歪斜等情况,因此还没真正进入临床应用。

随着假体人工关节的临床需求量不断增加,影响人工关节置换术后近期患者满意度及远期假体生存率的主要因素包括假体位置不良、力线不佳、关节不稳定、肢体不等长等,而造成这些问题的原因除假体设计和材料因素外,很大程度上与手术医师的技术密不可分。

关节手术需要全套的术前术中术后解决方案,术前需要进行规划根据患者类型选择合适的假体,术中除普通的手术工具外,还需要拉钩、动力工具等特殊工具,术后患者需要进行康复,防止脱位。目前人工关节置换术临床应用向着微创化、个性化、精准化发展,运用计算机等数字化工具精准植入假体,提高治疗效果,降低医源性创伤及并发症发生率。现有的辅助技术包括:术前数字化规划、个性化截骨导板、计算机导航、机器人辅助手术等。术前数字化规划技术获得国家卫生健康委认可,纳入《髋膝关节置换术操作规范(2022 年版)》,利用患者的影像资料(X 线、CT 或 MRI),模拟术中操作,在术中为手术关键步骤提供直观的实时引导,精确定位病灶,有效降低手术风险;个性化截骨导板(patient-specific instrumentation,PSI)可以通过有效的术前规划制订截骨方案和假体选择,避免髓内定位,简化手术步骤;计算机导航分为影像依赖型和非影像依赖型,通过导航技术可以提高手术的精确性;机器人辅助手术有助于精准植入假体、辅助软组织平衡、改善关节运动学等,进一步提高手术质量和安全。

2. 使用管理 根据《医疗器械临床使用管理办法》《医疗器械监督管理条例》《医疗机构医用耗材管理办法》等有关法律法规规定,加强医疗机构人工关节的采购、储存、使用、追溯、监测、评价、监督等全过程管理,促进医用耗材科学、合理使用,保障公众身体健康。

建立医疗器械临床使用管理委员会,负责人工关节临床使用管理工作,通过加强医疗管理,落实国家医疗管理制度、诊疗指南、技术操作规范,遵照医用耗材使用说明书、技术操作规程等,促进临床合理使用医用耗材。建立医用耗材临床应用质量安全事件报告、不良反应监测、重点监控、超常预警和评价制度,组织开展人工关节临床使用安全管理、技术评估和论证,对医用耗材临床使用安全性、有效性和经济性进行监测、监控、分析、评价,对医用耗材应用行为进行点评与干预,评价结果应当作为医疗机构动态调整供应目录的依据,对存在不合理使用的品种可以采取停用、重新招标等干预措施;同时将评价结果作为科室和医务人员相应临床技术操作资格或权限调整、绩效考核、评优评先等的重要依据,纳入对公立医疗卫生机构的绩效考核。

医用耗材管理部门,负责人工关节的遴选、采购、验收、存储、发放等日常管理工作,按照合法、安全、有效、适宜、经济的原则建立人工关节遴选制度,审核本机构科室或部门提出的新购入医用耗材、调整医用耗材品种或者供应企业等申请,制订本机构的人工关节供应目录,保障人工关节产品及时供应,加强医用耗材的验收、存储制度,查验医用耗材质量情况、效期情况,永久保存植入性医用耗材进货查验记录。医务管理部门,负责人工关节的临床使用、监测、评价等专业技术服务日常管理工作，监测、评估机构人工关节使用情况，进行收集、分析、评价及控制人工关节使用安全事件，开展院科二级常态化点评管理和使用数量异常波动监管，分析、评估人工关节使用的不良反应、医用耗材质量安全事件，提出干预和改进措施，指导临床科室安全有效合理使用人工关节。

建立人工关节采购、存储、使用、追溯、监测、评价和监督全流程管理制度与流程，采用经药品监督管理部门批准、经医院统一采购的人工关节，保证人工关节的功能、性能、配置要求，符合人工关节手术诊疗指南和技术操作规范，将人工关节使用的必要性、可行性和经济性纳入术前讨论，遵循安全、有效、经济的原则因病施治，合理治疗，推动人工关节全流程规范化管理，推进临床应用指导原则的制订与实施，监测和评估医疗机构人工关节使用情况，强化重点人工关节监测与预警，建立人工关节临床合理使用管控方案，以促进临床科学、合理使用人工关节的专业技术服务和相关的管理工作，以提高人工关节精细化和合理化管控水平。

二、人工关节存在的问题与不足

（一）缺乏自主创新产品

从目前临床应用情况看，国产的人工关节多数仍属模仿缺乏创新，缺乏适合中国患者解剖特点的人工关节假体设计，研发与制造工作远远落后于目前的临床需求。人工关节设计新理念、新材料开发、生物力学测试等与国外有着较大的差距，大量有创新的想法或研究缺乏政府和假体研发生产厂家的支持，导致研究成果转化困难，国产假体市场难以推广。因此应大力开展人工关节基础研究工作，研制出高标准、高质量、具有自主创新的国产人工关节假体。

（二）地区发展不平衡

人工关节优质医疗资源集中于少数大城市，发达地区与边远地区之间的人工关节技术发展不均衡。例如，中心城市大医院医师关注的重点已不在初次常规性置换手术，兴趣点更集中于复杂翻修或困难病例的治疗。但由于关节手术进入门槛高、学习曲线长，在经济欠发达地区，相当一部分专科医师尚未掌握这门技术，仍处于学习阶段。地区间发展的不平衡带来了潜在人工关节并发症较高的风险，因此需要建立统一的专业化规范化培训体系，在临床工作规范人工关节置换术的手术操作、假体类型和固定方法选择及技术准入制度等。

（三）缺乏区域性与全国性的人工关节登记系统

1979 年瑞典实现了最早的人工关节登记系统，人工关节登记数据包含初次关节置换患者的基本资料、假体及手术技术、翻修手术数据库、外科技术相关性数据等，使人工关节翻修率处于较低水平。我国目前缺乏完善的人工关节登记制度，导致现存的关节置换数据零乱，收集困难，多数医院停留在传统的病案管理；患者失访率较高，临床病例随访未形成制度化；国内假体种类众多，不同区域、级别医院所用技术及假体差异较大，无法明确疗效差异的原因。

三、人工关节未来发展趋势

习近平总书记在中共中央政治局第三十四次集体学习时强调，把握数字经济发展趋势和规律，推动我国数字经济健康发展。当今时代，数字技术、数字经济是世界科技革命和产业变革的先机，是新一轮国际竞争重点领域，需要抓住先机、抢占未来发展制高点。在我国老龄化加速的大背景下，在健康领域从创新医疗技术发展及应用角度，从医疗政策发展及社会经济效益角度，加速人工关节数字化进程是未来发展大势所趋。微创化、个体化、精准化是人工关节置换的未来发展方向，随着计算机辅助技术、3D 打印技术、关节手术机器人等技术的不断发展，实现手术准确的诊断，个体化的假体选择，精确的假体安置，以最小的手术损伤获得最佳的治疗效果，正是人工关节发展追求的目标，最终服务于广大患者，改善治疗效果（图 5-2-4）。

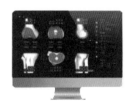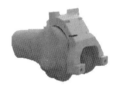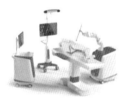

人工智能3D关节　　　3D打印智能导板个体化定制　　　关节置换手术机器人

图 5-2-4　髋膝关节置换手术数字化、信息化、可视化的应用

（一）微创化

传统的广泛暴露的关节置换手术，存在失血较多、创伤较大、功能恢复较慢等不足，人工关节的微创置换是近年来关节外科发展的一大特点，越来越多的医师尝试采用小切口和微创关节置换的技术。微创治疗采用对全身和局部

尽可能小的创伤,达到治愈病损的目的,改进手术技术,减少软组织与骨组织的创伤,通过围手术期的优化管理,减少患者的整体创伤,加速功能康复,通过最小的手术创伤获得最大的治疗效果这一理念是未来为之奋斗的目标。未来需对技术、工具和假体等进一步改进,以使微创关节置换更加标准化和系统化,更加简单和准确。特别是智能化导航技术与微创置换技术的结合,可以有效地避免因暴露困难而导致的假体力线不良等并发症,是未来发展的方向。

（二）个体化

个体化治疗是人工关节发展的一个方向,近些年随着 3D 打印技术的发展,推动了外科技术与内植物精准化的实现。3D 打印技术通过制订高精度的手术方案和植入假体,实现手术的个体化、精准化、快速化,提高高难度手术的成功率,使个体化治疗成为可能。国外已经出现了根据患者的解剖形态进行定制化生产的人工关节假体,3D 打印技术可以用于制备个体化手术导板和假体,根据患者术前的 CT 或 MRI 影像结果,通过三维模型进行计算机辅助设计和制造,使用金属 3D 打印技术制作假体,使其具有相匹配的解剖外形并且内部存在功能性三维多孔结构,为体液渗入、细胞和组织生长提供空间,从而与患者骨骼匹配更精准,实现个性化人工关节的设计与制造。除此之外,个体化还应当包括手术目标值的个性化判定与精准实现,从而使患者的关节功能得到最优化的重建。随着人们对生活质量要求的不断提高以及科学技术的不断发展,个体化定制将成为未来人工关节发展的趋势。

（三）精准化

随着计算机技术的迅速发展,各种新的辅助手术技术层出不穷,计算机辅助手术的出现开启了人工关节向智能化、精准化方向的发展。计算机导航、机器人辅助、虚拟现实等技术不断被应用到人工关节置换中,成为人工关节手术临床应用切实有效的辅助工具。人工智能技术在三维图像的基础上辅助髋、膝等关节置换术前规划,具有较高的准确性及可重复性;虚拟现实能实现术前培训、术前规划以及术中导航等,通过训练成果在实际手术中的应用能优化手术方案并缩短学习曲线;计算机辅助导航系统能在人工关节置换术中提高假体植入角度的精准性,降低力线不良的发生率。未来随着技术的日益成熟,新技术在人工关节置换术中的应用也将更加广泛,以信息科技赋能人工关节,从而提升整体的手术质量水平,使人工关节置换术更加精准化。

　　未来微创化、个性化和精准化将是人工关节的发展方向，现代化的数字技术的发展为其提供了更多的可能性，其中人工智能技术在图像诊断、手术风险预测的应用、虚拟增强混合现实技术、基于计算机辅助设计和增材制造技术的定制化以及计算机导航、机器人辅助关节置换手术技术为患者在关节外科手术前、中、后期取得了良好的辅助效果，更好地满足了患者对关节置换手术的效果预期。未来必然会有越来越多的数字化技术被应用到人工关节临床实践中，但是不仅需要重视运用最新数字技术以提高手术过程中的精确度，还要注重根据患者的年龄、性别、病变部位以及病情等因素来决定人工假体材料选择与手术操作技术，为其提供个性化的手术方案，关注患者在置换手术后的恢复效果和关节置换患者术后的脱位率等重要功能指标，提高患者术后的生活满意度。

（姜瑞瑶　汪方杰　王佳玉　黄露莹）

第三节　吻合器临床使用及管理

一、吻合器概念

　　吻合器是外科手术中替代传统手工缝合的医疗器械，它主要用于对人体内各种腔道和病变组织的离断、切除、吻合以及对器官功能的重建。主要工作原理是利用钛钉对组织进行离断或吻合，类似于订书机。基于缝合高效，操作简便，严密、松紧合适，组织对缝钉适应性强，少有副作用和手术并发症，手术成功率高等优点，吻合器备受临床及外科医师的青睐，目前广泛运用于各类外科手术。

二、吻合器的发展

　　吻合器的诞生起源于 1908 年，一位匈牙利医师 Humer Hulti 从订书机上获得灵感，但作用于人体的这一"订书机"所要解决的是术中止血与术后血供的问题，这对钉砧提出了新要求：缝钉既要牢牢扎住主要血管又能保证钉合组织和切割边缘的血供与营养，于是他设计了受到挤压后能呈"B"字形的缝钉，同时，多排缝钉采用交错排列法，缝钉的轨迹如两条平行的虚线，彼此锁住空隙，确保切割所经的所有血管都被结扎，以避免吻合处有渗出现象。直到今天这两点还被应用于吻合器的设计中。因此 Hulti 被誉为"外科缝合器之父"。

吻合器的出现大大提升了一些手术的效率和成功率，而它本身也经历了不断的升级换代：原本的吻合器只能缝合，之后人们在钉仓中加入刀片，实现了边切边缝的功能；应用于不同器官手术的吻合器，在外形和功能上也发生了不同的演变。

1921年，直线型缝合器问世（Aladar Von Petz，匈牙利），简化了吻合器的设计，用镍银合金代替金属丝，并且可以重复填装缝钉，使吻合器更加轻便。1934年德国的H.Friederich和Neuffer对缝合器做了改进，加装了可更换钉仓；1951年，苏联的实验外科器械研究所对缝合器进行了系统的研究，并在此领域处于领先水平。

1958年，吻合器在美国获得关键性改良。美国学者Ravitch在苏联实验外科器械研究所参观后，将缝合器技术引进美国。1967年，美国学者Locn Hirsch以及他的工程师们，从根本上解决了装配缝钉费时的问题，生产出一种可以方便应用于临床手术的吻合器。

1968年，切割缝合器问世。美国一家医疗器械公司推出具有双组双排缝钉及刀片的吻合器，在缝合的同时可以进行组织切割，多用于胃肠组织的离断，或胃肠、肠的内翻吻合。

1978年，管型端端吻合器（EEA）问世。EEA具有双排环形缝钉及刀片，刀片用于吻合时切断缝钉内侧的组织，使之形成端端吻合口，用于不同直径腔道的环状吻合。

1979年，美国一家医疗器械公司，研制和发展了多种缝合器和吻合器，并生产出全球第一把完全一次性、单患者使用的机械吻合器。一次性吻合器减少了器械消毒带来的患者交叉感染的概率，降低了患者术后并发症发生的概率，也使吻合器的大批生产和广泛应用又上了一个台阶。

2012年，Tri-Staple吻合技术问世。传统吻合器工作时，会在切割路径两边各击发2~3排等高、等尺寸的缝钉。但实际应用时，由于组织厚度存在差异，等高的缝钉难免"顾此失彼"，钉得紧，可能会影响血供和愈合；钉得松，可能产生渗漏，真是左右为难。为了解决这对矛盾，Tri-Staple技术采用了三排不等高的、呈阶梯状的缝钉技术，对缝钉高度的简单调整，带来的却是不简单的效果。击发后的缝钉内紧外松，靠近刀口的钉腿短，缝得较紧，能防止出血；远端钉腿高，缝得较松，能维持组织液和血液的流通，为组织提供营养，加快愈合。此外，缝钉的击发时间也有先后，从内侧到外侧三排依次击发，配合阶梯型的钉匣面，夹得又准又不伤害组织。同时，在击发过程中，缝钉始终先于刀片，这样的"先缝后切"也最大程度确保了组织的安全。总之,Tri-Staple 技术通过三排不等高和渐进性夹闭的独特设计,实现了吻合严密、适配组织厚度和预防损伤的效果,大大提升了患者的术中安全和术后愈合。

2015 年,第一台电动智能切割吻合器诞生。此前,机械吻合需要医师不断操纵手柄分段击发缝钉,如果击发速度不当,或是操作时发生移位,都会对患者的组织造成伤害,安全性得不到保障。而新技术 iDrive 智动平台不仅能自动调节击发速度,匀速击发,还能在夹取组织厚度过厚时给予反馈,提醒医师改变位置或更换另一种高度的钉腿,有效地提高了吻合过程中组织的安全性。更不用提只需简单操控手柄处的按钮就能实现钉仓角度的无极旋转,大大方便了医师操作。

三、吻合器的工作原理、组成及分类

吻合器工作原理与订书机相似,故其称为"stapler"。吻合器通过机械传动装置将预先放置在组件中,呈两排或数排互相平行错位排列的吻合钉击入已经对合好、需要吻合在一起的组织内,吻合钉在穿过两层组织后受到前方钉砧槽的阻挡,向内弯曲,形成类"B"形互相错位排列,将两层组织永久性钉合在一起。由于毛细血管可以从类"B"形缝钉的空隙中通过,故不影响缝合部位及其远端的血液供应,这种钉合可以实现稳定的、张弛合理的、益于被吻合组织愈合的效果。

吻合器是外科手术中常用的医疗器械,临床应用广泛,种类也多种多样,以腔镜吻合器为例,该吻合器主要由钉匣、手柄、传动组件等构成,其中钉匣中有刀片,在吻钉吻合组织的同时完成组织的离断。钉匣中共有 6 排吻合钉,在将组织切断后,两边各三排吻合钉在抵钉座的作用下弯曲成"B"形,完成组织的钉合(图 5-3-1)。

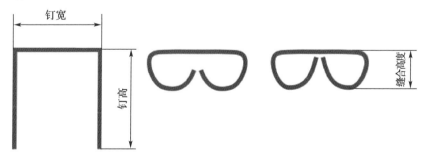

图 5-3-1　吻钉形变过程

随着现代科技的发展和加工工艺的进步，一次性使用吻合器逐步发展为可重复使用吻合器，并从单一的消化道吻合器发展到应用于不同手术、不同部位的分门别类的吻合器系列。其中，按照结构和功能不同，可将吻合器分为 8 种类型（表 5-3-1）。根据手术方式不同又可以分为开放式吻合器和腔镜吻合器。其中，腔镜吻合器由于手术局部创伤较小、应激反应较轻、术后恢复较快等独特优点，越来越受国内外临床外科医师的推崇。

表 5-3-1　吻合器分类

类别	应用
直线性吻合器	用于胃、十二指肠、小肠、结肠等组织的残端闭合
环形吻合器	用于食管、胃、肠等消化道吻合
肛肠吻合器	用于 TST（选择性痔上黏膜吻合术）和 PPH（痔上黏膜环切吻合术）
线性切割吻合器	用于组织离断和切除、侧侧吻合和关闭开口，如胃、空肠、侧侧吻合、肺部分切除等手术
荷包缝合器	用于消化道手术中制作荷包、痔疮手术中制作荷包
皮肤筋膜缝合器	用于较长的皮肤切口缝合
血管吻合器	用于血管手术中对大血管离断端的封闭
腔镜吻合器	用于各类腹腔镜手术中组织的离断、切割与吻合

四、吻合器技术标准与注册类别

吻合器（缝合器）的技术要求主要参照 YY/T 0245—2008《吻（缝）合器通用技术条件》、YY 0875—2013《直线型吻合器及组件》、YY 0876—2013《直线型切割吻合器及组件》，其他相关标准、法律参考表 5-3-2。

表 5-3-2　吻合器技术相关标准、法律

序号	标准、法律名
1	GB/T 230.1—2018《金属材料洛氏硬度试验 第 1 部分：试验方法》
2	GB/T 1220—2007《不锈钢棒》
3	GB/T 4340.1—2009《金属材料维氏硬度试验 第 1 部分：试验方法》
4	GB/T 3280—2015《不锈钢冷轧钢板和钢带》

序号	标准、法律名
5	GB/T 13810—2017《外科植入物用钛及钛合金加工材》
6	GB/T 14233.1—2022《医用输液、输血、注射器具检验方法 第1部分：化学分析方法》
7	GB/T 14233.2—2005《医用输液、输血、注射器具检验方法 第2部分：生物学试验方法》
8	GB/T 16886.1—2022《医疗器械生物学评价 第1部分：风险管理过程中的评价与试验》
9	GB/T 16886.5—2017《医疗器械生物学评价 第5部分：体外细胞毒性试验》
10	GB/T 16886.10—2017《医疗器械生物学评价 第10部分：刺激与皮肤致敏试验》
11	GB/T 12672—2009 丙烯腈—丁二烯—苯乙烯（ABS）树脂
12	GB 4806.6—2016 食品安全国家标准食品接触用塑料树脂
13	YY/T 0149—2006《不锈钢医用器械 耐腐蚀性能试验方法》
14	YY/T 0171—2008《外科器械包装、标志和使用说明书》
15	YY/T 0466.1—2016《医疗器械用于医疗器械标签、标记和提供信息的符号 第1部分：通用要求》
16	HG/T 2503—1993《聚碳酸酯树脂》
17	2015年版《中华人民共和国药典》

注：本指导原则中标准适用最新版本，下同。

五、吻合器风险类别

根据《医疗器械监督管理条例》第十三条,第二类、第三类医疗器械实行产品注册管理。吻合器无论进口与国产均为二类及以上医疗器械,其中注册适用范围明确作用于血管的为三类医疗器械,吻合器风险类别与具体实例参见表5-3-3。

表5-3-3　吻合器风险类别及具体示例

风险类别	具体示例
设计不当风险	吻合器机械系统设计不当,器身及吻合钉材料选择不当,导致不能有效切割或吻合
生物相容性风险	选用不适当的材料； 灭菌未确认或未按已确认的参数灭菌； 未能按运输储存要求对产品进行防护,造成产品破损,污染产品； 超过有效期使用； 包装不符合要求或老化； 产品零件生锈；

风险类别	具体示例
生物相容性风险	产品重复使用导致患者受到感染和 / 或手术失败； 使用完后，未按医疗垃圾处理； 未按要求对生产环境进行控制； 零部件未按要求清洗； 清洗用水不符合要求
制造过程风险	采购不当； 零部件加工精度不当，部件互换性差； 装配调整不当； 不合格品未被检出； 发生缺钉 / 掉钉现象； 包装不当； 灭菌有效性未被充分确认 / 验证
运输和贮藏风险	不恰当的包装； 污染； 防护不当运输中吻合钉脱位 / 脱落； 贮藏环境不当
处置和废弃风险	没提供信息或提供信息不充分； 错误使用
使用风险	明示应由经培训的专业人员使用； 组件大小选择不当，造成使用错误； 包装标记不当，则会产生重复使用的危害，引起交叉感染； 对一次性使用的医疗器械很可能再次使用的危害警告不适当，造成重复使用； 不完整的使用说明书，造成操作错误； 性能特征不恰当的描述，造成错误使用； 不适当的预期使用规范，造成错误使用； 操作说明书的遗失，造成错误使用； 所用附件规范不适当，造成错误使用； 非预期使用； 使用者未按规范程序使用
其他风险	漏装钉； 未在吻合区进行吻合； 吻合钉成形不良； 严重黏膜水肿； 管壁肌层过厚或过薄； 缝钉机械性能不符合要求； 材料强度小

资料来源：中华人民共和国医药行业标准 YY/T 1979—2021。

六、吻合器（缝合器）主要性能指标

吻合器（缝合器）主要性能指标如表5-3-4所示。

表5-3-4 吻合器（缝合器）主要性能指标

材料	应明确参照 YY/T 0245—2008《吻（缝）合器通用技术条件》、YY 0875—2013《直线型吻合器及组件》、YY 0876—2013《直线型切割吻合器及组件》或相关国家标准、行业标准要求写出吻合器的全部制作材料及其材料标准（包括吻合钉）
灵活性	①吻合器开闭应灵活，不应有卡滞现象 ②吻合器的组件与器身架应能顺利地装配和拆卸；各移动部位应能顺利推动，不得有卡住、松动现象；组件装入器身应牢固，吻合钉不得脱落变形 ③吻合器的保障机构（释放钮、关闭柄）开闭应灵活，使用应安全。弹簧应有足够弹性，当松开手柄时能迅速复位
装配性	①吻合器组件更换应方便、定位可靠 ②组件经甩动后吻合钉不应露出钉仓表面
锋利度	①直线型切割刀刃口应锋利，切割力应不大于 0.80N ②环形刀刃口应锋利，当切割 3-0 真丝捻制不涂层缝合线时，其切割力应不大于 1.6N
吻合和切割功能	①管型吻合器应有良好的吻合和切割性能，能按申请人规定要求成型，吻合钉应成类"B"字形，无不良成型现象；环形刀不得有卷刃、崩刃，能切割试验材料，且切割边缘应整齐，无毛边 ②线型切割吻合器应具有良好的吻合和切割性能，更换组件，作不少于 5 次切割吻合，其每次吻合后的缝钉应成类"B"字形 ③吻合后的切割边缘应整齐，无毛边 ④线型切割吻合器每次吻合线长度比切割线长度至少长 1.5 倍钉长
吻合口的耐压性能	经吻合器缝合后的缝合口应能承受不小于 3.6kPa 的压力，在 15s 内漏水不超过 10 滴
可靠性	吻合器应具有空钉仓保护装置，并保持其可靠性
硬度	重复使用的抵钉座的硬度应不小于 35HRC。采用 20Cr13 材料制成的部件应经热处理，其硬度为 40~48HRC；切割刀的硬度应不低于 377HV0.2（申请人也可根据自己产品的性能制订部件和切割刀的硬度，但是需要提供完整的验证资料予以证明）
表面粗糙度	吻合器外露金属表面粗糙度 Ra≤0.8μm
耐腐蚀性能	重复性使用吻合器切割刀、抵钉座的耐腐蚀性能应符合 YY/T 0149—2006《不锈钢医用器械 耐腐蚀性能试验方法》中 5.4b 级的规定

包装密封	①一次性使用吻合器及组件的包装应密封完好 ②一次性使用吻合器及组件的包装封口剥离强度不小于 0.10N/mm。剥离后两接触表面应光滑且连续均匀,无分层或撕裂现象
外观	①吻合器外表光滑、轮廓清晰、无毛刺、划伤、锈迹等缺陷 ②吻合器外表面上的字迹、标志清晰,不得有错位、歪斜等缺陷 ③吻合钉钉头应尖锐,表面不得有毛刺、飞边等缺陷;切割刀应锋利,不得有卷刃、崩刃
尺寸	吻合器的尺寸应符合产品技术要求中的规定
灭菌	①一次性使用吻合器及组件经已确认过的灭菌过程进行灭菌,产品应无菌 ②如采用环氧乙烷灭菌,一次性使用吻合器及组件的环氧乙烷残留量应不大于 10μg/g
生物学评价	①选用表面作改性处理(包括表面涂层、酸蚀及其他表面处理)的纯钛、钛合金材料和纯钽材料制成的吻合钉生物学评价应符合 GB/T 16886.1 的规定 ②吻合器及组件的细胞毒性应不大于 1 级 ③吻合器及组件迟发型超敏反应的等级应不大于 1 ④吻合器及组件皮内反应的计分应不大于 1
吻合器附件（若有）要求	应分别列出附件的材料、尺寸、性能要求;此外根据不同材料特性,由企业决定是否对吻合器及组件的化学性能提出要求

资料来源:中华人民共和国医药行业标准 YY/T 1979—2021。

七、吻合器使用现状与并发症

吻合器的出现虽然给医师和患者带来了的好处,但有术后并发症的存在,吻合口瘘、吻合口狭窄和吻合口渗血、梗阻等并发症甚至会威胁患者的生命安全。相关研究表明,术后并发症与多种因素有关,包括患者的体质、型号选择、医师的专业化程度和操作水平等。目前,临床上使用的多为机械吻合器,需要手动压榨和手动击发,需要医师凭借个人经验判断吻合所需要的压榨时间、压榨强度和切割速度以及根据组织厚度选择对应的吻合钉,这导致吻合效果很大程度上依赖于医师的操作水平。

八、吻合器技术当前面临的创新与挑战

建立安全有效的吻合口是外科医师追求的标准,这要求在使用吻合器的过程中医师和器械良好的配合,保证均匀用力、压榨组织强度合适、压榨时间合

适和选用的钉仓适合组织的厚度,于是吻合器的电动化、智能化则成为解决这些问题的有效方法。

目前,一些公司已经对吻合器的电动化、智能化进行了研究,此类吻合器通过芯片技术自动调节击发速度,还能在压榨组织时反馈组织与钉仓的匹配程度,提醒医师使用更合适的钉仓,有效地提高了吻合过程中组织的安全性,具有一定的人机交互能力。此外,还可单手操作实现钉仓角度的无极旋转,大大方便了医师操作。在使用效率上,在适配多种型号一次性钉舱的情况下,吻合器机身可达到不少于300次可重复激发,减少医疗废物产生与资源浪费,提升手术效率。

未来,吻合器技术会越来越多地与人工智能以及机器人结合的方式进行创新,使得吻合器走向智能时代。目前,市场上已经有了一些半智能化的吻合平台,但这些吻合平台更多的还是偏向于自动化,与真正的智能化还有较大差距。未来的全智能吻合器会与智能反馈系统一起被接入手术机器人中,在对组织进行吻合手术时,可实时反馈组织厚度、压榨、吻切强度等参数,让医师对患者在手术中的情况进行更为全面的把握,让手术更加智能化、简单化。

(张璐璐　谭艳芬　闫亭亭)

第四节　超声刀临床使用及管理

一、概述

超声刀是一种高频电外科设备,主要用于术中人体软组织的切割与血管闭合等。超声刀起源于 20 世纪 50 年代,并于 80 年代进入蓬勃发展时期,开始逐步被应用于临床,成为外科手术中不可或缺的工具。在我国,随着居民生活水平的日益提高和医疗需求的不断增加,超声刀的市场需求也在持续扩大。

超声刀的工作原理主要基于空化效应和机械振动效应,刀头在超高的振动频率下接触组织蛋白,组织内水分迅速汽化,蛋白氢键断裂,蛋白质变性凝结,从而形成血管栓塞物以闭塞血管止血,对人体组织起到切割与凝闭的作用。超声刀无电流通过人体,无传导性组织损伤,具有更高的安全性。超声刀工作时产生的热量带来的温度一般不超过 80℃,能减少组织内蛋白质热损伤。与手术刀、电刀、激光刀等手术器械相比,超声刀具有出血量较少、对周围组织伤害较少、术后恢复较快、并发症较少等特点,有"无血手术刀"之称。

超声刀主要由主机、换能器手柄、超声刀头、脚踏板等部件组成。主机是一个高频电流发生器，负责提供稳定的超声频率电信号；换能器手柄是超声刀的核心部件，是将输入的电功率转换成机械功率的能量转换器件，其质量将直接影响切割及凝闭的效果；超声刀头连接换能器手柄使用，对人体软组织起到切割止血、分离、凝闭作用；脚踏板和手柄上的按钮可以控制超声刀的功率，调到大功率可以用于组织切割，调到小功率可以用于止血。

二、市场发展现状

近年来，全球超声刀市场持续稳定增长，据某研究院数据显示，全球超声刀市场规模已由2016年的155亿元增长至2020年的192亿元，复合年增长率为5.5%。预计2025年全球超声刀市场的规模将达到310亿元，2020—2025年的复合年增长率将达到10.1%。我国超声刀市场同样增长迅速，据有关数据显示，我国超声刀市场规模从2016年的10.22亿元增长至2022年的40.22亿元，年复合增长率高达25.65%。其中，国产品牌市场增速尤为明显，国产品牌超声刀市场规模由2016年的0.12亿元增至2020年的2.05亿元，年复合增长率高达102.1%。

我国集采政策的持续推进对超声刀市场价格产生了影响。2020年7月，福建省对超声刀进行带量采购，产品价格平均降幅为40.77%。2021年11月，广东省等16省联盟组织了超声刀集采，2022年初完成招标，预采购数量约44万把，最高限价不超过2 500元，采购规模覆盖了50%以上的中国市场。集采政策促使超声刀价格有了较大的降幅，但作为一款高值医用耗材，仍然迫切需要研制高水平、价格适中的国产超声刀。

截至2022年底，我国超声刀市场仍由跨国企业占据主导地位，进口品牌在国内市场占比超过60%。国产超声刀产业起步较晚，且由于超声刀行业技术研发、生产工艺、质量控制和市场渠道等方面的要求较高，国产产业相对较薄弱，正处于吸收创新发展阶段，进口替代空间巨大。尽管国产超声刀产业面临着一些挑战，但随着我国医疗技术水平的提高和市场需求的增加，我国超声刀相关企业发展迅速，截至2023年10月，国家药品监督管理局有关数据显示：目前国内市场上已有50余家国产医疗器械厂商取得了超声刀主机系统或超声刀头的注册证。通过持续的研究开发和创新努力，加强产学研用合作，提高技术水平和市场竞争力，国内超声刀产业有望实现快速突破，打破进口垄断，逐渐在市场上占据更大的份额。

三、临床应用现状

超声刀在小的手术空间特别是腔镜下手术发挥了巨大作用,能更精细地解剖、更安全地止血、更彻底地切除肿瘤及清扫淋巴结。超声刀的存在为普通外科手术提供了有效的技术保障,被认为是影响传统外科发展的革命性产品。超声刀手术相较于传统手术方式,优势具体体现在:①热损伤较小,热效应较低,切割时几乎没有凝固组织粘在超声刀上;②止血、结扎及切断一步完成,省去了常规使用的钳夹、结扎及切断等独立而烦琐的步骤,且不需要频繁更换器械;③切割精度较高,较少产生焦化和烟雾,手术视野清晰,在重要的脏器及大血管附近分离及切割时安全度较高;④没有电流通过患者机体,无传导性组织损伤,提高了手术的安全性;⑤适用于已经安装心脏起搏器和各种金属支架的患者;⑥创面较小,渗出较少,利于患者术后恢复;⑦刀头和手柄易于拆卸,便于消毒和清洗;⑧术后组织之间不容易粘连,切口状态及手术后愈合情况与普通手术效果相似且远优于电外科手术,可减少术后腹腔的粘连及粘连性肠梗阻的发生概率;⑨禁忌证较少,适用于医院甲乳外科、妇科、泌尿外科、胸外科、肝胆外科、胃肠外科、耳鼻喉外科等十几个科室,覆盖了甲状腺切除术、子宫全切术、前列腺切除术、肺叶切除术、直肠肿瘤切除术、扁桃体切除术等几十种外科手术。现如今,超声刀仪器设备已进入外科手术的各个专科领域,并成为外科技术进步的标志之一。高效、灵活的超声刀研发已成为我国医疗器械领域研究的热点之一。

四、临床管理现状

超声刀头部分发生疲劳断裂的概率极高,一般作为一次性使用的部件。超声刀系统中的主机和刀头之间存在一定的配套性。不同品牌的超声刀系统可能在电信号频率、功率传输和刀头连接等方面存在差异,导致它们不兼容。这意味着医疗机构需要定期采购和储备适用于他们所使用超声刀主机的刀头。这种配套模式要求医疗机构在采购、库存管理和供应链管理方面做出相应的安排和策划,使得超声刀系统的管理受到一定的限制。

(一)采购定价与医保服务

主机及手柄＋刀头的配套模式为超声刀系统的采购带来了一些问题。一旦采购某种主机，就只能采购同品牌的刀头，这种捆绑式销售会带来定价的不确定性。尽管带量采购极大地影响超声刀的市场定价模式，但由于主机市场情况一定程度上也限制了刀头的市场，带量采购的数量和品种相对固定。此外，未来医院可能自行采购其他品牌的主机，这将增加采购的复杂性。为了应对这种情况，有两种解决方案，一种是在招标完成后限定省内可招标的主机种类，另一种则是尽可能多地增加中标的超声刀头的品牌范围。前者需要在招标前尽可能地了解本地的主机运行情况后选择主流的品牌进行带量采购，但容易造成主机招标过程的困难。后者虽然对主机招标过程更友好，但是会对带量采购的数量确认产生较大影响。类似的主机＋耗材的配套模式同样也在其他多个高端医疗设备中出现，如何解决这类设备的采购定价问题将成为医保支付谈判的主要难题。

根据国家医疗保障局《对十三届全国人大二次会议第6395号建议的答复》，国家医保局正式提出了"扭转药品耗材等物耗费用大于医疗技术价值的不合理局面"的目标。目前，多个省份已经开展了超声刀头的带量采购工作。2021年，广东省联合山西省、内蒙古自治区、福建省、江西省、河南省、湖北省、广西壮族自治区、海南省、贵州省、甘肃省、青海省、宁夏回族自治区、新疆维吾尔自治区、新疆生产建设兵团等16个地区进行集中招标采购，共采购27个不同品牌的一次性超声刀头和5个品牌的重复性使用超声刀头，其中24个为国产品牌。联盟采用的招标方式为尽量涵盖主流市场品牌，招标80%用量的超声刀头价格。其中，价格最大降幅达到93%，高端超声刀降幅68.6%，根据测算当年度联盟可节省近20亿元。2022年9月，安徽省进行超声刀带量采购，中标产品最高谈判价格集采降幅可达到94%。安徽省也采用了涵盖主流品牌、70%用量的超声刀头带量采购谈判方式。总的来看，在低端超声刀领域，国产品牌的价格优势正在凸显，而>5mm的高端超声刀领域，国外品牌仍然占有绝对优势。这种部分带量采购的定价方式既为今后医院超声刀的拓展应用预留了一定空间，也解决了主机的采购定价被动性问题。从2019年动辄万元的耗材到2022年不到千元一把的使用费用，这项技术将更经济实惠，提升人民的医疗卫生保障水平。

（二）管理模式

超声刀在医疗机构内的使用管理采用设备、耗材分开管理的模式。超声刀主机是一种有源医疗器械，需进行电气安全检测后方可安装。在日常巡检中，需要注意机器的外表清洁与消毒。一般根据外壳材料尽可能使用非有机溶剂的消毒液及不含碘的消毒剂。超声刀主机通常配备脚踏作为术中的能量调节装置。相对消耗品的刀头和手柄部分，主机的术中故障率较低，根据某医院2018年关于超声刀的故障及不良事件统计中，主机故障的事件数量仅占9.7%。由于主机的性能稳定性较高，操作相对较为简单，在使用培训中，厂家通常重点培训有关手柄和刀头操作的注意事项和要点。

超声刀的刀头和手柄大多数情况下被视为消耗品。一些超声刀的手柄与刀头分离，另一些刀头则与手柄整合。手柄的耐用性通常是高于刀头的，作为可以重复灭菌使用的部分，部分厂家在手柄内部放置了使用次数芯片用于监测超声刀手柄的使用寿命。手柄部分通常采用低温等离子灭菌消毒。一些典型的手柄故障，包括密封失效和外表老化，主要与错误的清洗消毒方式有关。其他典型的手柄故障还有压电陶瓷破裂、手柄温度过高、手柄螺丝滑牙等，这些故障可能与使用过长时间和错误的刀头连接操作有关。超声刀的刀头是和患者组织接触的主要部分，在许多情况下被作为一次性耗材使用。作为高值耗材管理的超声刀头需要进行严格的使用登记。刀头有关的故障和不良事件在超声刀故障事件中占比最高。刀头故障包括部件掉落、停止工作、错误连接手柄操作造成刀头损坏等。由于超声刀的刀头和手柄的寿命主要取决于其内部的机械构件，如果在单台手术中使用时间过长，会加速刀头损坏。除此以外，复用灭菌过程不能保证超声刀的完全灭菌。因此，为确保手术安全性，大多数厂家将刀头注册为一次性耗材。考虑到手柄的损耗，超声刀的实际使用成本并不局限于超声刀头的高昂价格。由于2019年全国人大代表提出了有限复用一次性超声刀的建议，一些医疗机构在耗材使用压力下尝试有限次重复使用刀头，试图降低其使用费用。但是，真正要解决超声刀的使用管理、安全管理和成本之间的矛盾，仍然需要降低耗材本身的制造成本和物流成本。

五、现存问题与展望

目前对于超声刀的使用和管理，在政策支持、医院管理、人员能力等方面还存在诸多问题亟待解决。

（一）政策支持

目前，在超声刀的规范使用、国产替代、集中采购等方面，仍需要政府的政策支持。

首先，虽然国外相关规定一直将超声刀头标注为一次性使用医疗器械，国家也通过《医疗器械使用质量监督管理办法》《医疗器械临床使用管理办法》《医疗器械管理条例》等来规范一次性使用医疗器械的使用，但如果使用过程中超声刀头没有损坏、变形，按规定进行彻底清洗和消毒后，部分医疗机构可能会重复使用一次性超声刀头。另外，国家药品监督管理部门批准了多项可复用超声刀头的注册，但复用式刀头使用率受到主机种类限制推广困难，且其性能并未被医疗人员认可。因此，基于我国医疗发展现状，国家法规应该优化一次性医用器械标准，进一步对一次性超声刀头和可复用超声刀头进行细化的注册标准规定，强化超声刀的规范使用。

其次，随着微创手术渗透率的不断增加，超声刀的市场需求不断扩大，而现阶段我国超声刀市场仍由外资企业占据主导地位；同时，进口超声刀价格昂贵，超声刀头价格往往在 4 000 元以上，对于患者来说经济负担较重。因此，为了降低超声刀的使用成本，急需推动高质量国产超声刀的发展。目前，我国超声刀行业市场规模正处在快速扩张期，推出了多款高品质国产超声刀，但因超声刀行业门槛相对较高，现阶段我国国产超声刀在性能上仍与进口品牌存在差距，部分品牌超声刀换能器稳定性需进一步提高。因此，国家应该进一步通过政策支持国产超声刀的技术发展和市场推广，助力国产超声刀企业攻关超声刀相关"卡脖子"技术，实现超声刀的国产替代。

最后，为降低超声刀的临床应用成本，国家需要进一步通过出台政策来规范和推动超声刀的集中带量采购。国家卫生健康委明确表示要让"联盟采购"成为地方集采的重要方式，指导各省均开展省级或参加省际联盟耗材集采，形成上下联动、协同推进的招采格局；国家医保局也表示，将坚定不移推进改革，逐步扩大集采产品覆盖范围。近年来，随着医用耗材集中带量采购改革的不断推进，超声刀集采已覆盖许多省份，且中选产品价格降幅明显。国家政策应该进一步规范和推动超声刀的集采进程，随着超声刀集采的深入推进，以及更多资本入局支持国产品牌发展，国产超声刀将实现进一步放量，凭借更低的生产成本优势，有希望以更低价获得更大集采份额，加速国产替代进程。

（二）医院管理

医疗器械临床合理使用是保障诊疗活动安全有效的重要环节，临床数据表明不当的超声刀操作或消毒保养会减少超声刀系统的使用寿命,并且增加维修费用以及影响临床手术的顺利开展,甚至在手术中造成患者的意外损伤。医疗机构医疗器械管理部门和使用部门应当重点进行超声刀性能检测、安全监测和预防性维护,通过开展部件更换、清洁等工作,延长超声刀使用寿命并预防故障发生。目前较多医疗机构仍采用手术室二级库的管理模式来管理超声刀头等高值医用耗材,从产品入库到使用的每个环节都耗费了大量人力,部分医疗机构已布局基于信息化、智能化技术的智能库房,用机器代替人力,提高管理质量和效率。

为规范超声刀头等高值医用耗材的管理,医院应成立包含医务处、质控办、护理部、采购中心、信息中心、物流中心等在内的管理监测工作小组,定期对超声刀等医用耗材使用情况、可靠性和可用性等进行分析评价,并建立一套适用各层级医疗机构的标准化超声刀管理流程,包括超声刀的采购、储存、分类、维护、发放、回收、清洗、干燥、消毒和灭菌等流程,推动超声刀管理的科学性与有效性。

此外,超声刀头的一次性使用和重复使用以及收费问题一直是行业讨论的热点,根据相关规定,一次性使用的医疗器械不得重复使用,按规定可以重复使用的医疗器械应当严格按照规定清洗、消毒或者灭菌。超声刀头能否重复使用已不单是一个技术问题,还是管理问题,相信在有关部门和医疗机构的共同努力,该问题将迎刃而解。

(三)人员能力

超声刀的临床应用应遵循其临床适应证,同时要保证外科医师手术操作的规范化。不规范的术中超声刀操作流程将会加深术者的手部疲劳,造成手术效率的降低,甚至会导致严重的术中并发症;对于复用的超声刀头,不规范的操作流程将会导致超声刀头消毒、灭菌不彻底,增加超声刀头复用的感染风险;对于超声刀的不规范操作可能会造成超声刀系统使用寿命的降低,提高超声刀系统的维修和保养难度,导致医疗成本的增加。目前,部分医疗机构尚未建立超声刀应用评价体系,导致外科医师超声刀手术的标准化程度不高;此外,部分基层医疗机构缺乏完整的超声刀临床应用培训体系,一定程度上导致基层医疗服务能力不足。因此,亟须建立科学、系统的超声刀临床应用培训体系和应用评价体系,提高外科医师超声刀临床应用能力,推动超声刀的规范化、标准化应用。

（四）技术创新

在技术创新领域，超声刀亟须解决其刀头热效应对组织的影响，避免刀头紧贴血管和肠管等重要器官操作时可能导致的术后迟发的出血或穿孔等严重后果。目前，国产超声刀质量与性能还有较大进步空间，在加强闭合血管时的组织连接强度、减少术中雾化现象对手术视野的干扰等方面仍有较大提升空间，应在产品后续研发与制造中逐一攻克。

作为新型医疗器械，超声刀要满足不断增长的临床应用需求，离不开技术创新、产品质量提升、临床合理使用、维修保障、收费及管理模式改进等各方面的发展进步。

（冯靖祎　金以勒　潘燕君　潘　瑾）

第五节　缝线临床使用及管理

缝合是手术的重要操作之一，外科缝合技术几乎与外科临床同时起步。手术缝线是手术室最常用的手术耗材之一，几乎所有外科切口及创伤造成的伤口都需要使用缝线。随着科技的进步，各类新的缝合技术与缝合材料不断出现，对外科手术的发展产生了积极的影响。

一、手术缝线的概念

手术缝线是指在外科手术中，或者是外伤处置当中，用于结扎止血、缝合止血以及组织缝合的特殊线。当其用于组织缝合时，可以保证伤口闭合，支持其愈合，减少感染概率。

二、手术缝线的市场规模及状况

根据相关行业报告显示，2016—2021年，我国可吸收缝合线市场年均复合增长率为11.9%，2021年市场规模达到51.9亿元；预计2022—2027年，我国可吸收缝合线市场将以8.9%左右的年均复合增速增长，到2027年市场规模将达到86.5亿元以上。

三、手术缝线的发展

（一）缝线的天然取材时期

许多世纪以来，人类在寻找新的和较好缝线材料上做了许多尝试。

公元前 3000 年前，人类用动物的韧带，毛发及麻绳等进行缝合，但是感染的概率较大。

1800 年，Galen 采用丝线结扎血管；Halsted 对确立丝线在外科缝线中的地位起到了较大作用，至今认为应用最广泛的不吸收缝线。

1867—1869 年，英国外科医师 Listert 提出开刀的无菌技术，缝线才进入快速发展阶段，其铬制羊肠线是临床第一种可吸收缝线。

1940—1950 年，玻璃罐装缝线出现，但是无菌效果不佳。

1943 年，四川大学华西医院率先在手术中使用丝线替代了羊肠线，并影响到海外。

1958 年，聚合物缝线出现。

（二）缝线的材料学发展时期

1970 年，出现首根人工降解的缝线，美国某公司推出 PGA 缝线。

1974 年，国外某公司推出 PLA 缝线。

1980 年，国外某公司推出聚对二氧环己酮（PDS）缝线。

2003 年，国外某公司推出了可吸收性外科（PGLA）缝线。

（三）缝线的功能学创新时期

由于相关共识及医保耗材分类，出现了特殊理化缝线的分类，如免打结、含抗菌剂、防刺伤、防渗漏、药物洗脱这几类缝线功能创新，也包括技术的累加，如含抗菌剂免打结、含抗菌剂防刺伤。

四、手术缝线的分类及相关指标

（一）按缝线进行分类

公认的外科实践是使用可适当固定修补损伤组织的最小直径风险，这种做法会较少创伤，同时还确保有最小质量的异物留在体内。缝线规格用数字表示,随着缝线规格中 0 数量的增加,线股直径相应减少。例如,规格 5-0 或者 00000 是比规格 4-0 或者 0000 更小的规格。

1. 按缝线材质分类　可以分为天然缝线和合成缝线。天然缝线取材于自然物质,如蚕丝、肠线。合成线由各种聚合物制成,如聚酰胺、聚烯烃、聚酯和由聚烃基乙酸制成的可吸收聚合物等。

2. 按吸收度分类　可分为可吸收缝线和不可吸收缝线。

（1）可吸收缝线:天然可吸收缝线由机体的消化酶进行消化 - 肠线（处理、未处理）,合成可吸收缝线通过水解方式进行降解,引起组织的轻微反应。

（2）不可吸收缝线:大部分不可吸收缝线能一直保持完整。有些缝线可以永久存在于组织之中而不被降解或吸收。丝线被认为不可吸收,因为其降解速度非常缓慢。不可吸收缝线一般用于内部器官组织的缝合,而这些组织愈合时间通常很长。

3. 按编制工艺分类　可分为单股缝线和多股缝线。

（1）单丝缝线是单股结构,表面光滑,易于穿过组织,尽管单丝缝线需要打结较多,但打结较为容易且对组织损伤的风险较小,因此适用于缝合污染的伤口。

（2）多丝缝线是由多股纤维编织而成的,又分编织与双股,通常带有涂层,缝线结节牢固性较高,但不宜用于感染伤口。

（二）按缝针作用和结构进行分类

1. 缝针的作用和结构　手术缝针是用于各种组织缝合的器械,通过锋利的针尖将所附的缝线引入组织并穿出组织完成缝合的工具。缝线用于穿透组织,安置缝线,从而使伤口 / 切口靠拢。尽管在伤口愈合过程中,不需要缝针的存在,但选择最合适的缝针,对保证伤口对合以及减少组织损伤都有重大的意义（图 5-5-1）。

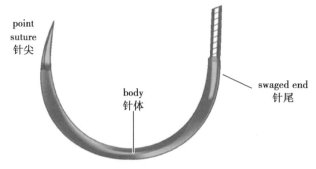

图 5-5-1　手术缝针的结构图

（1）针尖：位于缝针的最前端，功能是引导缝针和缝线尽可能减少穿透组织的损伤。

（2）针体：位于缝针的中部，连接针尖和针尾，是持针器夹持缝针的部位；一般推荐持针器夹持在中后 1/2~1/3 处。

（3）针尾：是缝线附着缝针的位置，功能是连接缝针和缝线；针线连接方式分为传统眼针（需要穿针）和无孔针（针线一体）。

按照针尖的类别分类及应用情况，见图 5-5-2。

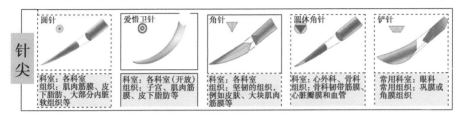

图5-5-2　手术缝针分类及应用情况

2. 缝针几何结构　手术缝针的几何结构，构成如下 4 个参数。

（1）弦长：从针尾到针尖的直线距离，决定了缝针一次穿透组织的最宽范围。

（2）针体直径：是指生产过程中制造针体的原始圆形线圈的宽度。

（3）针长：是指线圈横截面中心测量的针的弧形长度。

（4）弧度：是指缝针一次穿透组织的深度。缝针具有不同的弧度是为了能够轻松到达缝合部位，穿透组织且游刃有余地缝合。

按照缝针的弧度分类及应用情况，见图 5-5-3。

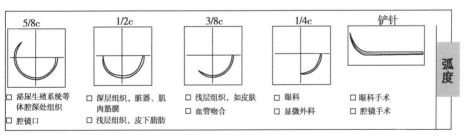

图5-5-3　手术缝针分类及应用情况

（三）基于国家医保耗材编码的缝线分类

国家医保耗材编码的缝线分类中的三级分类，与传统的缝线分类不同，是在可吸收和不可吸收缝线的基础上，加上是否特殊理化缝线的维度，分为 4 大类，即可吸收性特殊理化缝线、可吸收性非特殊理化缝线、不可吸收性特殊理化缝线和不可吸收性非特殊理化缝线。"特殊理化缝线"指的是免打结、含抗菌剂、防刺伤、防渗漏、药物洗脱这几类缝线功能创新，也包括技术的累加（例如含抗菌剂免打结、含抗菌剂防刺伤），见表 5-5-1。

表 5-5-1　缝线类别及临床应用情况

缝线类别	临床应用情况
免打结缝线	随着腔镜技术的发展，外科手术中期待一种可减少操作钳的使用数量和频次，提高缝合的效率，可应用于包括胃肠吻合、浆肌层加固、后腹膜关闭等手术操作的缝线。目前已开发出免打结缝线，又称倒刺线。根据成刺工艺不同，主要可以分为两种：切割成刺的螺旋倒刺线和压制成刺的鱼骨倒刺线。螺旋线最先推出，倒刺呈 360° 螺旋状排列，全程无须助手牵拉，降低了腹腔镜下打结、缝合的难度，能够有效缩短缝合时间和麻醉时间，尤其适用于腹腔镜下操作。但是螺旋线为切割后的单股缝线，其张力有所降低，不适用于高张力的切口闭合。另一款压制成型的倒刺线，又称鱼骨倒刺线，其成刺技术不会影响缝线的抗张强度，不仅可以缝合张力较小的组织。还可缝合需要承受高张力的筋膜层等组织
含抗菌剂缝线	如何提高缝线的抗菌能力一直是缝合材料研究的热点。不断有研究者尝试改良缝线表面涂层，以提高缝线的抗菌能力。大量循证医学证据表明：通过熏蒸、涂层等工艺添加了三氯生抗菌剂的缝线在保持原有缝线张力维持时间和吸收时间的同时，可以有效抑制金黄色葡萄球菌、表皮葡萄球菌、耐甲氧西林的金黄色葡萄球菌和表皮葡萄球菌、大肠杆菌和肺炎克雷伯菌的生长，降低手术部位感染率，为医院、医保支付方和社会节省大量的医疗费用。2016 年 WHO、2017 年美国疾病控制中心（Centers for Disease Control and Prevention, CDC）、美国外科医师协会和美国感染学会均推荐使用含有三氯生的缝线来降低手术部位感染的风险
防刺伤缝线	近年来出现的防刺伤针，通过选用 0.012cm 的针尖设计，既能获得较好的穿刺性，又不易刺破手套，适用于特殊感染的手术，能够最大程度地保护手术操作者
防渗漏缝线	既往的缝针由于技术限制，其直径往往大于缝线，从而增加了组织在术后出现渗漏的机会。防渗漏缝针技术将针线结合部的线拉细塞入针尾，针线以接近 1∶1 比例装配，从而最大程度减小缝针损伤带来的渗血、渗液等情况
药物洗脱缝线	药物洗脱缝线与抗感染缝线的原理相似，即将特定的药物通过浸泡、静电纺丝等方法附于缝线上，进入体内的缝线在特定部位通过释放药物而发挥功能。目前，附有布比卡因等药物的缝线已被证明对延长痛觉消失时间等有显著效果，该类缝线的应用在提高局部药物浓度、降低用药剂量等方面具有较大的潜在价值

五、手术缝线的临床应用

不同的缝线类别和规格应用的场景不同,详细情况见表 5-5-2。其中数字代表缝线的规格。

表 5-5-2　手术缝线类别及临床应用情况

缝线类别	临床应用情况
可吸收聚糖乳酸缝线(PGLA 聚糖乳酸 910)	腹部、子宫、大块肌肉缝合:1/0 皮下组织、小块肌肉缝合:2/0 皮内缝合:3/0-5/0 胃、胰、胆、肠、甲状腺残端吻合:3/0、4/0 血管韧带结扎:2/0 段装线(不带针) 帽状腱膜缝合:2/0 硬脑膜缝合:4/0、5/0 眼科缝合:5/0-8/0
快速吸收聚糖乳酸缝线(PGLA 聚糖乳酸 910)	会阴侧切修补术:2/0-3/0 皮肤缝合:3/0-5/0 口腔黏膜缝合:3/0-5/0
聚卡普隆 25	输尿管缝合:4/0-6/0 前列腺窝、肾脏缝合:2/0 皮肤缝合:3/0-6/0 B-lynch 缝合:1
聚对二氧环己酮	输尿管缝合:4/0-6/0 前列腺窝、肾脏缝合:2/0 皮肤缝合:3/0-6/0 B-lynch 缝合:1
聚丙烯	血管缝合:2/0-0/0 心脏外科:搭桥、换瓣、先天性心脏病缝合等 手外科:大肌腱 3/0-6/0;神经、血管及细小肌腱 7/0-10/0 整形美容:皮内缝合 无张力疝修补固定人工材料:2/0-1

续表

缝线类别	临床应用情况
聚酯（乙烯 + 对苯二甲酸 =PET）	心外科： 瓣膜手术，有传统垫片和宽距圆角垫片 ASD，VSD 房缺 / 室缺的间断缝合修补 心脏插管荷包 骨科：肌腱（尤其是跟腱）、交叉韧带重建；肌腱 - 骨止点重建 胸外科：胸骨捆绑
尼龙	眼科：白内障 / 角膜手术（铲针）：11/0-9/0 显微外科：神经吻合 减张缝合：大针，1/0 线

对于不同的专科术式，各学科的专家学者形成了一些专科术式共识推荐，可在临床使用过程中进行参考。

（一）普外科

普外科对缝线的使用共识主要有：《普通外科缝合技术的基本原则与缝合材料的规范化使用（2018 版）》和《腹腔镜肝胆外科手术缝合技术与缝合材料选择中国专家共识（2021 版）》等。其主要内容有以下几点。

胃肠吻合建议选用 3-0/4-0 可吸收缝线。

开放手术推荐行十二指肠残端手工加固缝合，浆肌层间断缝合和荷包缝合均为可行加固方式，缝线可选择 3-0 可吸收缝线。

胃肠吻合手工缝合可选取 3-0 可吸收缝线或螺旋倒刺线。

推荐用 3-0 可吸收缝线手工间断固定造口，造口约高于皮肤 1~2cm；祥式造口中可使用弹性或刚性支撑棒。

建议以单股不可吸收聚丙烯缝线或单股可吸收聚对二氧环己酮缝线完成胰腺与消化道的重建。

建议选择使用缓慢吸收材质的缝线缝合正中切口筋膜层次。

选择病态肥胖手术患者正中切口关闭缝合建议采用缓慢吸收材质缝线；同时皮下负压引流。

建议使用单股缝线及含抗菌剂缝线预防手术部位感染。

（二）妇产科

妇产科对缝线的使用共识主要有：《2018 剖宫产缝合技术及材料选择专家

共识》和《会阴切开及会阴裂伤修复技术与缝合材料选择指南 2019》等。其主要内容有以下几点。

使用含抗菌剂的可吸收缝线,可有效降低剖宫产手术部位感染并减少线结反应和切口疼痛。2016 年 WHO《预防手术部位感染(SSI)全球指南》和 2017 年美国 CDC《关于预防手术部位感染的指南》均推荐各类手术中使用含抗菌剂(如三氯生)的缝线,以降低手术部位感染风险。

为了减少职业暴露机会,对有体液传播疾病风险的孕妇实施剖宫产手术时,推荐使用防刺伤针。美国 CDC 及职业安全与健康管理局(Occupational Safety and Health Administration,OSHA)分别于 1997 年及 2007 年发布健康与安全公告,强调防刺伤针在减少手术人员经皮穿刺损伤方面的有效性,并同时推荐有条件的临床医师术中使用防刺伤针采取适合的缝合材料和缝合技术闭合腹膜,局部形成屏障,可起到机械性隔离作用,有效减少粘连的发生率。

缝合壁腹膜、腹壁肌肉及筋膜可以恢复解剖关系,加强腹壁抗张强度,减少切口疝的发生率。

缝合腹膜推荐采用连续单纯缝合,针距不宜过大,以减少腹膜张力。

(三) 骨科

骨科对缝线的使用共识主要有:《中国骨科手术加速康复切口管理指南》等,其主要内容有以下几点。

1. 在骨科手术切口除了肌腱、韧带的修复应选择惰性很强的不可吸收材料外,基本推荐选择含抗菌剂的可吸收缝线,以减少植入物(缝线)造成的感染和丝线造成的异物反应。

2. 腱、韧带等愈合较慢的组织应选择组织反应较小,惰性强的不可吸收线,如聚丙烯和聚酯材质的缝线,张力强且可长久。

3. 缝合材料现在大多都自带缝针,在不破坏强度锋利度的情况下尽可能选择细的针型也符合微创的理念,在手术过程中,刚性足以抵抗弯曲,而韧性足以抵抗断裂。针型要考虑弦长和弧度,根据部位深浅和组织厚度选择不同针型。

4. 类风湿患者膝关节手术切口的缝合,建议先用 2-0 可吸收缝线较密的单纯间断缝合皮下浅筋膜。

(四) 心外科

心外科对缝线的使用共识主要有:《风湿性二尖瓣病变外科治疗指征中国

专家共识》《主动脉术式中国专家共识——升主动脉 - 腹主动脉转流术》《先天
性心脏病外科治疗中国专家共识(十一): 法洛四联症》《主动脉术式中国专家
共识——直视象鼻手术》等。对不同术式专家共识见表 5-5-3。

表 5-5-3 心外科不同缝线术式及专家共识

术式	专家共识
先天性心脏病大动脉调转术	冠状动脉开口及吻合多采用 7-0 或 8-0 Prolene 缝线连续缝合
小儿先天性主动脉瓣狭 Ross 手术	术中建议采用针线比 1∶1 的 hemoseal 缝线
完全型房室间隔缺损修补术	采用 5/0 或者 6/0 聚丙烯缝线连续或间断缝合的方法闭合室间隔缺损并分隔共同房室瓣
白塞综合征主动脉根部置换术	5-0 Prolene 连续缝合；4-0 Prolene 线将带瓣管道与主动脉行端 - 端吻合冠状动脉吻合；升主动脉远端
孙氏手术	推荐 5-0 Prolene 或 6-0 Prolene 连续缝合；3-0 Prolene 或 4-0 Prolene 连续缝合术中支架与四分支人工血管远端；左颈总动脉；四分支血管近端与近端人工血管吻合
胸腹主动脉置换术	3-0 或 4-0 Prolene 连续缝合左侧髂动脉吻合；近端主动脉吻合；腹腔脏器血管重建；右侧髂动脉吻合
风湿性二尖瓣病变置换术	使用 2-0 圆针聚酯缝线间断置线用于二尖瓣重建 - 风湿性二尖瓣修复
感染性心内膜炎外科术	使用 5-0 或 6-0 prolene 缝线进行瓣叶修复,处理有钙化灶、脓肿病变的瓣叶可使用锋利度、抗弯性能更优的缝针；使用 2-0 宽距圆角垫片的聚酯缝线可一定程度上减少缝合过程中垫片重叠与翻转
功能性二尖瓣关闭不全修复术	缝合时可采用 2-0 宽距圆角垫片聚酯缝线间断褥式缝合针用于二尖瓣置换 - 缺血性二尖瓣关闭不全

六、手术缝线使用及管理相关问题

一是目前手术缝线市场仍以进口产品为主,国产缝线正在逐步发展,但创
新不足;特别是特殊理化缝线,国产产品还有待进一步提高。二是缝线学习曲
线较长,基层或青年医师缝合技术有待提升;特别是腔镜下缝合,需要进一步
加强基础技能培训。三是在实现相同功能的情况下,吻合器、止血材料、缝线

等不同耗材如何选择和使用尚没有较为统一的标准,临床使用管理困难。四是缝线用量的精细化管理问题,在相同应用场景下的缝线使用数量把控模糊,往往取决于医师的操作习惯和判断。五是在不同地区,对于缝线的医保报销政策差异较大;部分地区按使用量进行报销,部分地区不管使用多少均按同一标准报销。

七、手术缝线未来展望

手术缝线作为最重要的手术耗材,未来主要有以下几方面发展。一是随着微创手术,快速康复等概念的兴起,缝线也将迎来创新的热潮。二是随着人民群众对健康的需求,优质缝线技术正向基层医院覆盖,以提升基层手术质量安全。三是国产缝线应当在产学研上进一步提升和发力。四是利用卫生经济学的理念,更有效评价缝线的使用价值。五是组织临床专家共同撰写相关止血材料共识和规范,进一步规范临床使用。

（黄　进　雍　鑫）

第六章

医用耗材临床使用评价

第一节 医用耗材临床使用评价概述

一、医用耗材临床使用评价管理要求

《医疗机构医用耗材管理办法（试行）》以及《医疗器械临床使用管理办法》等条例，明确规定医疗机构应建立医用耗材管理及评价机制。医用耗材管理，是指医疗机构以患者为中心，以医学科学为基础，对医用耗材的采购、储存、使用、追溯、监测、评价、监督等全过程进行有效组织实施与管理，是一项在促进临床科学发展的同时又提升合理使用医用耗材的专业技术管理工作，是医疗管理工作的重要组成部分。同时，专业技术管理部门负责医用耗材的临床使用、监测、评价等专业技术服务日常管理工作。医用耗材临床使用评价工作是医用耗材管理中最重要的一部分。

与医院的药事委员会、医疗质量与安全委员会、医院感染控制委员会等相同，医用耗材管理是建立在委员会层级的基础上进行全院性的管理工作，通常由医疗机构负责人担任医用耗材管理委员会主任委员，医用耗材管理部门和医务管理部门负责人担任医用耗材管理委员会副主任委员。委员一般由具有高级技术职务任职资格的相关临床科室、医学装备、临床护理医技人员以及医院感染管理、医用耗材管理、医务管理、财务管理、医保管理、信息管理、纪检监察、审计等部门负责人担任。

医用耗材管理委员会应当对医用耗材的临床使用进行评价。包括：根据相关法律法规、技术规范等建立评价体系；监督、指导医用耗材的临床使用与规范化管理；对医用耗材的临床使用进行监测；对医用耗材临床使用的安全性、有效性、经济性等进行综合评价，及时发现存在的或潜在的问题，制订并实施干预和改进措施，促进医用耗材合理使用。

此外，医疗机构需加强医用耗材临床使用评价结果的应用。该结果应当作

为医疗机构动态调整供应目录的依据,对存在不合理使用的品种可以采取限制、停用,甚至重新招标等干预措施;医疗机构可将评价结果作为科室和医务人员相应的临床技术操作权限调整、绩效考核、职称晋升、评优评先等的重要依据。上级卫生健康行政部门可将此结果纳入对公立医疗卫生机构的绩效考核。

二、基于证据的医用耗材临床使用评价管理技术

(一)医院 HTA 的应用

随着医改的逐步深入,药品、医用耗材取消加成,检验检查收费标准下调,医保支付方式改革(按 DRG/DIP 支付)的大力推行,医院面临的成本控制压力越来越大,与此同时,随着新技术、新项目、新设备、新耗材的不断涌现,医院管理者在面临诸多选择和因素时如何作为一个"经济人"作出理性且快速及时的决策,借助于开展 HTA 越来越有必要。HTA 是以研究为基础,以决策为目的,通过合理的研究设计,运用准确的方法学和统计学手段,客观公正地对目标技术的临床效果、经济影响和社会伦理影响等方面进行评价。"技术"一词广义的理解可以认为包括:医疗设备、医疗器械、药品、临床操作及其他电子健康技术等,此处特指的是"医用耗材"。而医院卫生技术评估(hospital-based health technology assessment,HB-HTA)指的是医院根据实际情况开展 HTA 以支持各类卫生技术及医院管理决策,是一种基于医院自行开展或委托第三方开展 HTA 的流程和方法。HB-HTA 是国内医疗机构用于评价临床耗材使用的较为适宜的管理技术,并且同样适用于新增医用耗材及已有(在用的)医用耗材评价。

(二)医院医用耗材的全周期管理

医院在选择、采购医用耗材时,需经历一个较为完整的过程,通常可以概括为以下 6 个步骤。

1. 基于临床治疗需要角度所提出的医用耗材申请 该过程是医院耗材采购流程的首要步骤,通常由临床医师、科室负责人提出申请。

2. 医用耗材的环境性、适宜性评估 包括安全性、有效性、经济性指标概述及可能造成的近期和远期影响分析。该过程即为针对医用耗材的 HB-HTA 工作,是耗材全周期管理中最重要也最具有管理意义的一步,通常由专业的

HB-HTA 部门（小组）完成。

3. 医用耗材的市场分析 该过程指的是针对医用耗材进行必要的市场分析，包括耗材产品本身及潜在的市场分析，耗材供应商或生产商的市场份额、供应链管理等。该过程通常由医院采购部门及财务部门完成。

4. 选择规定的采购方式 该过程包括选择采购的形式和过程，在我国，采购的过程和途径通常分为国家集中采购、地区线上平台统一采购、区域性联盟采购等方式。该过程由采购部门完成。

5. 协议价格确定 通过医院与医用耗材供应商通过省级以上的医用耗材线上采购平台确定采购的耗材名称、规格以及价格，之为后续临床使用及信息维护提供依据。该过程由采购部门完成。

6. 购入供临床使用 采购或供应保障部门完成订货、入库、入账等工作，经配送后，分发至临床科室投入使用，流程完结。

（三）HB-HTA 部门（小组）的成立

在医院医用耗材全周期管理中，最重要的即为对医用耗材完成 HTA，而成立 HB-HTA 部门（小组）能使医院卫生技术及医用耗材的准入和采用更标准化和正规化，HB-HTA 部门（小组）具有正规性、专业性以及整合性等特点。在我国的医疗机构，HB-HTA 部门（小组）通常由各个部门和专业的人员组成，涵盖临床医学专业、卫生经济学专业、公共卫生专业、财务专业等。近年来，HB-HTA 被较为广泛地应用于新技术、新药等项目的评价，从而带动了医用耗材方面的 HTA 发展。HB-HTA 部门（小组）是医院战略发展的关键部门，应与医院的战略保持高度一致。

（四）HB-HTA用于医用耗材使用评价最关注的信息

HB-HTA 部门（小组）对耗材的评价意见应满足医院决策的需要，并且评估结果在相当程度上影响着医院决策的进行。医院在对耗材进行 HTA 时应包括以下关键因素。

1. 耗材的基本情况、产品相关技术的应用 主要包括产品三证资质信息；耗材所适用的目标患者人群；涉及的相关医疗技术、医务人员的诊疗资质等。

2. 耗材的有效性及安全性 包括耗材使用是否有明确的指征，是否可以起到以治疗疾病为目的，改善患者健康水平的相关评价指标；以及产品质量控制标准，安全风险管理、医院感染监测指标等信息。

3. 成本及经济学评价 包括该耗材的平均采购价格、医保支付方式；耗材的有效资源利用率、单位成本消耗及获得的效果；是否在成本效益（效用）方面优于目前已有的同类耗材。

4. 医疗机构的因素 包括是否符合医疗机构的定位和发展、学科特色、病种收治特点，以及是否属于医保支付方式改革（DRG/DIP）所支持的医疗新技术范畴；也包括医院的耗材管理流程、医疗服务、手术治疗等医疗环节管理等方面的因素。

5. 可能涉及的法律或社会层面的因素 包括是否存在耗材使用的不平等性、垄断性；是否存在对患者的区别对待而引发的价格歧视等市场方面的因素。

医院在对使用耗材进行 HTA 时基本涵盖了上述信息，也可能因不同的评估目的、评估手段和评估对象而关注的侧重点不同，亦可能不局限于上述信息，如可能基于对医院的政治、战略、竞争等层面，需考虑和评价额外的其他信息等。但"耗材的有效性和安全性"和"成本及经济学评价"是 HB-HTA 部门（小组）最关注的两个方面的信息。

（五）医用耗材 HTA 过程

医疗机构 HTA 部门（小组）对医用耗材临床使用进行评估时，会完成以下四个步骤，并形成有依据、有价值的且可供医院管理者决策的评估报告。该过程可用 TICO 模型进行概括，分为以下四个方面。

1. 技术（technology） 该过程是进行医用耗材卫生技术评价的前提。指的是该医用耗材对应的医疗技术名称；可能涉及的诊断、操作、治疗、手术等相关信息；需临床专业的人员对该技术和耗材进行详细描述，以及将其与其他现有的相关技术和医用耗材作出明确的区分。

2. 指征（indication） 该过程是进行医用耗材卫生技术评价最重要的一环。基于明确的技术水平上进行指征的把握和评估，一般包括两个维度：一是该耗材是否起到了治疗（一线治疗或二线治疗）、预防、诊断、检查检验、监护及判断预后的作用；二是该耗材在治疗的路径和方法中的作用和重要性，包括是否可以替代现有的耗材，或者作为现在耗材的补充；该耗材起到的是属于临时治疗方案还是最终解决方案的作用；在使用过程中是否还伴随着其他辅助设备、药品或试剂而增加了无形的成本。

3. 对照（comparison） 该过程指的是通过与现有的另一种或几种适应证及适用人群相近的耗材进行对照试验，综合判断所要评估的耗材在安全性、有效性、经济性等方面的优势。在对照试验中，根据试验的客观条件、人力物力成本及所达到的目的采取不同的试验方法，如：前瞻性双盲实验、干预 - 观察试验、类试验等；根据对照的类型可分为前后对照、空白对照等等。此外，也包括采用回顾性对照研究针对已有的同类医用耗材进行 HTA。

4. 结果（outcome） 该过程为医院耗材 HTA 的最后一环，通过建立在上述 3 个过程基础之上，经一定的文献检索、专家咨询或小组讨论后，采取可视化、可量化的指标进行描述和评估，通常以定量的指标体系评价为主。其中包括：效果指标，如治愈率、有效率、好转率、转阴率以及临床实验室指标、医学影像学指标或临床诊疗评估量表等；效益指标，如使用该类耗材对医疗资源消耗的情况、对患者疾病经济负担的影响情况以及因使用该耗材所能替代性地获得其他医疗资源（机会成本）等；效用指标，如需方的满意度、获得感、质量调整生命年（quality adjusted life year，QALY）等。上述结果部分，即经济学评价中常见的"成本效果""成本效益"以及"成本效用"，在对医用耗材临床使用评价进行 HTA 时发挥了重要的作用。

三、HB-HTA 在我国医用耗材临床使用评价的运用及展望

（一）开展 HB-HTA 的重要性及难点

随着《国务院办公厅关于印发深化医药卫生体制改革 2022 年重点工作任务的通知》（国发办〔2022〕14 号）关于新一轮深化医药卫生体制改革重点工作任务的颁布以及公立医院高质量发展的推进，公立医院在面临医改政策的落实和应对医保支付方式改革时，面临着更多的挑战，但也伴随着更多的机遇。医院在保证服务质量的同时更注重医疗成本的控制，加强医疗资源的优化配置及合理使用，除"开源"需申请政府支持、发展强势学科和扩大影响规模外，"节流"意味着加强成本管理、完善内部考核机制、严格规范药品耗材的采购和使用等措施。HB-HTA 作为一种有效控制成本和提高质量的手段，对医院实现科学管理与科学决策具有重大意义，HTA 凸显出其深远的意义和极大的需求。

然而各大医院在实施 HTA 的同时，也面临着诸多困境。如：HB-HTA 的共识和理念在院内难以达成一致，这往往是由于技术壁垒、职能边界以及医院决策者的认知不同带来的。其次是受 HB-HTA 方法学制约，这是由于各专业背景的人员对于 HTA 的方法掌握不同造成的，如临床背景的医护人员往往选择其较擅长的实验室研究、随机对照等，却对经济学方面的指标和意义解读不

够，造成了结果不一定反映实际情况，而公共卫生背景的人员往往会在选择评估指标和研究样本方面发生偏差，两者都容易造成 HB-HTA 结果的不确定性，说服力有待进一步加强。

由于缺乏统一标准的 HTA 内容和形式，又限于不同技术的专业性，在医院利益相关者的不同认知下，HB-HTA 仍处在起步和不断探索阶段。

（二）HB-HTA 在我国医用耗材临床使用评价中的运用

目前，我国医疗已经尝试开展了医院内部 HTA 的探索，如江苏省人民医院以科研的形式进行探索，上海市第六人民医院、内蒙古自治区人民医院在设备、耗材引进方面进行技术评估。以上海市第六人民医院为例，该院是国内较早开始探索 HB-HTA 在医用耗材临床使用管理中的应用的医疗机构。该院自 2011 年开始接触、学习、实施 HB-HTA，与医院实际相结合，逐步形成了符合公立医院特点和医院发展重点相适应的 HB-HTA 的路径。主要概述如下。

1. 建立健全机制体制　该院于 2011 年成立了医学装备管理委员会，该委员会负责审议医院的年度医疗设备采购计划和新增医用耗材准入等。该委员会由院长和院党委书记担任主任委员，委员总人数 29 人，由各相关职能处室负责人、临床医技科室主任组成，来自管理（33%）、临床（37%）以及管理兼临床（30%）的委员比例相近，具有临床背景的委员占多数。医学装备管理委员会的成立使决策的过程更加公正、公开，便于在决策过程中吸纳来自各方面的意见和建议，决策结果更加科学、合理，同时也大大增强了临床使用部门执行的依从性。

该院还成立了由医疗分管院长和医学装备分管院长任双组长，医学装备处、医务处、院内感染控制办公室、医保办、财务处、科教处等相关职能处室负责人组成的医学装备评审评价工作小组，负责从多个监管角度进行新增耗材申请的预审核，通过预审的耗材申请方能提交医学装备管理委员会审议。医学装备评审评价工作小组还要负责与医用耗材管理有关的其他重要问题的研究，如医用耗材用量异常的调查与管控、医用耗材年度供货协议的修订等。

医院成立了独立的 HTA 部门（小组），由医院医学装备处负责牵头，成员包括临床专业、公共卫生管理专业、医疗保险专业、财务专业等人员，负责医院日常 HTA，定期发布评估报告供医院决策者和管理者借鉴，并与同行积极交流，不断吸取国内外先进经验，为医院高质量发展提供助力。

2. 开展医用耗材临床使用评价　基于上述体制机制的建立，该院利用 HTA 方法和模型，对部分医用耗材进行了临床使用的评价。

（1）以"周围神经缺损修复材料"开展 HB-HTA 研究：以某医院为例，围绕该院在用的高值医用耗材——周围神经缺损修复材料，开展 HB-HTA 研究，通过组建跨部门、多专业交叉的该院 HB-HTA 兴趣小组，以欧盟的 HB-HTA 手册作为参考、以国家卫生健康委医疗管理服务指导中心 HB-HTA 试点的评估报告模板的研究框架，建立了研究发起、研究框架设计、数据采集与分析、耗材使用管理制度各环节的闭环研究模式。

经过对周围神经缺损修复材料开展 HB-HTA 研究，医院骨科创伤组以 HB-HTA 结果为参考，进一步严格控制材料适应证，同种异体类的神经缺损修复材料使用比例有所下降，此类材料总体次均费用从 12 996 元降至 11 189 元，成效明显。此举证明，该院的 HB-HTA 研究模式可为临床合理使用耗材提供证据，有助于合理控费、能协助耗材管理科进一步规范耗材管理，闭环管理下的 HB-HTA 评估应用更能提升管理效果。

（2）基于回顾性分析的可吸收止血类耗材卫生经济学评价：该院拥有 3 种不同厂家和规格的可吸收止血材料，分别为可吸收止血微球、可吸收止血海绵和可吸收止血纱布，单价各不相同。HB-HTA 小组针对 3 类止血耗材 2021 年使用量进行了汇总，并根据患者实际使用情况按临床科室进行分层随机抽样，最终入选病例 180 份，结合产品说明书指征、医保支付条件以及止血类耗材临床使用的专家共识，确定评价结果指标为：患者术后 3 天伤口渗出情况、术后至出院医疗费用情况、术后至出院的天数。

通过统计学分析：止血微球、止血纱布和止血海绵在患者术后出血情况、术后至出院医疗费用情况以及术后至出院的天数比较，差异均无统计学意义，可以初步认为三者具有相同的临床效益和效果，而止血微球单价更高、止血纱布单价最低，医院建议临床科室根据患者的实际情况选择价格更低廉的止血类材料。此评价方法从临床实际使用结果出发，以概率抽样为前提，通过不同维度的评级指标对比能更清晰的解释不同规格下的同一类耗材的使用结果，为医院耗材临床使用评价提供借鉴和参考。

该院经过 10 年的探索，不断地完善 HB-HTA 方法和模型，并积极地投入医用耗材的临床使用评价中，是国内该举措的先行者，具有较高的学术地位。

（三）医用耗材临床使用评价的展望

虽然 HB-HTA 的医用耗材临床使用评价在国内发展较为缓慢，但医用耗材的合理使用、医用耗材的适应证管理以及医用耗材的使用量实时监控等内容已逐渐被列为公立医院医用耗材管理的重点工作。近年来,医保支付方式的改革、医疗服务项目价格调整激励医院控制成本,提高医疗质量和效率,力求以最低的物耗成本达到相对较优的医疗服务结果。同时,"成本效益""循证医学""经济学评价"等概念也逐步被公立医院的管理者所接受,医用耗材管理从临床科室占主导的"临床专业和需求"转变为"科学公正评价"的多方面博弈,以"摆数据、讲道理"逐步打破"临床专业说了算"的局面,客观地提升了公立医院的耗材使用评价水平和管理决策水平,科学合理的评价方法和标准打破了原先粗放式管理的模式,卫生管理专业人员在耗材使用评价方面不断地提升话语权。

在工作模式上,越来越倾向于成立小组式工作形式来满足日益复杂多变的医院管理,如 DRG 管理、运营管理、绩效管理,也包括 HB-HTA 管理。"组团式"的管理方式打破了原来医疗机构各部门的管理边界和专业壁垒,真正将一些致力于研究 HB-HTA、提高管理水平和科研素质的人员凝聚在一起,随着不断成熟的 HTA 方法在医用耗材临床使用评价中的不断拓展和运用,医保部门也倾向于依托具有高效且精准的 HB-HTA 部门(小组)进行相关研究和实践,展现了公立医院高质量发展下的良好前景。

(俞骏仁 杨 海 郑蕴欣)

第二节 基于真实世界证据的医疗器械临床使用评价项目概述

医疗器械临床使用评价是促进医疗器械回归临床价值的基础性工作,是落实国家行业治理要求,"推动形成高值医用耗材质量可靠、流通快捷、价格合理、使用规范的治理格局"的关键工作之一。2017 年,国家 9 部委联合出台了《医用耗材专项整治活动方案》,提出"对医用耗材使用量动态监测,开展医用耗材质量评价""探索建立医用耗材长效监管工作机制"。2019 年,《国务院办公厅关于印发治理高值医用耗材改革方案的通知》(国办发〔2019〕37 号),继续对医疗机构提出完善高值医用耗材临床应用管理的要求,并表明会将其纳入公立医疗机构绩效考核评价体系。2021 年 1 月 12 日,国家卫生健康委正式颁布了《医疗器械临床使用管理办法》,明确提出医疗机构应当按照规定开展医疗器械临床使用评价工作,重点加强医疗器械的临床实效性、可靠性和可用性评价,以此促进医疗器械的合理使用。

然而与药品管理不同的是，医疗器械存在种类多、更新速度快、高质量循证证据获取困难等问题，传统的临床试验方法很难应用于医疗器械评价。当前，采用真实世界证据支持医疗器械的临床使用评价已经是国际医疗器械准入中的主流做法。国家药品监督管理局在 2020 年 11 月 24 日发布了《真实世界数据用于医疗器械临床评价技术指导原则（试行）》，肯定了将真实世界研究方法应用于医疗器械临床评价的可行性。

在数据基础方面，我国多数三级医疗机构已经通过多年的信息化建设建立了体系完整的、以电子病历为核心的医院信息化系统，沉淀了海量的医疗器械临床应用数据，但在利用真实世界证据开展医疗器械临床应用工作尚处于萌芽阶段，难以满足评价工作的需要，因此亟待建立一批掌握真实世界研究方法、熟悉医疗器械产品、具备医疗器械临床使用评价实践能力的临床医学工程队伍。

基于此现状，国家卫生健康委医院管理研究所于 2020 年启动了"基于真实世界证据的医疗器械临床使用评价项目"，旨在通过理论培训、临床实践指导，培养一批具有医疗器械临床使用评价能力的医疗机构和人才队伍，为做好客观评价医疗器械产品工作做好准备。

该项目的目标是通过理论学习、专家指导结合临床使用评价实践工作，建立具备医疗器械综合评价能力的临床使用评价基地（中心），培训一定数量的从事医疗器械遴选与采购工作的临床医学工程人员，培养历经理论学习和临床使用评价实践而具备医疗器械临床使用评价能力的临床医学工程师，开展多项基于真实世界证据的医疗器械临床评价项目，为医保部门和医疗机构开展医疗器械遴选和采购提供支撑。

一、项目指南编纂与修订

为深入贯彻实施《医疗器械临床使用管理办法》中对医疗机构医疗器械临床使用的具体要求，立足我国医疗机构医疗器械临床使用现状，围绕公立医院高质量发展改革主题，有效解决影响和制约医疗器械临床使用中的突出问题，加快医用耗材临床使用治理体系和治理能力的现代化，国家卫生健康委医院管理研究所于 2020 年启动"基于真实世界证据的医疗器械临床使用评价项目"，为保障相关工作的有效落实，制订了《基于真实世界证据的医疗器械临床使用评价指南》。

2020 年 8—9 月，国家卫生健康委医院管理研究所组织专家开展了指南的编写工作。经过几轮修改，形成了《基于真实世界证据的医疗器械临床使用评价指南（草案）》，并随《基于真实世界证据的医疗器械临床使用评价项目申报指南》对外发布。

为进一步推进《基于真实世界证据的医疗器械临床使用评价指南》对真实世界证据在医疗器械临床应用评价中的合理引导和技术指引作用，向各期申报项目组提供更具针对性的指导，国家卫生健康委医院管理研究所启动了对指南的修订工作。项目组分别以线下和线上会议、专家访谈等方式针对《基于真实世界证据的医疗器械临床使用评价指南》进行了修订工作。

2022 年 6 月 11 日，《基于真实世界证据的医疗器械临床使用评价指南（2.0版）》出版。该版指南对旧版指南的整体结构进行从头梳理，形成了指南制订的背景与目的、评价对象的选择原则、医疗器械临床使用评价指标框架概述、真实世界研究相关概念及其关系、真实世界研究的方法学、评价结果的应用六大板块，附录部分对正文内容进行补充说明。

内容中的一大亮点为医疗器械临床使用评价指标框架部分的加入。新版指南通过对基于真实世界证据的医疗器械临床使用评价项目第一期申报课题的总结归纳，结合项目专家委员会对评价指标框架的讨论修订，制订了医疗器械临床使用评价指标框架，供参与医疗器械临床使用评价的项目组及相关人员借鉴。医疗器械品种繁多，指南所述评价指标框架仅从通用的评价维度出发，不同的医用耗材品类可据此开展探索，丰富形成该品类特定的指标设计方案，指南亦将在未来的更新版本中收录优秀的品类评价指标设计方案。

《基于真实世界证据的医疗器械临床使用评价指南》旨在初步规范和合理引导真实世界证据在医疗器械临床使用评价中的应用，为卫生健康行政部门、医保从业人员、医院决策者及医疗器械临床使用相关人员等提供医疗器械临床使用评价相关工作的技术参考与支持。主要目的包括以下几点。

1. 为卫生健康行政相关部门针对医疗机构医疗器械临床使用监督管理提供评价参考，促进《医疗器械临床使用管理办法》等规章制度的落地与实施。

2. 基于不同维度了解医疗器械间在临床实际中的使用效能差异，为医保部门关于医用耗材的医保准入、集中带量采购、医保控费、基本医保医用耗材目录的制订与更新等提供决策支持。

3. 为医院决策者在器械采购、绩效评价、质量控制、风险评估等方面提供评价方法与数据支撑。

4. 为医疗器械临床使用者选用合理的医疗器械用于临床实践、规范医疗器械临床使用行为、建立医疗器械临床使用的标准与指导原则提供支持。

5. 针对不同种类医疗器械，推荐合适的已有方法学，为医疗器械临床使用评价提供并推荐科学研究工具。

二、申报项目开展与统计

截至 2023 年 6 月，项目组共开展五期基于真实世界证据的医疗器械临床使用评价项目申报工作，共有 15 个省份的 51 家医院的 115 个课题参与项目申报（表 6-2-1、表 6-2-2）。在项目类别统计中，耗材类课题 77 项，设备类课题 38 项，课题来源覆盖面较大，参与医院分布广泛。在耗材大类中，球囊类、吻合器类、支架类和止血材料类是申报课题最多的亚类，分别为 14 项、9 项、9 项和 7 项；设备大类中，CT、超声、呼吸机和 MRI 4 个大类是申报项目较多的亚类，分别为 5 项、5 项、5 项、4 项。在省份分布层面，山东省、内蒙古自治区和天津市为申报项目最多的 3 个省级行政单位，分别有 18 项、17 项和 16 项。

表 6-2-1　医疗器械临床使用评价项目申报类别统计

大类	亚类	计数 / 项	合计 / 项
耗材	球囊	14	77
	吻合器	9	
	支架	9	
	止血材料	7	
	输液器 / 留置针 / 输液接头等其他用量较大的常用医用耗材	7	
	人工关节	4	
	脊柱 / 脊椎治疗相关耗材	4	
	超声刀	4	
	弹簧圈	3	
	中心静脉导管	2	
	医用耗材管理综合	2	
	带线锚钉	1	
	缝线	1	
	骨科耗材	1	

续表

大类	亚类	计数/项	合计/项
耗材	固定架	1	77
	呼吸机面罩	1	
	活检针	1	
	滤器	1	
	内镜	1	
	取栓装置	1	
	输尿管软镜	1	
	血管类高值耗材	1	
	硬脑膜补片	1	
设备	CT	5	38
	超声	5	
	呼吸机	5	
	MRI	4	
	监护设备	4	
	透析	4	
	ECMO	1	
	百级层流床	1	
	除颤器	1	
	电外科手术设备	1	
	高频手术设备	1	
	激光	1	
	离心机	1	
	融合器	1	
	胸腔引流系统	1	
	婴儿培养箱	1	
	自研设备	1	
	总计		115

表6-2-2　医疗器械临床使用评价项目申报单位所在省份统计

省份	课题数量
山东省	18
内蒙古自治区	17
天津市	16
北京市	13
上海市	10
湖南省	8
江苏省	7
广东省	6
福建省	4
浙江省	4
安徽省	4
湖北省	3
甘肃省	2
四川省	2
广西壮族自治区	1
总计	115

（马丽平　刘　庆　郭云剑）

第三节　天津市第五中心医院医用耗材评价案例

一、背景与意义

2015 年10 月，国家卫生计生委、国家发展改革委、财政部、人力资源社会保障部、国家中医药管理局印发《关于控制公立医院医疗费用不合理增长的若干意见》。该意见分为总体要求、采取医疗费用控制综合措施、建立医疗费用控制考核问责机制、强化组织实施 4 部分。其中提到，到 2016 年 6 月底，各地结合实际合理确定并量化区域医疗费用增长幅度，定期公示主要监测指标，初步建立公立医院医疗费开监测体系，医疗费用不合理增长的势头得到初步遏制，城市公立医院医疗费用总量增幅和门诊患者次均医药费用、住院患者人均医药费用增幅有所下降。其中意见中第 16 项卫生材料收入占医疗收入比重（卫生材料收入 / 医疗收入 ×100%），用于反映医院收入结构；第 17 项挂号、诊察、床位、治疗、手术和护理收入总和占医疗收入比重 [（挂号收入 + 诊察收入 + 床位收入 + 治疗收入 + 手术收入 + 护理收入）/ 医疗收入 ×100%]，用于反映医院收入结构；第 18 项百元收入卫生材料消耗（卫生材料消耗 / 医疗收入 ×100），用于反映医院卫生材料消耗程度和管理水平；第 19 项出院者平均住院日（出院者占用总床日数 / 出院人数）用于反映医院对住院患者的服务效率；以上指标均是评价医院运营及耗材运营的重要指标。

2019 年 1 月，《国务院办公厅关于加强三级公立医院绩效考核工作的意见》提出了一系列具体考核指标和建设支撑体系的工作任务。三级公立医院绩效考核指标体系由医疗质量、运营效率、持续发展、满意度评价等 4 个方面的 55 项指标构成。国家制定《三级公立医院绩效考核指标》供各地使用，同时确定部分指标作为国家监测指标。各地可以结合实际，适当补充部分指标。其中，第 31 条医疗服务收入（包括挂号收入、床位收入、诊察收入、治疗收入、手术收入、药事服务收入、护理收入，不含药品、耗材、检查检验收入）占医疗收入比例（医疗服务收入 / 医疗收入 ×100%）是评价医院运营效率的一个重要定量指标。

2019 年 7 月，国务院办公厅发布《治理高值医用耗材改革方案》，要求加强高值医用耗材规范化管理，明确治理范围，将单价和资源消耗占比相对较高的高值医用耗材作为重点治理对象，要求进一步完善价格形成机制，降低高值医用耗材虚高价格，取消公立医疗机构医用耗材加成，2019 年底前实现全部公立医疗机构医用耗材"零差率"销售，高值医用耗材销售价格按采购价格执行。随着"零加成"的实施，医用耗材管理部门正式成为成本中心，这就要求医疗机构对医用耗材的管理要更加精益化。

2020 年 12 月，国家卫生健康委会同国家中医药局联合印发了《关于加强公立医院运营管理的指导意见》（国卫财务发〔2020〕27 号），对公立医院运营管理明确定义："公立医院运营管理是以全面预算管理和业务流程管理为核心，以全成本管理和绩效管理为工具，对医院内部运营各环节的设计、计划、组织、实施、控制和评价等管理活动的总称，是对医院人、财、物、技术等核心资源进行科学配置、精细管理和有效使用的一系列管理手段和方法。"其中有三项重点任务，提出医院要"建立运营管理系统和数据中心，实现资源全流程管理；促进互联互通，实现业务系统与运营系统融合；利用数据分析技术，构建运营数据仓库。

2021年6月，《国务院办公厅关于推动公立医院高质量发展的意见》从构建公立医院高质量发展新体系、引领公立医院高质量发展新趋势、提升公立医院高质量发展新效能、激活公立医院高质量发展新动力、建设公立医院高质量发展新文化六个方面明确了发展方向。其中《国务院办公厅关于推动公立医院高质量发展的意见》指出，要健全以经济管理为重点的科学化、规范化、精细化运营管理体系，引导医院回归功能定位，提高效率，节约费用。效能提升主要针对医院的预算管理和内部控制制度。

医用耗材是临床使用和医疗活动必不可少的基础。耗材的管理质量直接影响着患者就诊的体验。随着国家对公立医院高质量发展提出具体要求，医院要健全以经济管理为重点的科学化、规范化、精细化运营管理体系，引导医院回归功能定位，提高效率、节约费用。医用耗材作为医院的一项重要支出就更加需要进行精益化管理。

二、目的

以关键指标为核心建立医用耗材运营分析体系，通过对医院医用耗材数据运营进行评价，达到有效降低医院医疗成本及风险，提高医用耗材管理实力，进而进一步建立医院整体运营管理系统和数据中心，从而进一步提高运营效率和管理能力。

三、方法

根据问卷调查、SPSS分析、专家访谈，将百元收入卫生材料消耗（卫生材料消耗/医疗收入×100）与医疗服务收入百分比（医疗服务收入/医疗收入×100%）联系起来，探索两者之间的关系，即卫生材料消耗收益弹性系数=百元收入卫生材料消耗/医疗服务收入百分比，再以杜邦分析法为模型建立起医用耗材运营分析体系进而形成医院运营分析体系，以卫生材料消耗收益弹性系数为核心指标，不断分解为耗材支出和医院运营相关指标，对医院的耗材支出与全院运营情况进行评价。

引入有效可分配收入概念。药品耗材实现"零加成"，对医院来讲没有任何收益，将药品耗材收入从总收入中减去剩下的部分（即有效可分配收入）才是医院能用来进行可持续发展和进行内部绩效考核的收入。因此有效可分配收入的主要组成部分为医疗服务收入和检查检验收入（图6-3-1）。

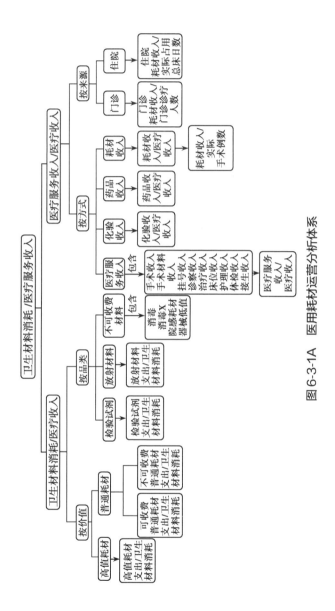

图 6-3-1A 医用耗材运营分析体系

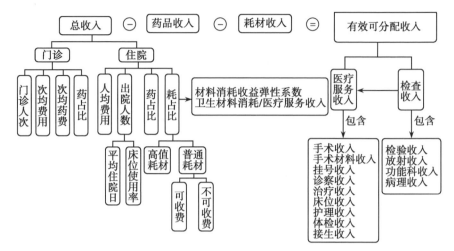

图 6-3-1B　医院运营分析体系一

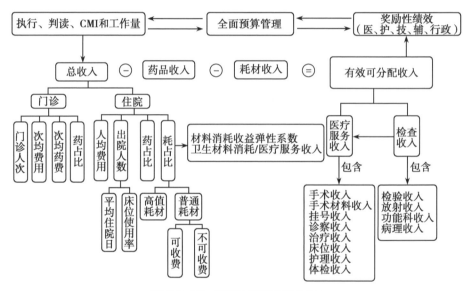

图 6-3-1C　医院运营分析体系二

四、结论

　　数据运营评价体系信度、效度良好，能很好地涵盖医院对于医用耗材数据运营及全院数据运营管理重点，具有科学性且可操作性强。将绩效考核与医用耗材运营分析体系结合起来发挥指挥棒作用，通过绩效考核促进医院高质量发展，提高运营效率，规范临床行为，开展临床评价，通过耗材合理使用，成为提升患者满意度的一个重要组成部分。

五、结果的临床应用

(一)案例一

通过对关键指标(耗占比)的监测,不仅发现了医院耗材运营中需要关注的问题,也为医用耗材合理使用评价提供科学依据。以阑尾炎开放手术与阑尾炎腔镜手术的相关费用对比为例子。

1. 发现问题 微创外科的出现及在医学领域的广泛应用是最近十几年的事,微创手术更注重患者的心理、生理(疼痛)、精神风貌、生活质量的改善与康复和社会效益,能最大程度体贴患者,减轻患者的痛苦,但微创手术的耗材成本较常规开放手术成本高,所以是否支持医院开展微创手术就需要通过相关关键指标来进行评价。

2. 收集数据 在对耗占比指标的监测中发现腔镜微创手术的耗材支出增多,针对此情况在病案室调取 2011—2015 年相关数据,调取每年阑尾炎开放手术和腹腔镜下阑尾炎手术各 10 份病历,调取当年腔镜手术合计出院病例数、平均住院日、手术总费用、手术耗材费用、每例手术平均手术费、每例手术平均耗材费用等指标(图 6-3-2)。

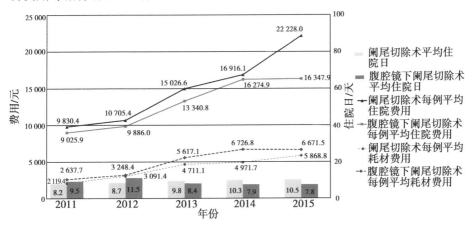

图 6-3-2 2011—2015 年阑尾切除术与腹腔镜下阑尾切除术相关数据对比图

3. 进行数据整合 将阑尾炎切除术与腹腔镜下阑尾炎切除术的平均住院费用、平均耗材费用、平均住院日进行对比,腔镜手术平均耗材费用要高于开放手术,腔镜手术平均住院日及平均住院费用均低于开放手术。

4. 决策 根据以上数据对比得出结论,比较来说腹腔镜手术总医疗费用较低,平均住院日较短,患者整体负担较低,患者住院体验得到改善,医院应该鼓励开展腹腔镜手术。

（二）案例二

通过对全院三、四级手术的关键指标分析,针对不同区间的手术通过绩效考核方法对临床行为进行调控。

1. 发现问题 全院三、四级手术绩效考核标准一致,但耗占比有高有低,奖励存在一刀切的问题,缺乏针对性的考核。

2. 收集数据 数据来源于病案首页,医疗服务总费用、医疗服务费用(三级公立医院绩效考核中第31项)、国家四级手术、国家微创手术、医用材料费用(耗占比)。

3. 进行数据整合

（1）计算出全院每个术式的总费用、医疗服务费用、医用材料费用,医疗服务费用占总费用比例、医用材料费用占总费用比例。

（2）将全院所有术式的医疗服务费占比和医用材料费占比的平均值作为标准,通过波士顿矩阵进行分析。

4. 决策 对处于不同象限的术式采取不同的绩效考核策略（图6-3-3）。

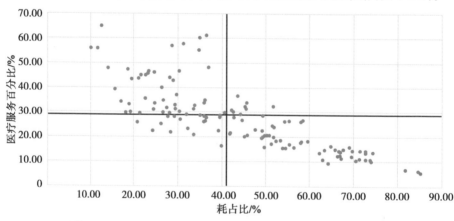

图6-3-3　波士顿矩阵-三、四级手术耗占比与医疗服务百分比

（1）对于高医疗服务费低耗占比的术式,鼓励开展提高相应的奖励标准。

（2）对于高医疗服务费高耗占比的术式，降低耗材成本，对术式中主要耗材进行临床评价。

（3）对于低医疗服务费高耗占比并且非国家四级手术及微创手术，限制开展降低绩效考核标准。

（4）对于低医疗服务费高耗占比但为国家四级手术及微创手术，鼓励开展提高相应的奖励标准，降低耗材成本，对术式中的主要耗材进行临床评价。

（5）对于低医疗服务费低耗占比并且非国家四级手术及微创手术，正常开展，实时监测工作量及费用结构。

（三）案例三

对重点病种重点耗材进行临床使用评价如下。首先找到材料消耗收益弹性系数较高的科室，然后挖掘出医用耗材消耗较高的病种或者术式，进而对该病种或术式中主要使用的医用耗材进行临床使用评价（图6-3-4）。

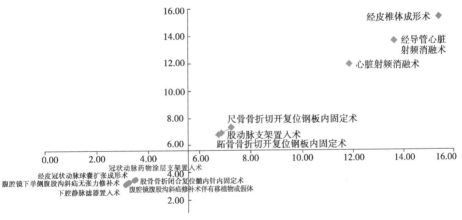

图6-3-4　手术耗材弹性系数

注：手术耗材弹性系数平均值5.61。

1. 发现问题　通过分析发现经皮椎体成形术的弹性系数是全院所有术式中材料消耗收益弹性系数最高的。

2. 收集数据　从病案系统调取该术式每一位出院患者的医疗总费用、医疗服务费（医疗服务收入占比）、医用材料费（耗占比），并对每一位手术医师的出院患者发生的总费用、医疗服务费（医疗服务收入占比）、医用材料费（耗占比）、手术时间、住院天数、骨水泥渗漏率及椎体复高率等进行分类。

3. 进行数据整合　该术式面向对象为老年性骨质疏松性椎体压缩骨折患者，手术医师在术前及术中需要根据患者情况来选择使用不同的医疗器械进行手术，主要有以下三种：第一种是 PVP 组患者进行常规椎体成形术治疗，第二种是 PKP 组患者进行椎体球囊扩张后凸成形术治疗，第三种是囊袋组患者进行囊袋椎体成形术治疗，通过比较这三种技术在治疗有效性和安全性、社会效益及经济方面的差异，进而为临床治疗决策提供参考依据。根据医疗器械临床使用评价中的安全性、有效性、经济性、适宜性原则对相关数据进行整理和分析。

（1）安全性：骨水泥渗透率，三组患者骨水泥渗漏发生常见渗漏部位是椎间盘、椎旁静脉和椎体前缘，三组患者骨水泥渗漏发生率：PVP 组（21.8%）>囊袋组（21.0%）>PKP 组（19.0%），三组均没有产生临床症状的并发症，并且渗漏发生率相差不大。

（2）有效性：椎体复高率。椎体复高率：PKP 组>囊袋组>PVP 组，三组患者术后椎体前缘高度均较术前提高了 25% 以上，但是相差不大。

（3）经济性：医疗总费用、医用卫生材料费用、医疗卫生材料费用占总费用比例（耗占比）。总费用：PKP 组>囊袋组>PVP 组，耗占比：囊袋组>PVP 组>PKP 组。

（4）适宜性：术中透视次数、手术时间、平均住院天数。手术时间：PKP 组>囊袋组>PVP 组，术中透视次数：囊袋组>PKP 组>PVP 组。

4. 决策　传统 PVP 技术操作简便，耗时短，费用低，对医务人员伤害小（放射次数小，受辐射剂量小），患者术后疼痛缓解显著，虽然椎体复高率及防渗漏不如另外两组，但是实际应用中没有显著性差异，仍是治疗首选。

（四）案例四

PICC 导管在同质化标准维护中用两种冲封管液对导管堵塞发生率的比较分析如下。

1. 发现问题　在肿瘤、血液及其他疾病中长期输液领域中，PICC 导管被临床广泛接受并使用。导管堵塞是 PICC 并发症之一，且发生率随着留置时间的延长而增加，是非计划性拔管的最常见的原因。临床实践制订了许多标准化维护的操作流程，有助于降低导管堵塞的发生，其中 PICC 冲封管尤为重要，但目前有瓣膜的 PICC 导管中的两种冲封管液的不同选择仍然存在学术争议,所以需要通过更多的样本及数据评估两种封管液来优化 PICC 导管维护,为患者提供最有效、安全且可持续的维护途径的同时又节省治疗成本。

2. 收集数据　选取置入 PICC-1-4Fr 病例 80 例,置入 PICC-2-4Fr 病例 80 例。目前因疫情影响及治疗方案等客观因素影响,最终共收集符合纳入、排除及脱落标准的样本 PICC-1-4Fr 42 例、PICC-2-4Fr 病例 38 例,进而研究两种带瓣膜 PICC 导管在导管堵塞上的发生率和两种冲封管液对带瓣膜 PICC 导管的效果分析和治疗成本。

3. 进行数据整合

(1)首选制订院内 PICC 标准维护 SOP 规范手册,对研究成员进行 PICC 维护同质化管理。确保材料同一性、置管及维护同一性。

(2)分析堵管发生率,得知两种冲封管液进行维护 PICC-1 导管组及 PICC-2 导管瓣膜组中对导管堵塞发生率无显著差异。

(3)预充式导管冲洗器组和肝素盐水组的治疗费用成本方面存在显著差异。使用 10ml 预充式导管冲洗器进行维护治疗成本显著优于 100ml 生理盐水 + 肝素钠注射液配比进行冲封管维护并节约时间成本。

4. 决策　进行冲封管维护中使用预充式导管冲洗器治疗成本、时间成本显著优于 100ml 生理盐水 + 肝素钠注射液配比。在优化护士维护工作流程、提高工作效率、减轻患者经济负担、指导临床合理用药方面具有一定意义,因此建议 PICC 导管维护中用预充式导管冲洗器封管。

(五)案例五

重点监控高值医用耗材收入占比作为新增指标纳入三级公立医院绩效考核,分母为第一批国家高值医用耗材重点治理清单公布的 18 种医用耗材的收入。完善高值医用耗材的临床应用管理,是此次加入这一指标的原因。

1. 发现问题　18 类重点高值耗材虽然有耗材名称、分类、描述及举例但对医疗机构来说没有一个统一的标准,完全是靠自己理解,标准无法完全统一就容易造成数据结果不准确。

2. 收集数据　以《第一批国家高值医用耗材重点治理清单》18 类高值耗材重点监控目录、国家医保局医保医用耗材信息业务编码规则为原则依据。第 1 部分:耗材标识码,用 1 位大写英文字母 "C" 表示。第 2 部分:分类码,根据医用耗材学科、用途、部位、功能划分。第 3 部分:通用名码,创建全国统一的医保医用耗材通用名码。第 4 部分：产品特征码，根据耗材材质、规格等特征赋予的代码。第 5 部分：生产企业码，依据医疗器械注册证或备案凭证为耗材生产企业赋予的唯一代码。

3. 进行数据整合　根据国家医保局医用耗材规则第 1~3 部分与 18 类高值耗材重点监控目录中的耗材名称、描述、举例，进行分析对照即可统一标准。

4. 决策　将院内医用耗材目录中的所有耗材进行不同属性的维护，每种耗材至少要赋予医保耗材分类属性（至少明细到三级目录）、是否为国家 18 类重点监控高值耗材（明细至少到种类）、财务核算属性、医疗器械管理安全等级管理属性、临床用途属性、是否可收费属性，将医保耗材分类属性（三级目录）与国家 18 类重点监控高值耗材（明细至少到种类）相关联实现标准统一，数据准确。

（张　磊　吴问汉　侯志燕　黄欣宇）

第四节　安徽医科大学第一附属医院
医用耗材评价案例

一、评价背景与意义

随着医疗卫生体制改革的稳步推进，特别是以 DRG 付费方式为主的医保支付方式改革不断深入，医院面临市场的选择，如何实现医院耗材管理的降本提质增效目标，让医保、患者、医院三者良性循环成为当前改革的关键问题。由于外科手术的特殊要求，对手术类医疗设备耗材的真实世界研究，鲜见报道，导致研究数据缺乏。

腹腔镜肝切除手术在世界范围内广泛应用，其适应证不断扩大，安全性和有效性也得到了充分验证。目前，随着微创和精准肝切除理念的提出和推广，腹腔镜肝切除逐渐成为主流。由于肝脏血运丰富，手术风险大，超声刀已成为术中关键步骤的必备工具，使用时间长，与手术效果密切相关。因此，在肝切除术中评价超声刀的使用效果临床意义更为显著。

国家药品监督管理局对于超声刀注册证的审批适应证分为 3 类，可闭合血管直径≤3mm、可闭合血管直径≤5mm、可闭合血管直径≤7mm。同时，国家医疗保障局对所使用的一次性超声刀头也进行了统一分类和编码。根据国家医保医用耗材分类与代码，超声刀头按可处理的组织和适用的血管直径范围，明确先分为大血管（≤7mm）封闭刀头和软组织切割刀头（≤3mm血管及≤5mm血管）。其中，大血管（≤7mm）封闭刀头指功能上可同时闭合5~7mm大血管和切割软组织（0~5mm血管）的刀头。软组织切割刀头功能上不可闭合5~7mm大血管，仅可切割软组织。在本院临床实践中，大血管封闭刀头及软组织切割刀头均用于外科手术中，但其临床效果仍需进一步评价。

本研究尝试在以超声刀为代表的兼具设备和耗材属性的外科手术器械临床应用过程中，采集以本院为例的三级甲等医院肝胆外科式肝切除术的真实世界数据，通过分析术中器械性能指标、医师操作满意度以及抗生素使用情况，旨在探索制订科学的医疗设备、耗材临床评价体系，为医院手术类医疗器械精细化管理和推进医疗设备逐步国产化提供建议及发展方向。

二、评价目标

本研究旨在对超声刀耗材使用的临床应用进行调查，通过临床应用评价与观察性研究等形式，设计与超声刀使用相关的评价指标，建立超声刀评估的流程与体系，并衡量使用的有效性。

研究中涉及的脱敏数据来源于本院的病历系统。数据类型包括记录患者基本信息及症状等字符型数据，记录检查、治疗等结果的数字型数据，以及术中耗材使用等信息。本研究的数据来源于医师术中记录与本院的病历系统。对于基线信息，在患者具有完整病历系统记录后回顾性地收集信息。研究纳入了安徽医科大学第一附属医院肝胆外科2021年3—7月诊断为肝癌的肝切除手术。

三、评价方法

本研究的研究人群为2021年3月后入院，初次进行肝切除术的肝部肿瘤患者，并评估超声刀使用的有效性、经济性及适宜性维度指标。

观察性研究的研究人群为于本院行肝切除术的患者。所有患者须同时满足如下纳入标准。纳入标准包括：①年龄≥18 岁；②主诊断为肝部肿瘤；③首次进行肝切除术；④使用软组织切割刀头或使用大血管封闭刀头的超声刀进行手术。

若患者有如下任何情况之一，将从本研究排除。排除标准包括：①机器人辅助手术；②有既往腹部手术史。

超声刀是过程类、工具类的器械，使用效果评价依赖于术中即刻的指标。因此本研究主要遵循 PICOS 原则，设立了术中指标如止血效果，电凝，加缝等来评价超声刀的使用效果。观察性研究的终点分为有效性相关终点和经济性相关终点。有效性相关终点包括：干预次数（电凝次数、按压次数、加缝次数）、术中出血量、烟雾、粘连、焦痂产生情况、切割速度、擦镜次数、医师手术总体满意度等。经济性相关终点包括：手术时长、术中止血夹使用数量，抗生素使用情况等。

数据分析时，首先描述性分析两组患者的基线特征：连续型变量报告均值和标准差，分类变量报告频数和百分比，通过适当的统计检验方法，如 t 检验或卡方检验等，比较两组患者基线特征差异。不同用途规格组的年龄、性别、身体质量指数（body mass index，BMI）、既往病史、保险类型、手术类型以及肝切除难度评分等基线调整分析结果显示两组患者基线特征差异无统计学意义，均具有可比性。

在肝切除术中，实验组术中指标，如止血效果、电凝、加缝等来评价超声刀的使用效果。分析有效性相关终点包括：干预次数（电凝次数、按压次数、加缝次数）、术中出血量，烟雾、粘连、焦痂产生情况、切割速度、擦镜次数、医师手术总体满意度等。经济性相关终点包括：手术时长、术中止血夹使用数量，抗生素使用情况等。

软组织切割刀头组与大血管封闭刀头组的年龄、性别、BMI、既往病史、保险类型、手术类型以及肝切除难度评分等基线调整分析结果比较，两组患者基线特征差异均无统计学意义（P 均 >0.05），均具有可比性。软组织切割刀头组的患者平均年龄为（59.8 ± 10.3）岁，女性占比 45.0%；大血管封闭刀头组患者的平均年龄为（61.0 ± 13.3）岁，女性占比 45.0%。两组患者的 BMI 比较，差异无统计学意义，软组织切割刀头组的平均 BMI 为（22.1 ± 2.9）kg/m²，大血管封闭刀头组的平均 BMI 为（23.4 ± 2.9）kg/m²。两组患者的主要术前基线特征，见表 6-4-1。

表 6-4-1　软组织切割刀头组和大血管封闭刀头组基本人口学特征和基线特征分析

分组	样本量	年龄 ($\bar{x}\pm s$)/岁	性别/例(%)		BMI ($\bar{x}\pm s$)/kg·m^{-2}	既往病史/例(%)			保险类型/例(%)				肝切除难度/例(%)			肝切除难度评分 ($\bar{x}\pm s$)/分	手术类型/例(%)	
			男	女		高血压	糖尿病	其他	新农合	城镇居民保险	城镇职工	其他	简单	中等	困难		开放	腔镜
软组织切割刀头组	20	59.8±10.3	11(55)	9(45)	22.1±2.9	5(25)	0(0)	15(75)	2(10)	13(65)	2(10)	3(15)	9(45)	9(45)	2(10)	3.75±2.36	11(55)	9(45)
大血管封闭刀头组	20	61.0±13.3	11(55)	9(45)	23.4±2.9	3(15)	1(5)	16(80)	2(10)	10(50)	2(10)	5(25)	8(40)	8(40)	4(20)	4.25±2.84	11(55)	9(45)
P 值		0.764	1		0.084	0.443			0.911				0.829			0.549	1	

在肝切除术中，软组织切割刀头组的止血类结局指标，如术中干预次数及出血量均值显著高于大血管封闭刀头组。在术中干预上，软组织切割刀头组和大血管封闭刀头组的术中加缝次数平均值分别为 4.7 和 0.5 次，术中电凝次数平均值分别为 15.7 和 2.7 次，术中按压次数平均值分别为 3.2 和 0.6 次，差异均无统计学意义（P 均 <0.001）。同时，软组织切割刀头组的术中出血量（199.5ml）显著高于大血管封闭刀头组（98.6ml）。在止血耗材的使用上，软组织切割刀头组的止血夹使用数量平均为 7.7 个，大血管封闭刀头组的止血夹使用数量平均为 2.7 个，差异有统计学意义（P=0.04）。以上结果表明，软组织切割刀头在止血表现上仍有提升空间（图 6-4-1）。

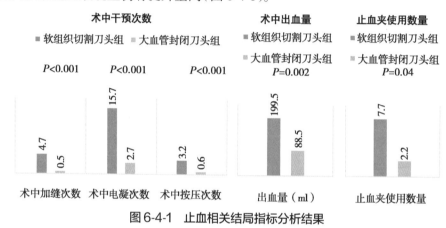

图 6-4-1　止血相关结局指标分析结果

在产品性能相关的指标表现上（如烟雾产生情况、焦痂产生情况、粘连情况、擦镜次数等），软组织切割刀头组仍有提升空间。软组织切割刀头组的切割速度评分显著低于大血管封闭刀头组，平均值分别为 7.16 和 9.60，差异有统计学意义（P<0.001）。软组织切割刀头组的平均擦镜次数为 3.11 次，大血管封闭刀头组的平均擦镜次数为 0.27，差异无统计学意义（P=0.017）。软组织切割刀头组的烟雾、粘连和焦痂产生比例均高于大血管封闭刀头组。软组织切割刀头组的手术时长均值稍长于大血管封闭刀头组，但差异无统计学意义。在操作满意度上，软组织切割刀头组的切割速度评分及医师手术总体满意度评分均显著低于大血管封闭刀头组。在抗生素使用上，软组织切割刀头组的术后抗生素使用与大血管封闭刀头组比较，差异无统计学意义。

表6-4-2　其他结局指标分析结果

分组	器械性能指标								操作满意度/分		术后抗生素使用情况	
	擦镜次数（均值）	烟雾产生情况		粘连程度		焦痂产生情况		手术时长/min（均值）	切割速度评分（均值）	医师手术总体满意度评分（均值）	一联	二联
		无	有	无	有	无	有					
软组织切割刀头组	3.11	0	95%	0	95%	0	95%	123.0	7.16	7.26	80%	0
大血管封闭刀头组	0.27	75%	25%	45%	55%	80%	20%	117.9	9.60	9.60	70%	15%
P值	0.017	0.001		0.001		0.001		0.488	0.001	0.001	0.227	

四、评价结论

　　本案例从临床实际需求出发,对超声刀耗材使用的临床应用进行调查,通过临床应用评价与观察性研究等形式,设计与超声刀使用相关的评价指标,建立超声刀评估的流程与体系,并衡量使用的有效性。基于对超声刀的切割和凝血功能的需求把握,止血类结局指标在评价指标体系中被赋予较大的权重。在满足最基础的外科手术要求外,软组织切割刀头组在止血表现上与大血管封闭刀头组相比仍有较大提升空间。从产品性能相关的指标以及医师操作满意度等评价因素来看,软组织切割刀头组也仍须进一步提升。在抗生素使用上,软组织切割刀头组的术后抗生素使用与大血管封闭刀头组无显著性差异。

五、医用耗材评价结果临床应用

　　根据评价结果,大血管封闭刀头组在有效性指标(如术中干预次数、术中出血量、烟雾使用情况等)、经济性相关指标(如术中止血夹使用)及适宜性相关指标(如切割速度评分及医师总体满意度评分)等指标上,相较于软组织切割刀头组均有较为显著的临床使用优势。

因此，根据本研究的研究结果，对本院的超声刀使用作如下调整：根据临床路径，对于手术难度较高，临床风险较大的术式，建议使用大血管封闭刀头的超声刀。对于临床风险相对小，手术难度低的手术，建议可保留软组织切割刀头的超声刀作为选择。基于不同术式难度，进行超声刀的科学使用及规范管理，可提升临床手术的安全性和有效性。

（张晓斌　祝　佳　程　雷）

美国艾库里（ECRI）2008—2022 年发布的历年十大技术风险榜

ECRI 2008 年十大技术风险榜

- 1. 警报危害
- 2. 电外科手术时烧伤。
- 3. 磁共振检查时烧伤。
- 4. 设备脚轮失效。
- 5. 输液泵编程差错。
- 6. 误接血压监护仪导管至静脉输液管路。
- 7. 针刺伤及其他锐器伤。
- 8. CT 检查的辐射剂量安全。
- 9. 放射治疗差错。
- 10. 手术火灾。

ECRI 2009 年十大技术风险榜

- 1. 警报危害。
- 2. 锐器刺伤。
- 3. 造影注射器使用不慎导致的气栓。
- 4. 手术残留器械及未取净碎片。
- 5. 手术火灾。
- 6. 设备检查不当的麻醉风险。
- 7. 令人误解的设备屏幕信息显示。
- 8. CT 辐射剂量。
- 9. MRI 烧伤。
- 10. 来自光纤光源的烧伤。

ECRI 2010 年十大技术风险榜

- 1. 来自软镜的交叉感染。
- 2. 警报风险（未能将警报信息有效传递给医护人员）。
- 3. 手术火灾。
- 4. CT 辐射剂量。
- 5. 手术残留器械及未取净碎片。
- 6. 针刺伤及其他锐器伤。
- 7. 来自计算机相关设备和系统的问题。
- 8. 手术吻合器风险（不当定位、不均分布等）。
- 9. 铁磁性物体在磁共振检查室内。
- 10. 来自光纤光源的烧伤。

ECRI 2011 年十大技术风险榜

- 1. 放射治疗中的过剂量治疗和其他的剂量误差。
- 2. 报警危害。
- 3. 柔性内窥镜导致的交叉感染。
- 4. CT 扫描时的高辐射剂量。
- 5. 数据丢失、系统不兼容以及医疗信息技术环境下的其他问题。
- 6. 路厄氏连接器接驳错误。
- 7. 使用患者自控式镇痛泵时的过度镇静。
- 8. 针刺伤和其他锐器伤。
- 9. 手术中意外失火。
- 10. 急救复苏时除颤仪失效。

ECRI 2012 年十大技术风险榜

- 1. 警报风险。
- 2. 放疗及 CT 检查的放射剂量暴露风险。
- 3. 使用输液泵时药物剂量差错。
- 4. 来自软镜的交叉感染。
- 5. 联网医疗设备变更管理不当。
- 6. 肠道营养管路连接错误。
- 7. 手术火灾。
- 8. 针刺伤及其他锐器伤。
- 9. 设备使用前检查不完整导致的麻醉风险。
- 10. 家用医疗器械可用性欠缺。

ECRI 2013 年十大技术风险榜

- 1. 警报危害。
- 2. 使用输液泵时药物剂量差错。
- 3. 放射诊断检查中非必要的辐射暴露和辐射烧伤。
- 4. 电子病历和其他医疗信息系统中患者 / 数据的匹配错误。
- 5. 医疗设备与信息系统互操作失败。
- 6. 气栓风险。
- 7. 成人技术应用于儿科患者时，对患儿需求的考量不足。
- 8. 内镜和手术器械消毒灭菌再处理不当。
- 9. 临床人员使用智能手机和其他移动设备带来的注意力分散。
- 10. 手术火灾。

ECRI 2014 年十大技术风险榜

- 1. 警报危害。
- 2. 输液泵用药差错。
- 3. 儿科患者 CT 检查的辐射暴露。
- 4. 电子病历及其他信息系统中的数据不完整风险。
- 5. 复合手术室的职业辐射危害。
- 6. 内镜和手术器械消毒灭菌再处理不当。
- 7. 联网设备和系统的变更管理不足。
- 8. 成人技术应用儿科患者的风险。
- 9. 培训不足导致的机器人手术并发症。
- 10. 手术残留器械及未取净碎片。

ECRI 2015 年十大技术风险榜

- 1. 警报危害：不当的警报配置策略及响应习惯。
- 2. 数据不完整：电子病历及其他信息系统中错误或丢失的数据。
- 3. 静脉输液管路杂乱所致差错引起的药物和输液错误。
- 4. 内镜和手术器械消毒灭菌再处理不当。
- 5. 警报设置不当或未察觉导致的呼吸机管道脱落未被发现。
- 6. 患者携带设备使用错误和设备失效。
- 7. 剂量蠕变：未注意影像诊断检查时射线暴露的剂量变化。
- 8. 机器人手术：培训不足导致的并发症。

■ 9. 网络安全：医疗设备和系统保护不足。

■ 10. 召回和安全警戒事件管理系统信息处置应接不暇。

ECRI 2016年十大技术风险榜

■ 1. 在消毒前若清洁不彻底，软式内镜会传播致命性的病原体。

■ 2. 报警疏漏而导致的致命性后果。

■ 3. 术后患者因使用鸦片类药物而出现的呼吸抑制若未能得到有效监控，会导致患者脑损伤或死亡。

■ 4. 对遥测监护患者监控不足可能会给患者而带来风险。

■ 5. 临床医务人员若缺乏足够的手术室技术设备培训，会增加患者受伤害的风险。

■ 6. 医疗机构医疗信息系统的设置与其工作流程不匹配而导致的错误。

■ 7. 不安全的注射操作导致的患者与感染物接触。

■ 8. 伽马相机机械故障可能导致患者严重伤害或死亡。

■ 9. ICU呼吸机操作不当会导致原本可预防的呼吸机相关性肺损伤。

■ 10. USB接口的误用会导致医疗设备故障。

ECRI 2017年十大技术风险榜

■ 1. 忽略输液泵安全操作步骤可致患者死亡。

■ 2. 复杂的可重复使用的医疗器械清洗不彻底可致感染。

■ 3. 呼吸机警报麻痹与故障导致患者伤害。

■ 4. 未察觉鸦片类药物所致的呼吸抑制。

■ 5. 心胸外科手术中使用的变温水箱所致的感染风险。

■ 6. 医疗设备软件管理缺陷置患者及患者数据于危险之中。

■ 7. 杂交手术室职业辐射危害。

■ 8. 智能药柜设置和操作错误所致药物安全灾难。

■ 9. 手术缝合器滥用和故障。

■ 10. 清洁剂不匹配和清洁保养不当所致设备故障。

ECRI 2018年十大技术风险榜

■ 1. 医疗服务中的勒索软件和其他信息安全威胁可能会危及患者安全。

■ 2. 内镜清洗消毒不彻底使患者暴露于感染的风险之中。

■ 3. 床垫及被褥可能被体液和微生物污染物所污染而置患者于感染风险之中。

■4. 次级警报通知设备和系统（一种专门用于警报通知的设备或软件）的错误配置导致警报遗漏。

■5. 不适清洁可能会导致器械失效、设备故障，并对患者造成潜在伤害。

■6. 未加保护的高频电刀可能会灼伤患者。

■7. 数字影像设备的不适当使用可能会造成不必要的辐射暴露。

■8. 未严格使用条码扫描给药系统而使其安全优势难以发挥。

■9. 医疗设备联网故障导致患者治疗延误或不当照护。

■10. 未选用更安全的肠内营养喂养连接器而置患者于风险之中。

ECRI 2019年十大技术风险榜

■1. 黑客可以利用远程访问医院信息系统，破坏医疗保健服务。

■2. 貌似"干净"的床垫可以将体液渗透到患者身上。

■3. 尽管人工清点，手术遗留海绵（纱布等异物）仍然是一手术并发症。

■4. 不正确设置呼吸机警报参数，置患者于缺氧性脑损伤或死亡的风险之中。

■5. 消毒后的软镜（内窥镜）操作不当会导致患者感染。

■6. 将药物剂量率与流速混淆会导致输液泵给药物错误。

■7. 不适的生理监测仪警报个性化设置可能导致警报遗漏。

■8. 轨道式患者移位系统的伤害风险。

■9. 设备清洁液渗入电器组件可能导致设备损坏和火灾。

■10. 电池充电系统缺陷和充电故障会影响设备正常运行。

ECRI 2020年十大技术风险榜

■1. 外科吻合器使用不当。

■2. 床旁超声的使用和快速发展正逐步超出安全范围。

■3. 诊室和牙科诊所内消毒过程中的错误所致的感染风险。

■4. 使用中心静脉置管进行血液透析的相关风险。

■5. 未经验证的机器人辅助手术可能会使患者处于危险之中。

■6. 超负荷的警报、警示和通知。

■7. 与家庭联网的医疗环境中存在的网络安全风险。

■8. 植入在体内器械数据的缺失可能会导致患者延迟进行MRI检查或增加MRI检查的风险。

■9. 电子病历系统中给药时间的差异引起的用药差错。

■10. 医疗设备零件（如螺丝和螺帽等）的松动可能会导致灾难性的设备故障和严重伤害。

ECRI 2021年十大技术风险榜

■1. 因新型冠状病毒感染疫情获得应急使用授权的医疗设备在管理中凸显的复杂性。

■2. 在录入前几个字母后自动填充药品名的系统可能导致致命的用药错误。

■3. 远程医疗的快速应用可能将患者和数据置于风险之中。

■4. 一些进口的N95口罩在防护医务人员感染呼吸系统疾病存在缺陷。

■5. 对消费级医疗产品的依赖可能导致医疗决策不当。

■6. 匆忙部署的紫外线消毒设备可能会降低效果并增加暴露风险。

■7. 第三方软件组件中的漏洞带来网络安全挑战。

■8. 用于诊断成像的人工智能应用可能会误诊某些患者人群。

■9. 床旁使用医疗设备的远程操作功能可能会带来潜在的风险。

■10. 患者专用3D打印医疗设备的质量保证不足可能会伤及患者。

ECRI 2022年十大技术风险榜

■1. 网络安全攻击可能会破坏医疗保健服务，影响患者安全。

■2. 供应链短缺给患者医疗照护带来风险。

■3. 损坏的输液泵可能导致用药错误。

■4. 应急储备不足在突发公共卫生事件期间会中断患者医疗照护。

■5. 远程医疗工作流程和人为缺陷可能导致不良结果。

■6. 不遵从注射泵最佳操作可能会导致危险的药物输注错误。

■7. 基于人工智能的重建可能会扭曲图像，威胁诊断结果。

■8. 十二指肠镜后处理差、人机工程学和工作流程不合理，置医务人员和患者于危险之中。

■9. 屏障保护不足的一次性防护服使穿戴者处于危险之中。

■10. Wi-Fi中断和覆盖盲区可能导致患者治疗延误、受伤和死亡。

（郑　焜　郑彩仙　沈云明）

附录二

医疗器械管理培训实施效果调查与评价报告

一、研究背景

　　医疗器械作为关系到人类身体健康和生命安全的特殊产品,在疾病预防、辅助诊疗、病情监护、机体康复、缓解损伤等诸多方面发挥着重要作用。随着我国医疗市场的快速发展,作为健康服务业重要支撑的医疗器械产业亦呈现出新产品层出不穷、新科技不断应用的局面。自2014年以来,国家卫生健康委及国家药品监督管理局就医疗器械的规范化使用和安全管理出台了一系列政策。2020年12月4日,国家卫生健康委审议通过了《医疗器械临床使用管理办法》,旨在针对我国医疗器械临床使用及其监督管理部门制定规章,加强我国医疗器械临床使用管理,保障医疗器械临床使用安全、有效,并于2021年3月1日起施行。《医疗器械临床使用管理办法》规范了医疗器械的临床使用行为,建立和完善医疗器械临床使用管理体系,指导医疗器械合理使用,提高医疗质量和保障患者安全,强调了医疗器械临床使用管理是医疗质量安全管理的重要组成部分。同时,它明确了医疗机构主要负责人是本机构医疗器械临床使用管理的第一责任人,要求医疗机构建立并完善本机构医疗器械临床使用管理制度,突出了医疗器械临床使用管理的组织机构与职责,同时强调医学工程专业作为医疗器械技术管理的主体,应当发挥其专业优势承担起医疗器械使用管理的主要职责。

　　自2019年起,国家卫生健康委医院管理研究所启动了为期三年的"医疗器械管理培训项目"("精益医工"培训),并在全国范围内开展了10期针对医疗机构医疗器械管理部门的专业理论和技术培训。经过三年的培训,各级医疗机构在医疗器械的安全管理与临床合理使用改善上初见成效。伴随《医疗器械临床使用管理办法》的出台,为全面了解我国医疗器械临床使用管理现状以及"精益医工"培训效果,并对我国医疗机构医疗器械管理能力现状及其发展沿革进行系统梳理，同时也为我国下一步开展医疗器械管理相关工作提供参考依据，国家卫生健康委医院管理研究所于 2022 年 6 月开展了"医疗器械管理培训回顾性调研项目"。

本文为此次调研项目的研究报告，数据来源于参加"医疗器械管理培训实施效果评价"问卷调查的医疗机构和"精益医工"培训前 9 期学员。问卷发放时间为 2022 年 6 月，结束时间为 2022 年 7 月；其间共收集到医疗机构问卷 156 份和学员问卷 243 份。2022 年 9 月—2023 年 9 月，对 4 家医疗机构的实践案例进行现场调研。

二、报告摘要

报告通过对参与"精益医工"项目医疗机构的医疗器械临床使用管理工作、医用耗材管理职能及学员发展等方面作前后对比，得出以下结果。

在政策要求和推动下，医疗机构的医疗器械管理部门建设与医疗器械管理队伍建设均逐步完善，进一步推动医疗机构医疗器械临床使用管理工作的高质量发展。

在参与调研的 156 家医疗机构中，88.5% 医疗机构已按照《医疗器械临床使用管理办法》的规定成立医疗器械临床使用管理委员会；97.4% 医疗机构设有专门科室或者专职人员管理医用耗材，对医用耗材的临床使用管理较为重视。近几年各医疗机构也着力医疗器械管理人员队伍建设，医疗器械管理部门平均总人数为 15 人，61.6% 参与调研的医疗机构在项目期间医疗器械管理人员有所增加，在职称、年龄、学历学位等方面都有比较合理的布局和设置。

医疗机构医疗器械管理部门以往将采购为主要职能，通过"精益培训"项目，部门和学员在医疗器械管理、医用耗材管理、管理工具运用、时政理解与实践等方面的工作开展率都有显著提升，使医疗器械管理更贴近临床应用，支持医院高质量发展。同时，一部分学员在此期间得到晋升或成为讲者。

1. 在医疗器械临床使用管理方面　培训前和培训后医疗机构的"医疗器械安全风险监测管理"（80.3% *vs.* 94.7%）、"医疗器械质量控制管理"（77.7% *vs.* 94.7%）、"医疗器械临床使用评价"（52.9% *vs.* 78.9%）和"医疗器械信息化管理"（71.1% *vs.* 86.5%）工作开展率都有明显提升，培训效果显著（$P<0.05$）；其中，"医疗器械临床使用评价"提升最显著，但仍有上升空间。在培训后，医疗机构尤其加强了"医疗器械年度风险评估和管理""对生命支持类、急救类、植入类、

辐射类、灭菌类和大型医疗器械实行使用安全监测与报告""重视培训,确保医疗器械使用相关人员能力水平符合要求""按照术式或病种对医用耗材进行合理使用分析"和"医疗器械临床使用安全性评价"的工作。参与培训学员在医疗器械临床使用管理工作的参与率整体有显著提升。

随着政策对医疗机构医疗器械/医用耗材精益管理的推动,"精益医工"项目的课程中也逐步增加相应内容。在培训后,医疗机构医用耗材管理职能在"DRG/DIP 支付下医用耗材管理"(39.7% *vs.* 82.7%)、"带量采购下医用耗材管理"(64.7% *vs.* 91.0%)、"运用信息化系统等进行医用耗材管理"(52.5% *vs.* 75.6%)、"运用 PDCA 助力医用耗材精益化管理"(53.2% *vs.* 78.9%)、"医用耗材准入时的卫生经济学评估"(43.0% *vs.* 69.9%)、"创新医用耗材的特批准入"(57.1% *vs.* 78.9%)和"高值耗材的安全性、有效性和经济性评估"(59.6% *vs.* 82.1%)的开展率均有显著提升($P<0.05$)。参与培训学员在掌握"运用信息化系统等进行医用耗材使用分析及预警""运用 PDCA 助力医用耗材精益化管理"和"医用耗材准入时的卫生经济学评估"方面的提升尤为明显($P<0.05$)。

在参加调研的 243 名培训学员中,19.3% 学员在参加培训后职位/职称得到晋升;14.8% 学员在参加精益培训后成为医疗器械相关继续教育培训讲者或者在继续教育培训中担任讲者的级别得到了提升。

医疗机构医疗器械管理部门在从采购职能向管理职能改变过程中,仍存在较多进步空间,如临床使用评价的应用,尤其是卫生经济学方法、对医疗器械有效性、适宜性的评价;医疗器械信息化管理;按照术式或病种对医用耗材进行合理使用分析等方面;整体而言,二级医院较三级医院管理水平仍有差距。建议结合培训内容加强实践应用。

2. 在医疗器械临床使用管理方面 尽管医疗机构培训后在"医疗器械临床使用评价"和"医疗器械信息化管理"提升显著,但仍有改进空间。在"医疗器械临床使用评价"中,"医疗器械临床使用有效性评价"(69.9%)和"医疗器械临床使用适宜性评价"(73.7%)均有较大提升空间,说明相较于"医疗器械临床使用安全性评价"和"医疗器械临床使用经济性评价"而言,"医疗器械临床使用有效性评价"和"医疗器械临床使用适宜性评价"更需要医疗机构具备综合评价能力,包括评价维度及指标设定等。但受调研限制,不排除医疗机构在做"医疗器械临床使用经济性评价"时仅以价格为导向的可能性。此外,按医院级别划分,二级医院较三级医院在"医疗器械临床使用评价"(75.7% *vs.* 81.0%)和"医疗器械信息化管理"(82.9% *vs.* 88.5%)方面开展率显著低,在其余方面差异不大,说明三级医院综合评价能力与信息化系统软硬件能力更强。

3. 在医用耗材管理方面　医疗机构在"医用耗材准入时的卫生经济学评估"的开展率显著低于其他,为 69.9%。按医院级别划分,除"DRG/DIP 支付下医用耗材管理"方面外,三级医院开展率均高于二级医院,说明二级医院受DRG/DIP 影响更大,三级医院较二级医院日常运用相关管理工具开展医用耗材管理能力更强。

三、报告内容

本报告分为以下五部分。

1. 医疗器械管理培训项目情况介绍　国家卫生健康委医院管理研究所特邀医工行业领衔专家和国家及地方主委组建"精益医工"培训专家委员会,基于国家医疗器械管理相关政策要求和医疗机构医学工程部门管理职责设计系统培训课程,共包括行业政策与热点解读、医工学科建设与发展、医疗器械医院准入管理和医疗器械临床使用管理四大模块。在行业政策与热点解读模块,重点关注新发政策,解读并分享如带量采购、DRG/DIP 下医疗器械管理经验;在医工学科建设与发展模块,邀请领先医院医工管理者介绍科室建设经验及学科发展思路;在医疗器械医院准入管理和临床使用管理模块,分别以大型设备和医用耗材为例,邀请学者、行业专家、医院管理者从多维度分享,如真实世界研究和循证证据在准入流程管理阶段应用、卫生技术评估与信息化系统助力临床使用管理、医疗器械临床使用监测管理与评价维度及指标、医疗器械质量控制和风险管理等相关话题。

"精益医工"培训项目累计覆盖全国逾 800 家医疗机构、1 100 名学员,主要来自浙江、安徽、天津、河南、广东、河北等省份。按医院级别划分,80% 学员来自三级医院、11% 学员来自二级医院、9% 来自未定级医院。

2. 医疗器械管理培训回顾性问卷调研情况介绍　医疗器械管理培训回顾性调研由问卷调研和实地调研构成。其中,问卷调研包括医疗机构调研和学员调研两部分,前者以医疗机构为单位,受访者为医疗器械管理部门负责人,本人或科室成员曾参与过培训;后者以个人为单位,受访者为已参与过培训的学员。

在所有参与调研的医疗机构中,75% 来自三级医院、22% 来自二级医院、3%来自未定级医院,与参与培训医疗机构分布较一致。在受访医院中,88.5% 医疗机构已按照《医疗器械临床使用管理办法》成立医疗器械临床使用管理委员会，97.4% 医疗机构设有专门科室或专职人员管理医用耗材，说明医疗机构较重视医用耗材临床使用管理。从科室命名来看，以设备部 / 处 / 科命名占比最大，为 41.0%，其次为医学工程部 / 科和医学装备（设备）部 / 科，分别占 22.4% 和 13.5%；从人数与职称分布来看，医疗器械管理部门平均总人数为 15 人，以初级与中级职称为主。此外，在参与调研的医疗机构中，61.6% 医疗机构在培训项目期间医疗器械管理人员有所增加，平均增加 3 名。

在所有参与调研的学员中，46% 为医疗器械管理科室行政主任 / 副主任、54% 为医疗器械管理科室或其他科室成员。从年龄分布来看，以 31~40 岁最多，占比 39%。从学历分布来看，以中高级职称为主，占比 83%。

3. 参加调研的医疗机构医疗器械临床使用管理现状及培训前后对比

（1）医疗机构医疗器械管理部门工作开展现状：《医疗器械临床使用管理办法》对医疗机构医疗器械临床使用管理部门提出五大方面要求，包括"医疗器械安全风险监测管理""医疗器械质量控制管理""医疗器械临床使用评价""医疗器械信息化管理"和"医疗器械采购管理"。整体来看，除"医疗器械临床使用评价"开展率较低，医疗机构在其余四方面工作总体开展率均高于 85%，尤其在"医疗器械采购管理"方面总体开展率最高，为 97.1%。按医院级别（三级医院 117 家、二级医院 35 家）划分，二级医院在"医疗器械临床使用评价"和"医疗器械信息化管理"方面开展率显著低于三级医院，但在其余方面差异不大（附图 -1）。

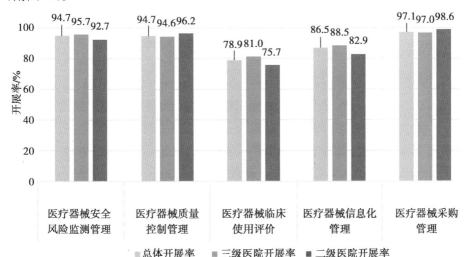

附图 -1　各级医疗机构医疗器械临床使用管理工作开展情况

结合各方面职责内容，尽管医疗机构在"医疗器械安全风险监测管理"方面开展率为 94.7%，但在"进行医疗器械年度风险评估和管理"职责部分开展率为 86.5%，二级医院在此部分开展率仅为 80.0%，有待提升。此外，二级医院在"有医疗器械召回响应制度"职责部分开展率也较低，为 85.7%（附图 -2）。

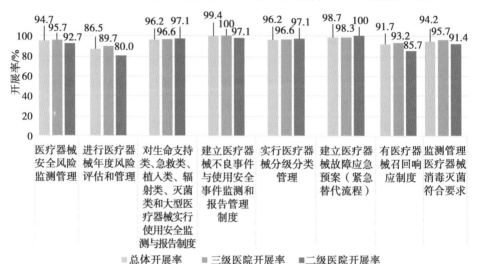

附图 -2　各级医疗机构在医疗器械安全风险监测管理方面开展情况

同样，医疗机构整体在"医疗器械质量控制管理"方面开展率较高，为 94.7%，但二、三级医院在"按照术式或病种对医用耗材进行合理使用分析"的开展率均为 80% 左右，有待提升（附图 -3）。

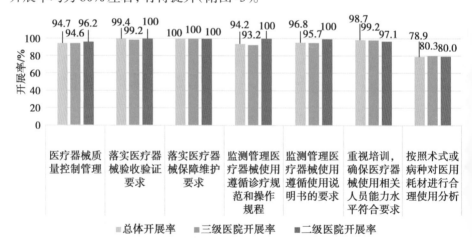

附图 -3　各级医疗机构在医疗器械质量控制管理方面开展情况

在"医疗器械临床使用评价"方面,对有效性(69.9%)和适宜性(73.7%)的评价开展率均有较大提升空间。二级医院开展率普遍低于三级医院,尤其在"医疗器械临床使用经济性评价"职责部分(附图-4)。

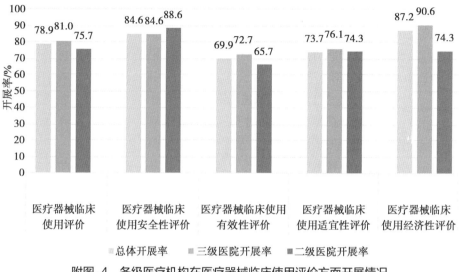

附图-4　各级医疗机构在医疗器械临床使用评价方面开展情况

（2）精益培训前后医疗机构医疗器械临床使用管理水平的纵向比较:通过对参加"精益培训"项目前后医疗器械管理部门职能做纵向分析(卡方检验)发现,除"医疗器械采购管理"外(医疗机构在培训前和培训后开展率均最高),参加培训后医疗器械管理部门在其余方面开展均有超过 10 个百分点的显著提升,尤其在"医疗器械临床使用评价"方面提升最多,培训后开展比率比培训前增加 26 个百分点(附图-5)。

结合各方面职责内容,在"医疗器械安全风险监测管理"方面,除培训前开展率已较高的"建立医疗器械不良事件与使用安全事件监测和报告管理制度"和"监测管理医疗器械消毒灭菌符合要求"外,其余职责部分提升均较显著,尤其对于"医疗器械年度风险评估和管理"(59.6% vs. 86.5%)提升最显著,但仍有空间;在"医疗器械质量控制管理"方面,除培训前开展率已较高的"落实医疗器械验收验证要求"和"落实医疗器械保障维护要求"外,其余职责部分提升均较显著,尤其在"按照术式或病种对医用耗材进行合理使用分析"(48.1% vs. 8.8%)提升最显著,同样仍有改进空间;在"医疗器械临床使用评价"方面,所有职责提升均显著且均有较大空间,但"医疗器械临床使用安全性评价"提升最显著（52.6% *vs.* 84.6%）；在"医疗器械信息化管理"方面，培训效果同样显著。

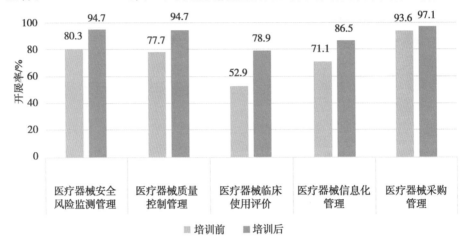

附图-5　精益培训前后医疗机构医疗器械临床使用管理工作开展情况对比

4. 参加调研的医疗器械管理部门医用耗材管理现状及培训前后对比

（1）医疗器械管理部门医用耗材管理工作开展现状：结合国家对医用耗材管理要求和医疗器械管理部门日常工作，项目组将医疗器械管理部门医用耗材相关管理职能进行了开展率调研，包括"DRG/DIP 支付下医用耗材管理""带量采购下医用耗材管理""运用信息化系统等进行医用耗材使用分析及预警""运用 PDCA 助力医用耗材精益化管理""医用耗材准入时的卫生经济学评估""创新医用耗材的特批准入流程"和"高值耗材的安全性、有效性和经济性评估"七个方面。整体来看，医疗机构在"带量采购下医用耗材管理"方面总体开展率最高，为 91.0%；在"医用耗材准入时的卫生经济学评估"方面总体开展率最低，为 69.9%。按医院级别划分，除"DRG/DIP 支付下医用耗材管理"方面外，三级医院开展率均高于二级医院，尤其在"运用 PDCA 助力医用耗材精益化管理"方面开展率差异最大，说明二级医院较三级医院受 DRG/DIP 等政策影响更大，三级医院较二级医院运用医用耗材管理工具和系统能力更强（附图-6）。

（2）精益培训前后医疗器械管理部门医用耗材管理工作开展情况的变化：通过对参加"精益培训"项目前后医疗机构医用耗材管理职能做纵向分析（卡方检验）发现，参加培训后医疗机构在医用耗材管理各工作开展方面工作开展率均有超过 20 个百分点的明显提高，说明培训对于医疗机构深度理解政策难点和应用相关医用耗材管理工具效果显著（附图-7）。

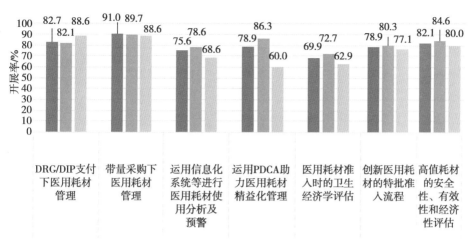

附图-6　各级医疗机构医用耗材管理工作开展情况

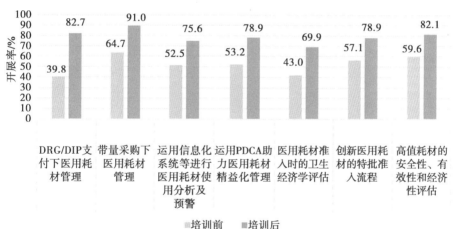

附图-7　精益培训前后医疗机构医用耗材管理工作开展情况对比

5. 参加调研的学员在培训前后工作职能变化与职业发展情况

（1）精益培训前后学员参与的医疗器械临床使用管理工作纵向对比：在参与问卷调研的 243 名学员中，132 名学员完成了该部分调研内容。除"医疗器械采购管理"方面外，参加"精益培训"项目后学员在医疗器械临床使用管理中的参与率均有超过 9 个百分点的明显提高，说明培训除助力医疗器械管理部门完善并细化职责外，对于学员参与医疗器械精益化管理能力也有所提升（附图-8）。

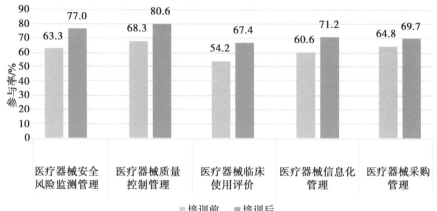

附图-8　精益培训前后学员参与医疗器械临床使用管理工作变化

（2）精益培训前后学员参与的医用耗材临床使用管理工作纵向对比：参加精益培训后，学员在除"创新医用耗材的特批准入流程"和"高值耗材的安全性、有效性和经济性评估"方面外，参与率均有超过14个百分点的明显提高（附图-9）。

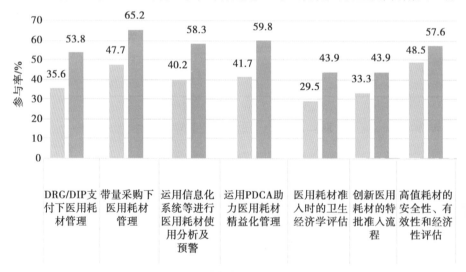

附图-9　精益培训前后学员参与的医用耗材临床使用管理工作变化

（3）精益培训后学员职业发展情况

1）学员职位/职称晋升情况：在参加调研的243名学员中，有47名学员在培训后职位/职称得到晋升，发生率为19.3%。

2）学员继续教育培训角色的变化

通过转移矩阵图可以看到，共有 36 名（14.8%）学员在参加精益培训后成为医疗器械相关继续教育培训讲者或者在继续教育培训中担任讲者的级别得到了提升（附图 -10）。

继续教育培训角色		培训后				
		均不是	院级讲者	省市级讲者	全国级讲者	总计
培训前	均不是	159	9	6	0	174
	院级讲者	1	25	20	1	47
	省市级讲者	0	1	17	0	18
	全国级讲者	0	0	0	4	4
	总计	160	35	43	5	243

附图 -10　参加精益培训前后学员继续教育培训角色的变化

3）学员在精益培训中学到的管理技能在实际工作中的运用情况

此项为开放性问答，参加调研的学员普遍反映参加精益培训后"重采购轻管理"的情况有明显改善，并且在日常管理工作中更加注意对医疗器械安全、规范和评价方面的要求。此外，在实际医疗器械临床使用管理工作中运用较多的技能包括医疗器械精细化管理和 PDCA 管理工具、卫生经济学评估、安全性评价等。

（马丽平　张炳珍　王　巍）